Endspurt Klinik

Innere und Chirurgie

Skript 1
Herz-Kreislauf-System, Gefäße

3., vollständig überarbeitete Auflage

102 Abbildungen

Georg Thieme Verlag
Stuttgart • New York

Autoren/Fachbeiräte

Herz-Kreislauf-System:
Dr. med. Alexander M. **Sattler**
Internistische Gemeinschaftspraxis
Obermühlsweg 1
35216 Biedenkopf
Deutschland

Gefäße:
Prof. Dr. med. Federico **Tatò**
Gefäßpraxis im Tal
Tal 13
80331 München
Deutschland

Bibliografische Information der Deutschen Nationalbibliothek
Die Deutsche Nationalbibliothek verzeichnet diese Publikation in der Deutschen Nationalbibliografie; detaillierte bibliografische Daten sind im Internet über http://dnb.d-nb.de abrufbar.

1\. Auflage 2013
2\. Auflage 2018

Rüdigerstr. 14
70469 Stuttgart
Deutschland
www.thieme.de

Printed in Germany

Umschlaggestaltung: Thieme Group
Satz: L42 AG, Berlin; gesetzt aus: PTC APP
Druck: AZ Druck und Datentechnik GmbH, Kempten

ISBN 978-3-13-243039-6 1 2 3 4 5 6

Auch erhältlich als E-Book:
eISBN (PDF) 978-3-13-243040-2
eISBN (epub) 978-3-13-243041-9

Auf zum Endspurt!

Es ist so weit: Nach den ganzen Strapazen der letzten Jahre liegt die Ziellinie jetzt vor Ihnen. Nur die letzte Hürde im Studium, die 2. ÄP, steht noch an. Doch nach den unzähligen durchlernten Nächten, der wenigen Freizeit und all dem Stress haben Sie mittlerweile wirklich keine Lust mehr, dicke Bücher zu wälzen, um sich prüfungsfit zu machen?! Dann sind unsere Klinik-Skripte genau das Richtige für Ihren Endspurt! Denn hier finden Sie **alle Fakten für alle Fächer**, die Ihnen im Examen abverlangt werden! Kurz gefasst und leicht verständlich zeigen Ihnen unsere Skripte, worauf es dem IMPP wirklich ankommt!

Lernpakete. Wir haben den gesamten Stoff für Sie in Einheiten unterteilt, die Sie jeweils an einem Tag durcharbeiten können. Mit diesem Plan sind Sie in **90 Tagen** mit unseren Skripten durch und dann bestens vorbereitet auf die 2. ÄP. Die Lernpakete sind natürlich nur ein Vorschlag unsererseits, wie Sie Ihr Lernpensum gestalten. Denn wie schnell Sie beim Lernen vorankommen, hängt natürlich maßgeblich von Ihrem Vorwissen und Ihrer persönlichen Lerngeschwindigkeit ab.

Prüfungsrelevante Inhalte. Damit Sie genau wissen, was Sie können müssen, und das auch auf den ersten Blick erkennen, haben wir alle Antworten auf die Prüfungsfragen des IMPP gelb hervorgehoben. Die Markierung umfasst alle zwischen dem Frühjahrsexamen 2008 und dem Herbstexamen 2019 gestellten Fragen. So sind Sie für die Prüfung bestens gewappnet, und Altfragen werden kein Problem mehr darstellen.

Kreuzen. Kreuzen. Kreuzen. Kreuzen ist das A und O, denn so bekommen Sie ein Gefühl für die IMPP-Fragen! Auf **viamedici.thieme.de** haben wir daher für Sie **individuelle Prüfungssitzungen** zusammengestellt, die exakt auf unsere Lernpakete zugeschnitten sind. Sie können also – nachdem Sie ein Lernpaket gelernt haben – auf examen online die passenden Fragen dazu kreuzen und so Ihren eigenen Lernfortschritt überprüfen. In den Prüfungssitzungen werden regelmäßig alle neuen Examina ergänzt, sodass Ihnen keine einzige Frage entgeht!

Mit „Endspurt" können Sie also **sicher sein**, dass Sie wirklich den **gesamten prüfungsrelevanten Stoff gelernt** haben!

PRÜFUNGSHIGHLIGHTS ✘

Die wichtigsten Infos zu den geprüften Inhalten sind noch einmal als **Prüfungshighlights** zusammengefasst. Die **Anzahl der !** zeigt Ihnen, wie oft das IMPP bestimmte Inhalte abgefragt hat:

- ! Hierzu gab es 1 Frage.
- !! 2 bis 3 Fragen wurden dazu gestellt.
- !!! Dieses Thema kam 4-mal oder noch öfter vor.

LERNTIPP !

In unseren **Lerntipps** machen wir Sie auf **IMPP-Vorlieben** und typische **„Schlagworte"** in den Prüfungsfragen aufmerksam und nennen Ihnen Tipps und Tricks, um die Labor- oder Bildbefunde schnell und richtig zu interpretieren. Daneben gibt es Infos, worauf es v. a. in der **mündlichen Prüfung** ankommt, und **Eselsbrücken**, mit denen Sie sich bestimmte Fakten noch einfacher merken können. Auch verschiedene Zusammenhänge werden noch einmal veranschaulicht, damit Sie sich die Antworten leichter herleiten können.

BEISPIEL

Mit unseren **Beispielen** zeigen wir Ihnen ganz konkret, womit Sie in der Prüfung konfrontiert werden. Hier können Sie z. B. epidemiologische Rechenaufgaben lösen und das Interpretieren von Laborwerten üben.

PRAXIS In den **Praxistipp-Kästen** finden Sie Fakten, die Sie später in der Klinik brauchen werden und die Sie sich unabhängig von den IMPP-Vorlieben merken sollten.

OP-TECHNIK

Damit Sie zusätzlich Zeit beim Lernen sparen und die zusammengehörigen Inhalte „an einer Stelle" haben, wurden die Fächer **Innere Medizin** und **Chirurgie** zusammengelegt. Die chirurgischen Inhalte können Sie an dem roten Strich am Rand (**OP-Technik**) sofort erkennen und so das Fach Chirurgie auch separat lernen, wenn Sie das lieber möchten.

Auch die übergreifenden Fächer Klinische Pathologie, Pharmakologie und Radiologie sind direkt bei den jeweiligen Krankheitsbildern integriert, aber nicht extra gekennzeichnet.

Im Kleindruck finden alle, die's ganz genau wissen wollen, vertiefende Infos und Fakten.

Fehlerteufel. Alle Texte wurden von ausgewiesenen Fachleuten gegengelesen. Aber: Viele Augen sehen mehr! Sollten Sie in unseren Skripten über etwas stolpern, das so nicht richtig ist, freuen wir uns über jeden Hinweis! Schicken Sie die Fehlermeldung bitte an studenten@thieme.de oder folgen Sie dem Link www.thieme.de/endspurt-klinik. Wir werden dann die Errata sammeln, prüfen und Ihnen die Korrekturen unter **www.thieme.de/endspurt-klinik** zur Verfügung stellen. Und für den Fall, dass Ihnen unser Produkt gefällt, dürfen Sie uns das selbstverständlich auch gerne wissen lassen! ☺

Alles Gute und viel Erfolg für Ihr Examen
Ihr Endspurt-Team

Inhaltsverzeichnis

Herz-Kreislauf-System

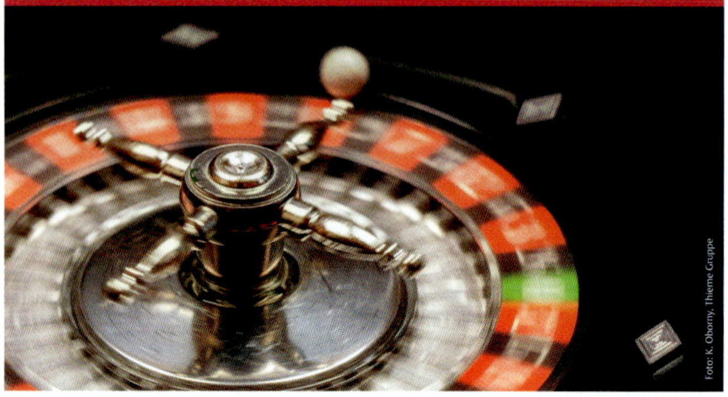

LERNPAKET 1

LERNPAKET 2

LERNPAKET 3

LERNPAKET 4

LERNPAKET 5

Gefäße

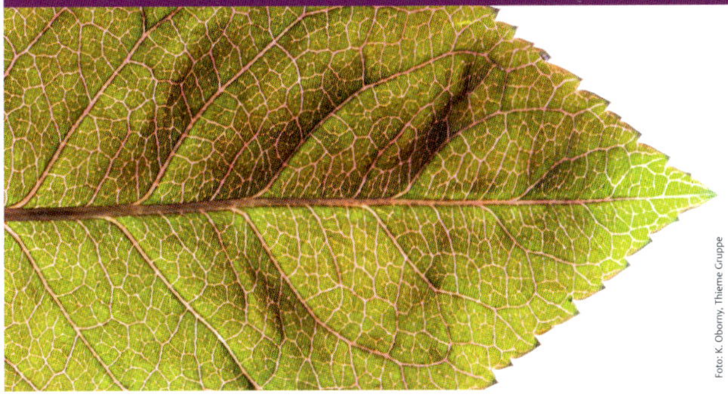

Foto: K. Oborny, Thieme Gruppe

LERNPAKET 6

LERNPAKET 7

Herz-Kreislauf-System

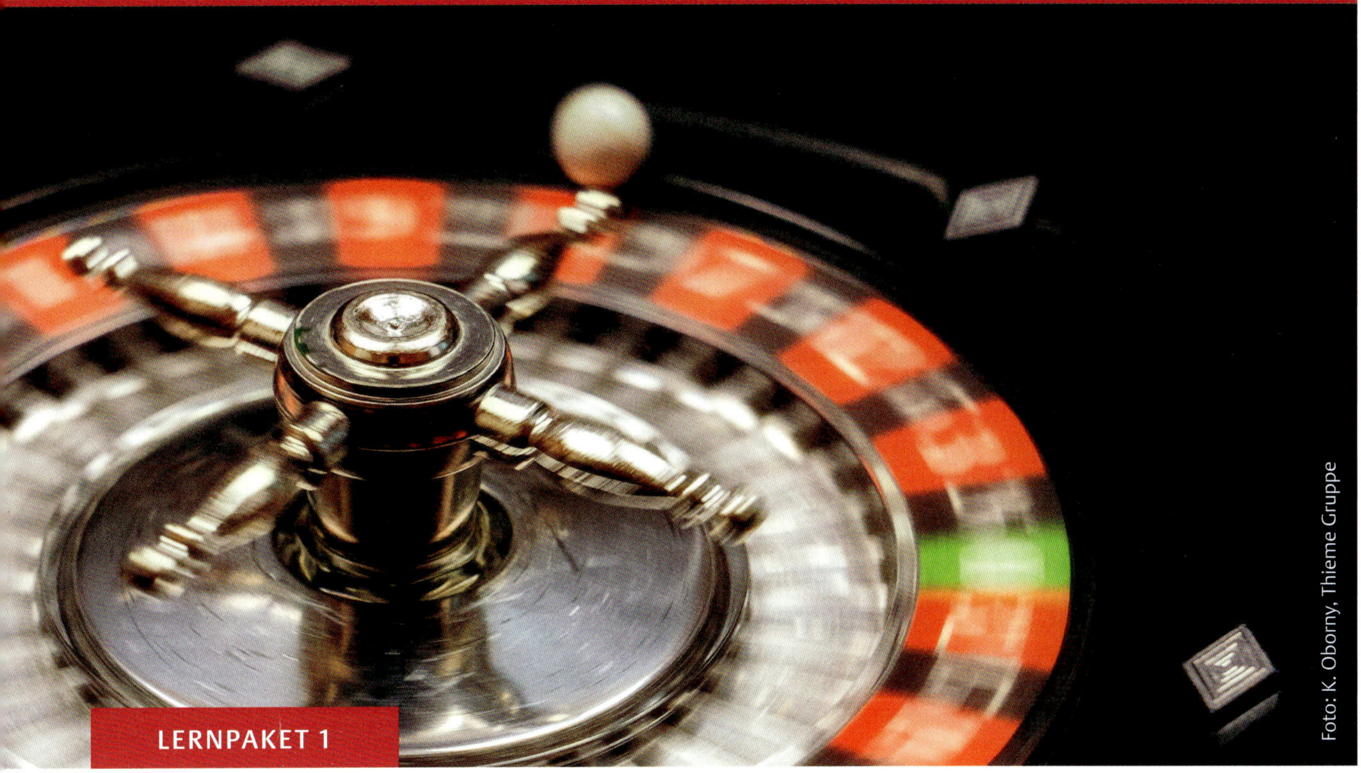

1 Grundlagen

1.1 Diagnostik

Erkrankungen des Herz-Kreislauf-Systems sind in den westlichen Industrienationen die **häufigste Todesursache**. Jeder zweite Todesfall ist auf eine Herz-Kreislauf-Erkrankung zurückzuführen. Die Inzidenz von Herz-Kreislauf-Erkrankungen nimmt mit dem Alter zu und ist eng an **Risikofaktoren** gekoppelt. Prävention, frühzeitige Diagnosestellung und rechtzeitige Therapie verbessern Prognose und Lebensqualität des Patienten.

Eine gute **Anamneseerhebung** und **körperliche Untersuchung** tragen entscheidend zur Diagnosestellung bei.

1.1.1 Anamnese

In der Anamnese sollte geachtet werden auf:

- die aktuellen Beschwerden: Einschränkung der körperlichen Leistungsfähigkeit (Atemnot ab welchem Belastungsgrad?), Schwindel, Synkopen, Palpitationen (wahrgenommene Herzschläge) bis hin zum Herzrasen, Ödemneigung (abends dicke Beine?), Nykturie, gastrointestinale Beschwerden, Angina pectoris (S.46), nächtlicher Husten, unklares Fieber, Gewichtsveränderungen sowie Atemnot beim Schlafen (Schlafen mit erhöhtem Oberkörper?)
- kardiovaskuläre Risikofaktoren (S.93)
- Vorerkrankungen in der Eigenanamnese
- Herz-Kreislauf-Erkrankungen in der Familienanamnese
- die Einnahme von Medikamenten oder Drogen.

1.1.2 Körperliche Untersuchung

Inspektion: Im Rahmen der Inspektion gilt es zu achten auf:

- Atemfrequenz
- Zyanosezeichen an Lippen und Zunge
- Halsvenenstauung
- hepatojugulären Reflux
- konjunktivale Blutungen
- Xanthome (subepidermale Fetteinlagerungen an den Streckseiten der Extremitäten) und Xanthelasmen (gelbliche subepidermale Fetteinlagerungen an den Lidern)
- Teleangiektasien (Erweiterungen oberflächlicher Hautgefäße insbesondere an Wangen und Nase, die mit dem Glasspatel wegdrückbar sind; als sog. Sahli-Gefäßgirlanden auch unter dem Rippenbogen, z. B. bei Lungenemphysem)
- abdominelle Stauungszeichen: Hepatomegalie, Leberdruckschmerz, Gefäßzeichnungen, Aszites, Meteorismus

Tab. 1.1 **Wichtige Pulsqualitäten**

Pulsqualität	Definition	Erkrankung
Pulsus parvus et tardus	langsamer Puls mit kleiner Amplitude	Aortenklappenstenose
Pulsus celer et altus	schneller Puls mit großer Amplitude	Aortenklappeninsuffizienz
Pulsus paradoxus	inspiratorischer RR-Abfall > 10 mmHg	Perikardtamponade, Pericarditis constrictiva
Pulsus durus	harter Puls	arterielle Hypertonie
Pulsus mollis	weicher Puls	arterielle Hypotonie

- Ödeme
- Stauungsdermatose
- Uhrglasnägel und Trommelschlägelfinger.

Palpation: Palpatorisch überprüft werden:
- **Herzspitzenstoß:** i. d. R. links im 5. ICR in der Medioklavikularlinie tastbar. Bei Linksherzinsuffizienz bzw. Kardiomegalie verlagert er sich nach lateral.
- **Schwirren:** Tritt bei sehr lautem Herzgeräusch auf (am besten mit aufgelegter flacher Hand zu fühlen).
- **Pulsstatus** von A. carotis, A. radialis, A. femoralis, A. poplitea, A. tibialis posterior und A. dorsalis pedis. Beurteilt werden Rhythmus, Charakter und Frequenz.
- **Ödeme:** Treten typischerweise an der unteren Extremität auf und sind wegdrückbar (→ Dellenbildung nach Fingerdruck).
- **Lebergröße** und **Aszites:** Eine Rechtsherzinsuffizienz führt zu einer stauungsbedingten Hepatomegalie. Bei Aszites tritt typischerweise das Fluktuationswellenphänomen auf.

LERNTIPP !

In den Fallbeispielen werden Ihnen bei den verschiedenen Erkrankungen des Öfteren die dazugehörigen Pulsqualitäten unterkommen (**Tab. 1.1**). Verschaffen Sie sich daher jetzt schon einen Überblick!

PRAXIS Die peripheren Pulse eignen sich nur bedingt dafür, die Herzfrequenz zu beurteilen, da bei Tachyarrhythmien oder früh einfallenden Extrasystolen ein **Pulsdefizit** vorliegen kann. Zur Bestimmung eines Pulsdefizites palpiert man den Puls und auskultiert parallel das Herz. Herzaktionen, auf die kein Puls folgt, sind Zeichen eines Pulsdefizits.

Perkussion: Sie dient der Bestimmung der absoluten bzw. **relativen Herzgrenzen**, der **Lebergröße** und zum Nachweis eines **Aszites** (Flankendämpfung).

Auskultation: Tab. 1.2 gibt eine Übersicht über die Auskultationsorte der einzelnen Herzklappen. Über dem Erb'schen Punkt (3. ICR parasternal links) sind die meisten Herztöne und Herzgeräusche hörbar.

LERNTIPP !

Die Auskultationspunkte und die dazugehörigen Herzklappen können Sie sich mit folgendem Spruch merken: „**A**nton **P**ulmonalis **t**rinkt (**3** Liter) **M**ilch um **22.45** Uhr.“ Die 3 Liter stehen dann für den Erb'schen Punkt (**3**. ICR **l**inks).

Tab. 1.2 **Auskultationspunkte der Herzklappen**

Herzklappe	Punctum maximum (P. m.)
Aortenklappe	2. ICR rechts parasternal
Pulmonalklappe	2. ICR links parasternal
Mitralklappe	4./5. ICR in der linken Medioklavikularlinie
Trikuspidalklappe	4. ICR rechts parasternal

Herztöne: Der **1. Herzton** (HT) kennzeichnet den **Schluss der Segelklappen** und damit das Ende der Diastole. Er entsteht durch die Vibration der Klappensegel und der Ventrikel. Im EKG liegt er kurz nach Beginn des QRS-Komplexes.

Der **2. HT** entsteht durch den **Taschenklappenschluss**. Er ist kürzer und heller als der 1. HT und im EKG am Ende der T-Welle gelegen.

Der **3. HT** entspricht der frühdiastolischen Ventrikelfüllung und tritt infolge schneller Kammerfüllung oder verminderter diastolischer Dehnbarkeit auf. Er ist tieffrequent und leise mit P. m. über der Herzspitze. Physiologisch ist der 3. HT bei Jugendlichen, pathologisch bei erhöhtem Füllungsdruck z. B. bei Herzinsuffizienz oder Mitralinsuffizienz.

Der **4. HT** entsteht durch die spätdiastolische Vorhofkontraktion (bei Sinusrhythmus) mit P. m. über der Trikuspidalklappe. Auch er kann bei Jugendlichen physiologisch sein. Ein pathologischer 4. HT tritt bei erhöhtem ventrikulärem Füllungsdruck auf.

Der sog. **Austreibungston** (ejection click) ist ein frühsystolischer Gefäßdehnungston der Aorta (0,05–0,09 s nach dem 1. HT). Er entsteht durch zusammengewachsene Semilunarklappensegel, durch die die Öffnungsbewegung der Taschenklappen abrupt behindert wird (z. B. bei Aorten- bzw. Pulmonalklappenstenose). Ein **systolischer Klick** ist typisch für einen **Mitralklappenprolaps**.

LERNTIPP !

Rekapitulieren Sie die Entstehung der einzelnen Herztöne und deren Vorkommen (3. und 4. HT) noch einmal; das Thema wird gerne am Krankenbett geprüft!

Herzgeräusche sind auf Turbulenzen im Blutstrom zurückzuführen. Sie werden nach Lautstärke, Geräuschart, Frequenz, zeitlicher Lage zu den Herztönen und ihrer Fortleitung charakterisiert. Man unterscheidet:
- **akzidentelle Geräusche:** Sie kommen bei Herzgesunden vor, insbesondere bei Kindern und Jugendlichen, sind eher leise (< 3/6) und treten hauptsächlich in der Systole auf.
- **funktionelle Geräusche:** Sie entstehen durch Hyperzirkulation z. B. bei Hyperthyreose, Sepsis, Fieber, Anämie oder Schwangerschaft.
- pathologische Herzgeräusche.

Die **Lautstärke** wird anhand einer Sechser-Skala (1/6–6/6) mit P.m. über der betreffenden Klappe beschrieben.
- 1/6 ist nur mit Mühe hörbar
- 2/6 leise, aber sofort hörbar
- 3/6 ist laut, aber noch ohne Schwirren
- 4/6 mit Schwirren
- 5/6 ist sehr laut, jedoch nur mit aufgelegtem Stethoskop hörbar
- 6/6 ist ohne Stethoskop auf Distanz hörbar.

Das **Geräusch** kann darüber hinaus **decrescendo-, crescendo-, spindel-** oder **bandförmig** sein sowie **proto-, meso-, spät-** oder **holosystolisch/-diastolisch** bzw. auch kontinuierlich (sog. systolisch-diastolisches Maschinengeräusch) auftreten. Man unterscheidet hochfrequente von mittel- oder niederfrequenten Geräuschen. Eine **Fortleitung** ist beispielsweise in die Karotiden (bei Aortenstenose) oder in die Axilla (bei Mitralinsuffizienz) möglich.

PRAXIS Höherfrequente Töne und Geräusche sind besser mit der Membran, niedrigere Frequenzen (z. B. bei erhöhtem transvalvulärem Blutfluss) besser mit dem Trichter zu hören. Eine rasche Volumenbelastung (Anheben der Beine, z. T. auch schon durch Inspiration) verstärkt viele Töne und Geräusche. Auch kann die Lagerung in Linksseitenlage oder mit nach vorne gebeugtem Oberkörper zu einer Verstärkung insbesondere von Mitral- und Aortenklappengeräuschen führen.

Gewöhnen Sie sich früh eine systematische Beschreibung von Herzgeräuschen an; zuerst wird das Herzgeräusch beschrieben – dann eine Verdachtsdiagnose geäußert!

PRÜFUNGSHIGHLIGHTS

- ! Herz-Kreislauf-Erkrankungen sind die **häufigste Todesursache** in Deutschland.
- ! Ein **3. HT** tritt bei Herzinsuffizienz durch den erhöhten Füllungsdruck auf.
- ! Die **Aortenklappe** wird im 2. ICR rechts parasternal auskultiert.
- ! **Akzidentielle systolische Herzgeräusche** haben keinen Krankheitswert und treten insbesondere bei Kindern und Jugendlichen auf.

1.1.3 Apparative Diagnostik

Blutdruckmessung

Den Blutdruck sollte man am besten mehrmals und zu unterschiedlichen Zeiten bzw. Gelegenheiten messen. Dabei gilt es, darauf zu achten, dass der Ellbogen leicht gebeugt wird und die Manschette sich etwa in Herzhöhe befindet. Wichtig sind eine ruhige Umgebung und die korrekte Manschettenbreite. Man sollte außerdem den Patienten den Blutdruck zuhause selbst messen lassen und die verschiedenen Werte miteinander vergleichen. Hierdurch kann eine sog. Weißkittelhypertonie aufgedeckt werden (erhöht gemessene Werte beim Arzt bei normalen Werten im Rahmen der häuslichen Messung). Messfehler:

- **zu hohe Werte:** zu schmale Manschette im Vergleich zum Oberarm, gestreckter Arm, Manschette deutlich unter Herzniveau angelegt, Mönckeberg-Mediasklerose
- **zu niedrige Werte:** zu gering aufgepumpte Manschette.

Der Blutdruck sollte immer **an beiden Armen** gemessen werden, da Blutdruckunterschiede bestehen können. Typische Beispiele: Stenose der A. subclavia oder des Truncus brachiocephalicus, Umfangsdifferenz zwischen rechtem und linkem Arm.

Auch zwischen oberer und unterer Extremität können Blutdruckunterschiede bestehen, z. B.:

- Blutdruck der oberen Extremität im Vergleich zur unteren Extremität deutlich erhöht: Aortenisthmusstenose distal des Abgangs der A. subclavia sinistra.

Mittels Langzeit-Blutdruckmessung können hormonell bedingte Blutdruckschwankungen (verändertes Tag-Nacht-Profil) nachgewiesen werden. Die aktuelle Leitlinie der Deutschen Hochdruckliga definiert folgende Grenzwerte für die arterielle Hypertonie bei 24-Stunden-Blutdruckmessung:

- Tagesmittelwert ≥ 130/80 mmHg
- tagsüber ≥ 135/85 mmHg
- nachts ≥ 120/70 mmHg

PRÜFUNGSHIGHLIGHTS

- ! **Messfehler** und **Blutdruckabweichungen** zwischen den Extremitäten.
- ! Grenzwerte für die arterielle Hypertonie bei **24-Stunden-Blutdruckmessung**.

Elektrokardiogramm (EKG)

Das EKG (**Abb. 1.1**) zeichnet elektrische Potenzialschwankungen während der De- und Repolarisationsphase der Herzmuskelzelle auf und gibt damit die elektrische Aktivität des Myokards wieder. Die Potenzialdifferenzen werden an der Körperoberfläche mit verschiedenen Ableitungen registriert. Man unterscheidet die Extremitätenableitung nach **Einthoven I, II, III** (bipolar), **Goldberger aVF, aVL, aVR** (unipolar) sowie die Thoraxwandableitungen nach **Wilson** (**V_1–V_6**, unipolar, **Abb. 1.2**).

Die Ausschläge im EKG entsprechen dabei der Erregungsausbreitung:

- **P-Welle** (< 0,1 s, < 0,25 mV): Erregungsausbreitung in den Vorhöfen (erst rechts, dann links)
- **PQ-Zeit** (0,12–0,2 s): vollständige Vorhof-Erregung und Überleitung der Erregung auf die Kammer (AV-Knoten-Verzögerung)
- **QRS-Komplex** (0,06–0,1 s): Entspricht der Kammererregung. Die Rückbildung der Vorhoferregung fällt mit dem QRS-Komplex zusammen. Dabei ist die **Q-Zacke** als erster negativer Ausschlag definiert und zeigt die Erregungsausbreitung im Sep-

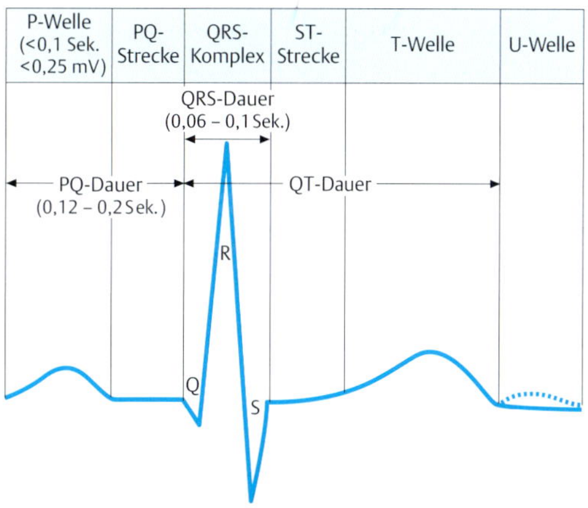

Abb. 1.1 Normales EKG. [aus Baenkler et al., Kurzlehrbuch Innere Medizin, Thieme, 2015]

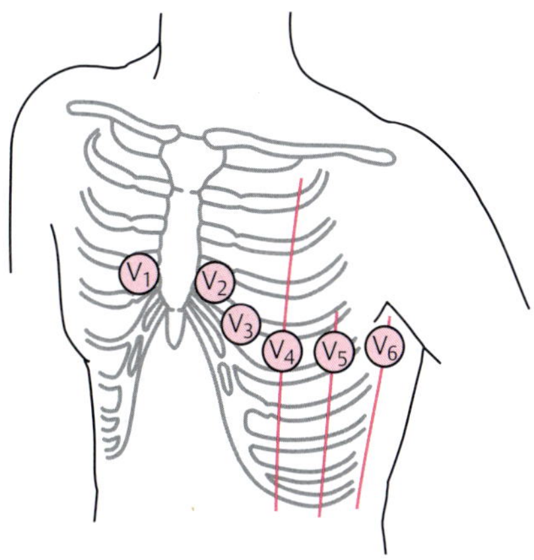

Abb. 1.2 Lokalisation der Brustwandableitungen. [aus Hamm, Willems, Checkliste EKG, Thieme, 2014]

tum. Die positive **R-Zacke** repräsentiert die Ventrikeldepolarisation von der Herzbasis zur Herzspitze. Die S-Zacke ist der negative Ausschlag nach der R-Zacke und entspricht der Erregung epikardnaher Anteile.
- **ST**-Strecke (isoelektrisch): vollständige Erregung der Ventrikel
- **T-Welle:** Sie repräsentiert die Ventrikelrepolarisation.
- **QT-Zeit:** Sie dauert vom Beginn Q bis zum Ende T und ist stark frequenzabhängig. Die QT-Zeit steht für die Gesamtdauer der elektrischen Aktivierung der Kammern. Als Faustregel gilt, dass die T-Welle vor der Hälfte der Distanz zwischen 2 R-Zacken beendet sein sollte. Beim Long-QT-Syndrom (S. 42) besteht eine pathologische Verlängerung der QT-Zeit; dies kann angeboren (Ionenkanalerkrankung) oder erworben (z. B. Nebenwirkung bestimmter Medikamente) sein.

Die sog. **vulnerable Phase** kennzeichnet die relative Refraktärphase, in der ein eintreffender elektrischer Impuls Kammerflimmern induzieren kann. Sie liegt im Auf- und beginnenden Abstrich der T-Welle.

Analyse des EKGs

LERNTIPP !

Mit großer Wahrscheinlichkeit werden Sie im Rahmen der Prüfung ein EKG vorgelegt bekommen, das Sie befunden müssen. Daher sollten Sie EKG-technisch so fit wie möglich sein. Wichtig ist, dass Sie dabei immer systematisch vorgehen – das macht v. a. auch in der mündlichen Prüfung einen guten Eindruck und hilft Ihnen, nichts zu übersehen. Ideal ist es natürlich, wenn Sie sich an dieser Stelle die Grundlagen noch einmal in Erinnerung rufen und wiederholen, wie man Rhythmus, Frequenz, Lagetyp etc. bestimmt. Vermeiden Sie das frühzeitige Stellen von Diagnosen (z. B.: „Das ist Vorhofflimmern") und gehen Sie stattdessen deskriptiv vor („Es handelt sich um eine unregelmäßige Schmalkomplextachykardie").

Folgende Parameter werden bestimmt:
- **Rhythmus:** Besteht ein Sinusrhythmus (→ folgt jeder P-Welle ein QRS-Komplex?) oder eine Arrhythmie?
- **Frequenz:** Um die Herzfrequenz zu ermitteln, bestimmt man den Abstand zwischen 2 aufeinanderfolgenden R-Zacken oder verwendet ein EKG-Lineal. Bei der Befundung ist es wichtig, dass man die **Papiergeschwindigkeit** beachtet (i. d. R. 50 mm/s, seltener 25 mm/s). Bei einer Schreibgeschwindigkeit von 50 mm/s entsprechen **1 mm:** 0,02 s und **5 mm:** 0,1 s (1 mm bei 25 mm/s: 0,04 s).
- **Lagetyp:** s. u.
- **Zeitintervalle:** PQ-Zeit: 0,12–0,2 s, QRS < 0,12 s, QT ist frequenzabhängig.
- **Amplituden**
- **Form der einzelnen Wellen und Zacken**.

Bestimmung des Lagetyps: Der Lagetyp des Herzens (= elektrische Herzachse) ergibt sich aus der Richtung, in die sich die elektrische Erregung hauptsächlich ausbreitet (→ Hauptvektor von QRS). Für die Lagebestimmung vergleicht man die Amplitude von R mit derjenigen von S. In jeder Ableitung findet sich ein vorwiegend positiver oder negativer Ausschlag (sog. Nettovektor). Dieser Nettovektor bezeichnet die Lage des Hauptvektors. Man sucht jetzt den höchsten R-Ausschlag in den Ebenen I, II, III, aVL, aVF oder aVR und vergleicht ihn mit dem Cabrera-Kreis (**Tab. 1.3**, **Abb. 1.3**). Man kann den Lagetyp auch ohne Cabrera-Kreis bestimmen:
- 1. Schritt: **Vergleichen** Sie die **Nettovektoren** in den Ableitungen I, II und III. Sind alle Ableitungen positiv, dann gibt es 2 Möglichkeiten:
  - Steiltyp, wenn **III > I**
  - Indifferenztyp, wenn **I > III**
- 2. Schritt: Beurteilen Sie **Ableitung II**
  - Sie ist **positiv**.
    - Linkstyp, wenn auch aVL positiv ist
    - Rechtstyp, wenn aVL negativ ist
  - Sie ist **negativ**.
    - überdrehter Linkstyp, wenn aVL positiv ist
    - überdrehter Rechtstyp, wenn aVL negativ ist.

Tab. 1.3 **Lagetypen im EKG**

Lagetyp	QRS-Komplex	Auftreten
überdrehter Rechtstyp	überwiegend positiver Ausschlag in III, tief negativ in I	bei starker Rechtsherzbelastung
Rechtstyp	hoch positiver Ausschlag in II und III, negativ in I	physiologisch bei Kindern, bei Erwachsenen Zeichen einer Rechtsherzbelastung
Steiltyp	niedrig positiv in I, hoch positiv in II und III (III > I)	physiologisch bei Jugendlichen Zeichen einer Rechtsherzbelastung
Normtyp (Indifferent- oder Mitteltyp)	hoch positiv in I und II, flachpositiv in III (I > III)	physiologisch bei Erwachsenen und Jugendlichen
Linkstyp	höchste R-Amplitude in I, überwiegend positiv auch in II, überwiegend negativ in III	physiologisch bei Erwachsenen, bei Adipositas Zeichen einer Linksherzbelastung (z. B. Aortenstenose, arterielle Hypertonie)
überdrehter Linkstyp	hoch positiv in I, überwiegend negativ in II, tief negativ in III	bei linksanteriorem Hemiblock, Linksherzhypertrophie, VSD
Sagittaltyp	Amplituden von R und S sind in den meisten Ableitungen ausgeglichen	physiologisch oder bei Rechtsherzbelastung
S_I-/S_{II}-/S_{III}-Typ	in allen Extremitäten-Ableitungen sind deutliche S-Zacken nachweisbar	physiologisch (konstitutionell), bei abnormer Thoraxkonfiguration oder bei Rechtsherzbelastung
S_I-Q_{III}-Typ	tiefes S in Ableitung I und tiefes Q in Ableitung III	physiologisch (konstitutionell), bei abnormer Thoraxkonfiguration oder bei Rechtsherzbelastung

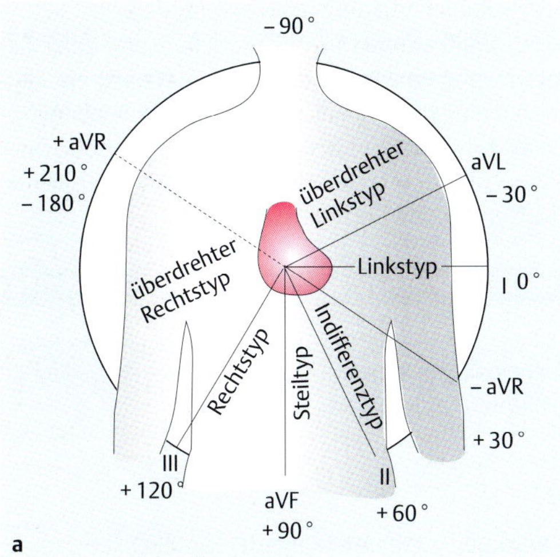

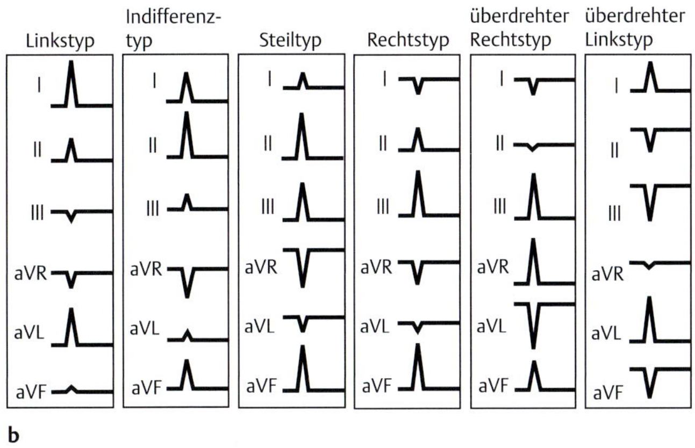

Abb. 1.3 **Bestimmung der elektrischen Herzachse und der Lagetypen. a** Cabrera-Kreis. **b** Lagetypen. [a: aus Schuster, Trappe, EKG-Kurs für Isabel, Thieme, 2017; b: aus Hamm, Willems, Checkliste EKG, Thieme, 2014]

LERNTIPP !

Üben Sie die Lagebestimmung im EKG; das IMPP fragt gerne danach! Oft reicht hierfür bereits die Beurteilung der Nettovektoren in I, II und III. Versuchen Sie es gleich mal mit **Abb. 1.4**!

Hypertrophiezeichen: Anhand des QRS-Komplexes lassen sich darüber hinaus **Hypertrophiezeichen** nachweisen. Hierfür wird häufig der **Sokolow-Lyon-Index** verwendet. Er wird berechnet, indem die Amplitudenhöhen von R und S in den entsprechenden Ableitungen addiert werden. Seine Sensitivität ist allerdings begrenzt (**Cave:** Fehldiagnose bei asthenischem Körperbau).

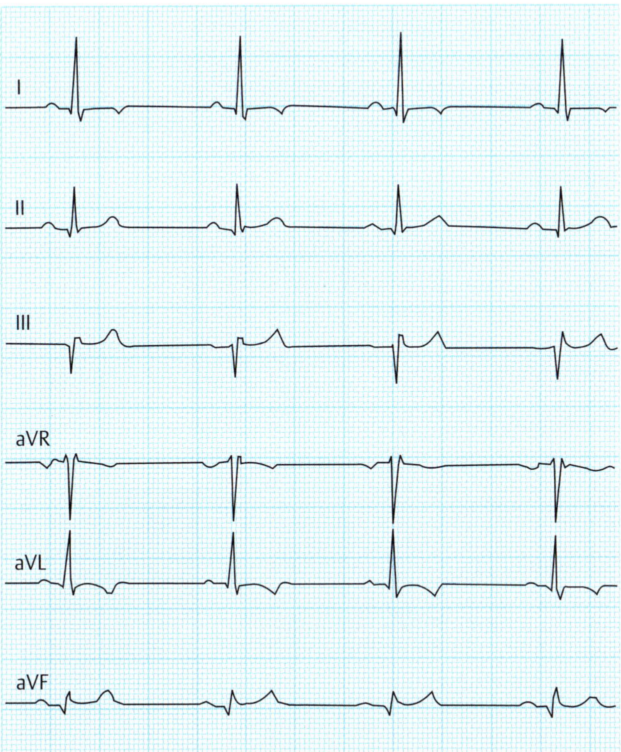

Abb. 1.4 **Übungs-EKG (25 mm/s).** Es besteht eine Sinusbradykardie (Frequenz 44/min), der Rhythmus ist regelmäßig, Linkslagetyp. Es besteht ein AV-Block I. Grades; P-Welle und QRS-Komplexe sind normal konfiguriert (nicht maßstabsgetreue Darstellung). [aus Hamm, Willems, Checkliste EKG, Thieme, 2014]

- **Linksherzhypertrophiezeichen**: Sokolow-Lyon-Index mit S in $V_{1\ oder\ 2}$ + R in $V_{5\ oder\ 6}$ > 3,5 mV (**Abb. 1.5**) bzw. Lewis-Index mit $(R_I - S_I) + (S_{III} - R_{III}) > 1{,}7$ mV.
- **Rechtsherzhypertrophiezeichen**: Sokolow-Lyon-Index mit R in $V_{1\ oder\ 2}$ + S in $V_{5\ oder\ 6}$ > 1,05 mV.

Weitere Veränderungen bei Herzhypertrophie:

- Herzachse neigt sich zur hypertrophen Seite
- veränderte Erregungsrückbildung (z. B. negative T-Welle in V_5 und V_6 bei Linksherzhypertrophie)
- Vorhof-Hypertrophie: **verbreiterte und biphasische P-Welle** in V_1, die entsteht, da die beiden Vorhöfe unterschiedlich schnell depolarisiert werden:
  - linker Vorhof: **zweigipfelige** oder leicht **eingekerbte P-Welle** (**p-sinistroatriale**) in den Ableitungen I, II und aVL.
  - rechter Vorhof: große und spitze P-Welle in II, III und aVF (**p-dextroatriale**).

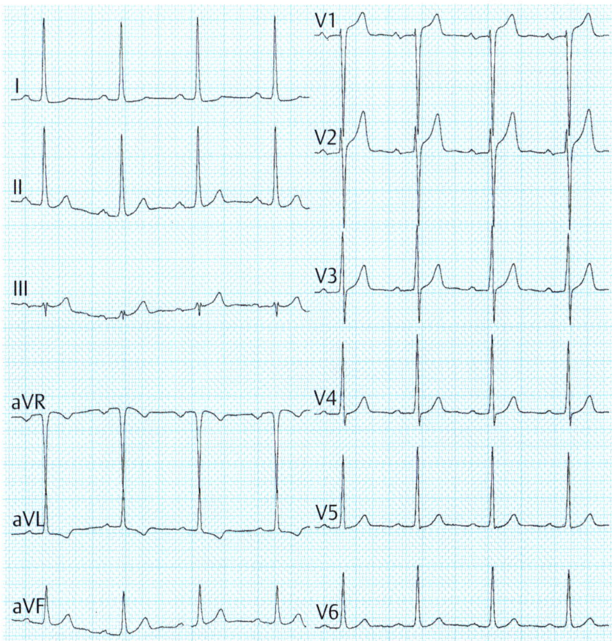

Abb. 1.5 **EKG bei Linksherzhypertrophie.** Der Sokolow-Lyon-Index ist positiv (5,1 mV). [aus Hamm, Willems, Checkliste EKG, Thieme, 2014]

> **LERNTIPP** !
>
> Um beim Sokolow-Lyon-Index und den dazu benötigten R- und S-Zacken nicht durcheinanderzukommen, merken Sie sich einfach Folgendes: Bei der **R**echtsherzhypertrophie wird zuerst das **R** verwendet!

> **LERNTIPP** !
>
> Die P-Konfiguration bei Vorhofhypertrophie lässt sich besser merken, wenn man im Kopf behält, dass die Erregungsausbreitung in den Vorhöfen **„rechts vor links"** abläuft. Also wird bei Hypertrophie des rechten Vorhofs das zusätzliche elektrische Potenzial auf die initiale Phase der P-Welle aufsummiert. Bei Hypertrophie des linken Vorhofs ergibt sich eine Verlängerung des Leitungsweges mit zweigipfeligem P.

R/S-Umschlagszone: Die R-Zacke nimmt in den Brustwandableitungen V_{2-5} an Höhe zu, während die S-Zacke an Tiefe abnimmt. Im Bereich **zwischen V_2 und V_3** oder **V_3 und V_4** wird das **R größer als** das **S** (sog. **R/S-Umschlagszone**). In V_6 fehlt die S-Zacke häufig. Bei verschiedenen Erkrankungen kann es zu einer verzögerten Progression der R-Zacke (z. B. bei Vorderwandinfarkt, Linksherzhypertrophie) oder zu einer Persistenz der S-Zacke kommen (z. B. bei Rechtsherzbelastung).

Belastungs-EKG (Belastungsergometrie)

Die Belastungsergometrie dient dazu, kardiopulmonale Symptome bzw. EKG-Veränderungen unter Belastung nachzuweisen. Sie wird auf dem Fahrrad oder Laufband durchgeführt und die bei maximaler Herzfrequenz (220 minus Lebensalter) oder bei definierten Laktat-/Blutgaswerten erreichte Leistung gemessen (in Watt). W150 entspricht dabei beispielsweise der Belastung, die bei einer Herzfrequenz von 150/min erreicht wird. Das Soll für 50–60-jährige Männer liegt bei 2,1 W/kg KG. Absolute Abbruchkriterien sind:

- ST-Strecken-Senkung ≥ 3 mm (≥ 0,3 mV bei üblicher EKG-Ableitung)
- ST-Strecken-Hebung ≥ 1 mm (≥ 0,1 mV bei üblicher EKG-Ableitung)
- Blutdruckabfall > 10 mmHg (im Vergleich zum Ausgangsblutdruck) mit Zeichen einer myokardialen Ischämie (Angina pectoris, ST-Senkung)
- mäßige bis schwere Angina-pectoris-Symptomatik
- schwere Dyspnoe
- klinische Zeichen einer Minderperfusion (Zyanose)
- über > 30 s anhaltende ventrikuläre Tachykardie
- Erschöpfung des Patienten
- technische Probleme

Defibrillator und Notfallausrüstung müssen bereitliegen.

Absolute Kontraindikationen für die Durchführung einer Belastungsergometrie sind eine **instabile Angina pectoris**, ein akuter Myokardinfarkt, eine dekompensierte Herzinsuffizienz, symptomatische Herzrhythmusstörungen, eine schwere Aortenstenose, eine akute Lungenembolie, eine akute Myokarditis und Perikarditis sowie eine akute Aortendissektion.

> **LERNTIPP** !
>
> Zum Belastungs-EKG wird immer wieder gefragt, was „W150" bedeutet. W150 entspricht dem Belastungsgrad, bei dem eine Herzfrequenz von 150/min erreicht wird.

Langzeit-EKG

Über 24–72 h wird per tragbarem Rekorder ein EKG aufgezeichnet. Hauptindikation ist der Nachweis von Herzrhythmusstörungen. Der Patient sollte dabei Buch über seine Tätigkeiten, Medikamenteneinnahmen etc. führen.

Event Recorder

Neben dem Langzeit-EKG können seltene Herzrhythmusstörungen auch mit dem sog. Event Recorder (→ Aufzeichnung des Herzrhythmus erst nach Aktivierung) sowie einem Loop Recorder (entweder extern oder implantiert; automatisierte Aufzeichnung des gesamten EKGs, Speicherung von definierten Grenzwertverletzungen wie Pausen, Bradykardien, Tachykardien) aufgezeichnet werden. Vorteile des implantierten Geräts sind die kontinuierliche EKG-Aufzeichnung sowie das Fehlen von Dauerelektroden und Ableitungskabeln.

Röntgen-Thorax

Die Röntgen-Thoraxaufnahme wird in 2 Ebenen mit p.-a.- und seitlichem Strahlengang durchgeführt. Die p.-a.-Aufnahme wird bevorzugt, da das Herz dichter an der Detektorplatte anliegt und so **weniger größenverzerrt** erscheint als in der a.-p.-Aufnahme. Bei der Seitaufnahme sollte die linke Thoraxseite der Platte anliegen.

> **LERNTIPP** !
>
> Nehmen Sie sich die Zeit und prägen Sie sich den Normalbefund einer Röntgen-Thoraxaufnahme gut ein (**Abb. 1.6**). Wiederholen Sie dazu auch die randbildenden Konturen, diese müssen Sie sicher zuordnen können.

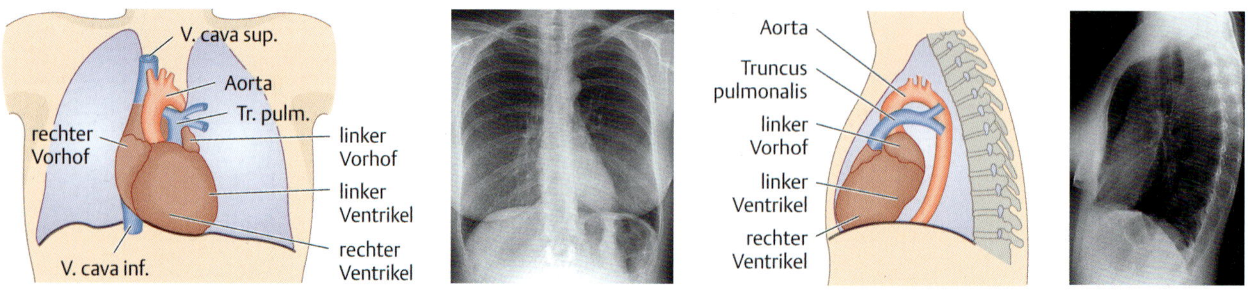

a b

Abb. 1.6 **Röntgen-Thoraxaufnahme – Normalbefunde.** In den Schemazeichnungen sind die randbildenden Strukturen markiert.
a p.-a.-Aufnahme [aus Oestmann, Radiologie, Thieme, 2005]
b seitliche Aufnahme. [aus Oestmann, Radiologie, Thieme, 2005]

Herzvergrößerung: Bei einer Herzvergrößerung findet sich ein **Herz-Thorax-Quotient** > 0,5 (die Herzsilhouette ist breiter als die halbe Thoraxbreite) bzw. entsprechend eine **betonte** rechte bzw. linke **Silhouette**. Bei linksatrialer Vergrößerung beträgt der Winkel der Trachealbifurkation > 90° und der linke Hauptbronchus ist angehoben. Bei Rechtsherzhypertrophie imponiert eine angehobene Herzspitze. In der Seitenaufnahme sieht man eine Einengung des Retrosternalraums. Bei Dilatation des linken Ventrikels und/oder des linken Vorhofs ist der Retrokardialraum eingeengt. Eine Vergrößerung der Vorhöfe oder Ventrikel lässt auf entsprechende Vitien schließen. Näheres dazu siehe Abschnitt Erworbene Herzklappenfehler (S. 62). Eine Herzverbreiterung und eine **Aortenelongation** können auch auf eine **arterielle Hypertonie** hinweisen.

Pulmonalvenöse Lungenstauungszeichen:
- verstärkte Gefäßzeichnung
- peribronchiales Cuffing (Wände orthograd angeschnittener Bronchien sind ödematös aufgequollen und dadurch unscharf und verwaschen)
- Kerley-Linien: ödematös aufgequollene interstitielle Septen. Man unterscheidet apikale (Kerley A) und zentrale (Kerley C) kurze Linien Richtung Hili von den horizontalen kurzen Kerley-B-Linien in der basalen Lungenperipherie.
- Pleuraergüsse: zeigen sich mit verstrichenem Randwinkel (Recessus costodiaphragmaticus weder spitzwinklig noch scharf abgegrenzt) und einem Flüssigkeitssaum im Interlobärspalt (evtl. als feine Linie zwischen den Lungenlappen).
- retikuläre oder alveoläre Verschattung: Aufgrund der interstitiellen Flüssigkeitsansammlung entsteht ein strahlendichteres Netz um strahlendurchlässigere Punkte (bei alveolärer Flüssigkeitsansammlung verhält es sich umgekehrt), evtl. auch symmetrisch als Schmetterlingsödem.
- verbreiterte Hili
- Kranialisation: fehlende Flüssigkeitsumverteilung beim stehenden Patienten mit ebenfalls betonten apikalen Gefäßen.

Bei Stau vor dem rechten Herzen erscheint das obere Mediastinum verbreitert und die V. azygos prominent.

Verkalkungen: Verkalkungen von Herzklappen, Aorten- oder anderen Gefäßwänden treten u. a. auf bei Arteriosklerose, nach entzündlichem Umbau oder an Narben.

Echokardiografie

In der Herzdiagnostik ist die Echokardiografie (= Herzecho, UKG) die Methode der Wahl, Herzhöhlen und -klappen bzw. das Perikard zu beurteilen und die Funktion von Myokard und Herzklappen zu messen. Den Blutfluss stellt man mittels zusätzlicher farbcodierter Dopplerfunktion dar (**Abb. 1.7**).

Beim transösophagealen Echokardiogramm (**TEE**) wird der Schallkopf in die Speiseröhre geführt. Hierdurch gelingt eine deutlich bessere Darstellung als von thorakal. Insbesondere die Klappen, das Vorhofohr und -septum sowie die Aorta können gut dargestellt werden. Indikationen zur TEE sind eine Aortendissektion, Endokarditis, ein offenes Foramen ovale oder auch die unmögliche thorakale Beschallung.

Weitere Methoden

> **LERNTIPP** !
>
> Thorax-Schnittbilder werden Ihnen in der Prüfung mit ziemlicher Sicherheit begegnen. Versuchen Sie daher, in **Abb. 1.8** die wichtigsten Strukturen zu benennen. Im Examen – und auch später in der Klinik – sollten Sie dazu in der Lage sein!

- **CT** (**Abb. 1.8**): zur morphologischen Darstellung der Herzhöhlen, -klappen und -gefäße sowie des Perikards. Besonders Ergüsse, Verkalkungen, Hypertrophie und Dilatation lassen sich gut erkennen.
- **MRT:** eignet sich aufgrund ihrer hohen Auflösung zur Darstellung kleiner Strukturen (z. B. Papillarmuskeln) und wird vorwiegend zur Myokarditisdiagnostik eingesetzt.
- **Myokardszintigrafie, SPECT und PET:** zur Bestimmung von Perfusion, Stoffwechsel und Vitalität des Myokards. Mittels Belastungsmyokardszintigrafie – d. h. SPECT-Aufnahme zum Zeitpunkt der Belastung (Ergometer, medikamentös) und in Ruhe – kann zwischen einer **Ischämie** und einer **Infarktnarbe** differenziert werden. In ischämischen Bezirken reichert sich das Radionuklid nur vermindert an, in Infarktnarben in Ruhe und unter Belastung nicht.
- **Herzkatheter:** zur Messung intrakardialer Drücke und Volumina.

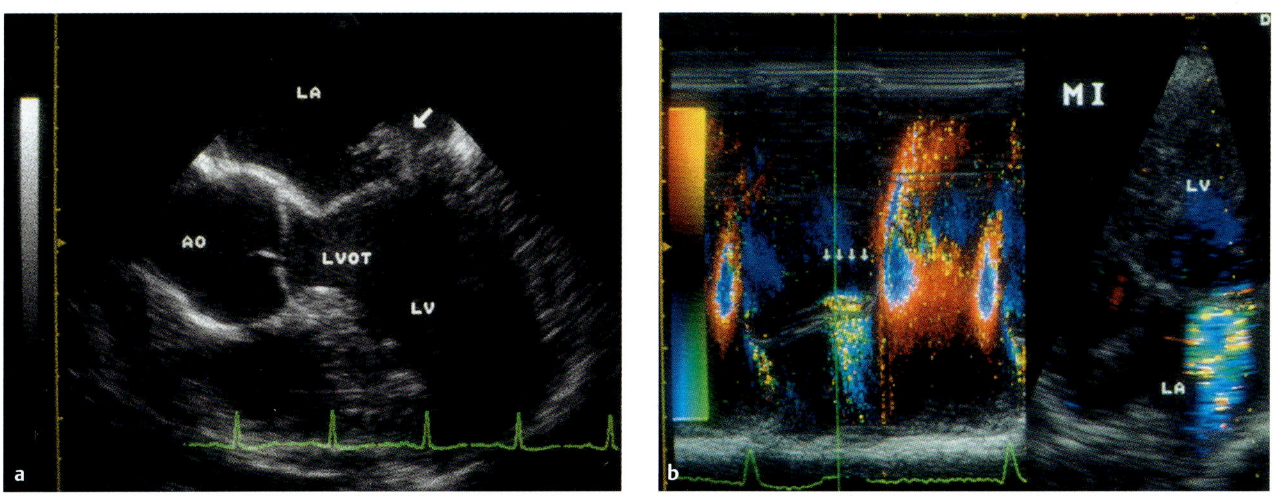

Abb. 1.7 **Dopplersonografie.** **a** In der transösophagealen Echokardiografie erkennt man einen partiellen Abriss des subvalvulären Halteapparats des hinteren Mitralsegels (Pfeil) mit Prolaps in den linken Vorhof. **b** Farbcodierte Dopplerechokardiografie der Mitralklappe mit Darstellung eines Reflux in den linken Vorhof während der Systole. [aus Reiser, Kuhn, Debus, Duale Reihe Radiologie, Thieme, 2017]

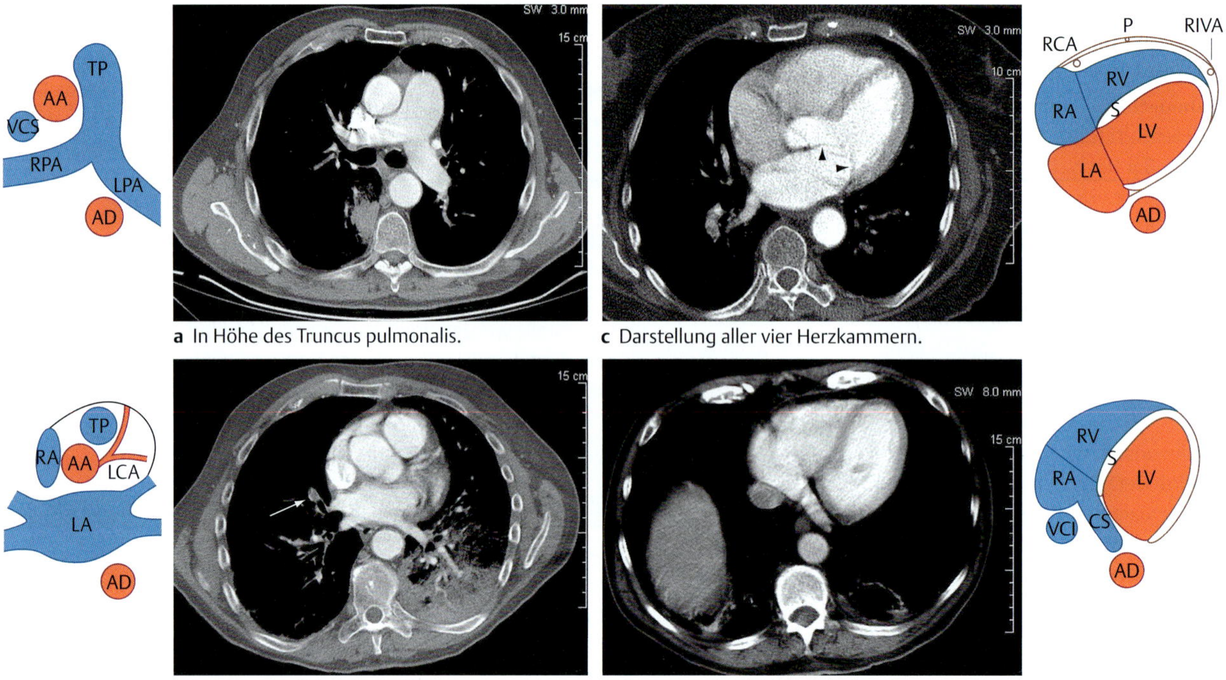

a In Höhe des Truncus pulmonalis. **c** Darstellung aller vier Herzkammern.

b In Höhe des linken Vorhofs. **d** Unterhalb des linken Vorhofs.

Abb. 1.8 **CT-Schnittebenen des Herzens. a** Höhe Truncus pulmonalis. **b** Höhe linker Vorhof. **c** Darstellung der 4 Herzkammern. **d** Unterhalb des linken Vorhofs. Abkürzungen: AA = Aorta ascendens, AD = Aorta descendens, CS = Sinus coronarius, LA = linker Vorhof, LCA = linke Koronararterie, LPA = linke Pulmonalarterie, LV = linker Ventrikel, P = Perikard, RA = rechter Vorhof, RCA = rechte Koronararterie, RIVA = Ramus interventricularis anterior, RPA = rechte Pulmonalarterie, RV = rechter Ventrikel, S = Septum interventriculare, TP = Truncus pulmonalis, VCI = V. cava inferior, VCS = V. cava superior. [aus Reiser, Kuhn, Debus, Duale Reihe Radiologie, Thieme, 2011]

- **Linksherzkatheter:** Darstellung der Koronargefäße (Koronarangiografie mit Darstellung der Koronararterien mittels direkter Kontrastmittelinjektion über spezielle Katheter) und der linken Herzkammer zur Beurteilung der Pumpfunktion sowie invasive Druckmessung (Ventrikulografie, verwendet wird ein sog. Pigtail-Katheter, der über die Aortenklappe in den linken Ventrikel eingeführt wird). Zugangsweg ist entweder die A. femoralis oder die A. radialis.
- **Rechtsherzkatheter:** Bestimmung wichtiger hämodynamischer Parameter (Herzzeitvolumen), der Druckwerte im kleinen Kreislauf sowie des **pulmonal-kapillären Verschlussdrucks** (pulmonary capillary wedge), der i. d. R. dem Druck im linken Vorhof entspricht. Verwendet wird ein Einschwemm- oder Swan-Ganz-Katheter. Zugangsweg ist in der Regel die V. femoralis oder die V. brachialis.

▪ **elektrophysiologische Untersuchung** (EPU): Die EPU (S. 25) stellt die Erregungsbildung und -leitung detailliert dar und wird zur Diagnostik und Therapie von Herzrhythmusstörungen eingesetzt. Zugangsweg ist in der Regel die V. femoralis; für Prozeduren im linken Herzen wie z. B. eine Pulmonalvenenisolation zur Therapie von Vorhofflimmern wird über das interatriale Septum eine transseptale Punktion durchgeführt.

PRÜFUNGSHIGHLIGHTS

- **EKG:**
  - !!! Lagetypbestimmung
  - ! Hypertrophiezeichen
  - **Belastungs-EKG:**
    - !!! W150 = Leistung in Watt bei einer Herzfrequenz von 150/min, Angina pectoris = Kontraindikationen für ein Belastungs-EKG
    - ! Im Belastungs-EKG wird die Ausbelastung über die maximale Herzfrequenz und das Lebensalter definiert: 220/min minus Lebensalter in Jahren.
    - ! Abbruchkriterium ist z. B. eine ST-Strecken-Hebung ≥ 0,1 mV.
- Röntgen-Thorax:
  - ! Befund bei Lungenstauung (Schmetterlingsödem)
  - ! Befund bei dilatiertem linkem Ventrikel
- ! **CT-Thorax** (Normalbefund)
- !! **SPECT:** zur Differenzierung zwischen frischem Infarkt und alter Infarktnarbe.

1.2 Kardiochirurgische Prinzipien

1.2.1 Präoperative Diagnostik und Vorbereitung

Vor einem herzchirurgischen Eingriff sind neben der körperlichen Untersuchung und Bestimmung des NYHA-Stadiums je nach Fragestellung folgende Untersuchungen notwendig: EKG, Röntgen-Thorax, Labor, Herzkatheter, Echokardiografie, Dopplersonografie der Karotiden, evtl. CT-Thorax, Lungenfunktion.

Die Medikation muss ggf. umgestellt werden (Absetzen von Thrombozytenaggregationshemmern, Umstellung von oralen Antikoagulanzien auf i. v.- oder s. c.-Präparate). Die Lunge kann durch eine mindestens 14-tägige Nikotinkarenz und Atemgymnastik auf den Eingriff vorbereitet werden.

1.2.2 Zugangswege

Standardzugang ist die **mediane Sternotomie** (Abb. 1.9). Tab. 1.4 gibt einen Überblick über die verschiedenen Zugangsmöglichkeiten und ihre bevorzugte Nutzung.

Tab. 1.4 **Zugangswege in der Herzchirurgie**

Zugangsweg	Eingriff (Beispiele)
mediane Sternotomie	Standardzugang
rechtsseitige anterolaterale Thorakotomie	Mitralklappe, Verschluss eines Vorhofseptumdefekts
linksseitige anterolaterale Thorakotomie	MIDCAB-Verfahren
linksseitige posterolaterale Thorakotomie	Aorta descendens
weitere (z. B. partielle Sternotomie, Minithorakotomie)	bei weniger invasiven Eingriffen

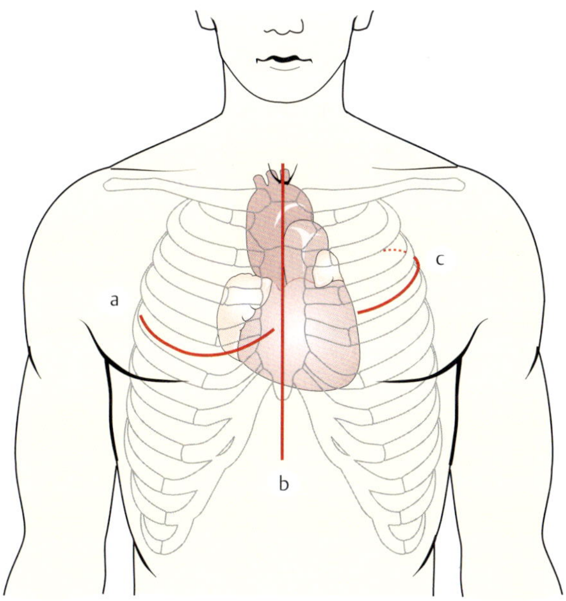

Abb. 1.9 **Zugangswege in der Herzchirurgie. a** Rechtsseitige anterolaterale Thorakotomie. **b** Mediane Sternotomie (Standardzugang). **c** Linksseitige posterolaterale Thorakotomie. [aus Henne-Bruns et al., Duale Reihe Chirurgie, Thieme, 2012]

1.2.3 Extrakorporale Zirkulation

Prinzip: Die extrakorporale Zirkulation (**Abb. 1.10**) wird immer dann eingesetzt, wenn einzelne Bereiche des Kreislaufsystems dem Operateur ohne wesentliche hämodynamische Beeinträchtigung des Patienten nicht zugänglich gemacht werden können. Das Blut wird vor dem Operationsbereich abgeleitet und dahinter wieder zugeführt, d. h., in der Regel wird venöses Blut entzogen und erst hinter dem Herzen ins arterielle System geleitet. Dies erfolgt unter Ausschluss des Lungenkreislaufes, was die künstliche Oxygenierung des Blutes notwendig macht. Ein typisches Beispiel der extrakorporalen Zirkulation ist die **Herz-Lungen-Maschine**.

Zugangswege: Meistens wird das Herz über eine **mediane longitudinale Sternotomie** erreicht. Alternativ können aber auch partielle Sternotomien durchgeführt werden.

Abhängig von der Operation können beide Hohlvenen, der rechte Vorhof oder die V. femoralis kanüliert werden. Das Blut wird dann über die Aorta ascendens, die A. femoralis oder die A. axillaris wieder zugeleitet.

Vorbereitung: Bevor die Patienten an die Herz-Lungen-Maschine angeschlossen werden können, muss eine ausreichende Antikoagulation sichergestellt sein (meist **Vollheparinisierung** mit 300–400 IE/kg KG Heparin). Diese wird im Anschluss an den Eingriff mit **Protamin** antagonisiert.

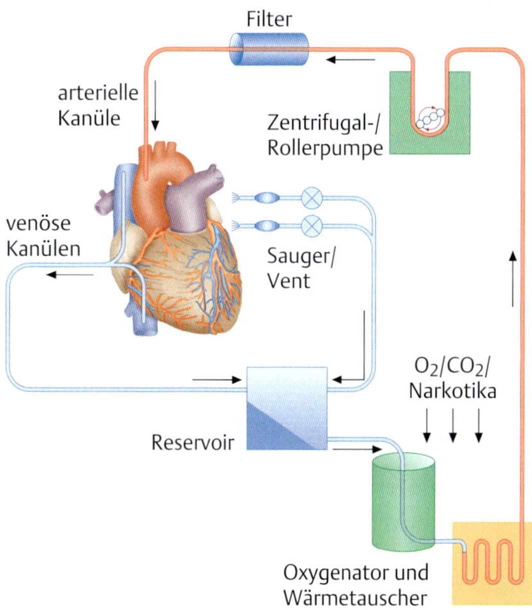

Abb. 1.10 **Extrakorporale Zirkulation.** Es gibt 4 Komponenten: **Pumpe, Oxygenator, Wärmeaustauscher** und **Saugersystem**. Das Blut wird anfänglich aus dem venösen Zugang abgezogen und mittels Roller- oder Zentrifugalpumpen einem Oxygenator zugeführt. Dieser arterialisiert das Blut durch Kontakt von Blut und Gas über feinstporöse Membranen (**Membranoxygenation**). Das Saugersystem dient der Rückführung des im Operationsgebiet befindlichen Blutes in die extrakorporale Zirkulation, von wo es der korporalen Zirkulation wieder zugeführt wird. Der zusätzliche Wärmeaustauscher ermöglicht die rasche Abkühlung und Aufwärmung des Patienten. [aus Hirner, Weise, Chirurgie, Thieme, 2008]

1.2.4 Kardioplegie und Hypothermie

Kardioplegie: Bei Eingriffen am Herzen ist häufig ein vorübergehender Herzstillstand notwendig. Dazu appliziert man kristalloide und hyperkaliämische Lösungen, die eine Membrandepolarisation mit einem diastolischen Herzstillstand hervorrufen.

LERNTIPP !

Die kristalloiden Lösungen, die man appliziert, um eine Kardioplegie herbeizuführen, sind **kaliumreich**. Dadurch kann eine permanente Depolarisation der Zellmembran hervorgerufen werden (Herzstillstand). Alternativ können auch Na^+-arme Lösungen verwendet werden, wodurch der extrazelluläre Na^+-Gehalt gesenkt und dem intrazellulären angepasst wird (intrazelluläre Kardioplegie).

Hypothermie: Durch den Wärmeaustauscher der Herz-Lungen-Maschine lässt sich der Patient schnell abkühlen und wieder aufwärmen. Im hypothermen Zustand ist der Stoffwechsel maßgeblich reduziert, wodurch längere Eingriffe ermöglicht werden.

PRAXIS Der Patient darf nur langsam abgekühlt werden (1 °C/min), da bei schnellerem Vorgehen Gasbläschen entstehen (zerebrale Embolie!). Bei Ischämiezeiten > 1 h wird der Patient in eine milde Hypothermie (30–32 °C) versetzt, bei Ischämiezeiten von > 2 h oder Operationen im Herz-Kreislauf-Stillstand in eine tiefe Hypothermie (< 28 °C).

1.2.5 Assistierte Zirkulation

Die assistierte Zirkulation bezeichnet eine vorübergehende Kreislaufunterstützung von Patienten mit Low-Output-Syndrom, z. B. bei akutem Linksherzversagen, kardiogenem Schock oder pulmonalem Versagen.

- **intraaortale Ballongegenpulsation** (IABP): Ein Ballon wird über die A. femoralis in die Aorta thoracica zwischen dem Abgang der A. subclavia sinistra und der Nierenarterien vorgeschoben. EKG- oder druckgetriggert wird der Ballon nach Schluss der Aortenklappe in der Diastole aufgepumpt. Das Blut wird zurück in die Koronarien getrieben. Die Sauerstoffversorgung des Herzmuskels wird verbessert.
- **extrakorporale Membranoxygenierung** (ECMO): ECMO-Systeme entsprechen grob einer verkleinerten Herz-Lungen-Maschine, an die intensivmedizinisch betreute Patienten (z. B. bei Lungenversagen) vorübergehend angeschlossen werden.
- **interventionell implantierbare Herzpumpen** (z. B. Impella): über die A. femoralis einführbare Systeme, die bis in den linken Ventrikel vorgeführt werden; dort wird über eine Mikroaxialpumpe das Blut aus dem Ventrikel in die Aorta gepumpt und so der linke Ventrikel entlastet. Diese Pumpen können Herzminutenvolumina von bis zu 2,5 l/min generieren.
- **Kunstherz** (Assisted Devices): Gruppe implantierbarer Kreislaufmaschinen, die entweder unterstützend oder als Herzersatz fungieren.

1.2.6 Postoperatives Management und spezielle OP-Komplikationen

Postoperativ werden die Patienten auf der **Intensivstation** überwacht und die Beatmung fortgeführt. Patienten mit instabilem Kreislauf müssen echokardiografisch kontrolliert werden. Zur Kreislaufunterstützung können Katecholamine oder u. U. invasive Methoden (z. B. IABP) Anwendung finden.

Spezielle OP-Komplikationen sind:

- **Herzrhythmusstörungen** (sehr häufig): Vorhofflimmern infolge postoperativer Elektrolytschwankungen
- **Low-Output-Syndrom** (LOS): multifaktorieller Symptomenkomplex, der sich klinisch mit einem verminderten Herzminutenvolumen (Herzindex < 2 l/min/m^2), Schockzeichen, Oligurie (< 0,5 ml/kg/h), psychischen Veränderungen, herabgesetzter gemischtvenöser Sauerstoffsättigung und metabolischer Azidose äußert. Ursächlich sind z. B. Hypovolämie, myokardiale Dysfunktion, ein erhöhter intrathorakaler Druck (z. B. PEEP-Beatmung, Pneumothorax), eine Perikardtamponade oder ein gesteigerter peripherer Widerstand.
- **Ischämie:** Infarkte treten zu 3–15 % nach herzchirurgischen Eingriffen auf, zumeist innerhalb der ersten 6 h. Das EKG und die Erhöhung der Herzenzyme im Serum sind diagnostisch wegweisend. Herzenzyme können grundsätzlich auch ohne stattfindenden Infarkt postoperativ erhöht sein (Verlaufsbeurteilung notwendig).
- arterielle Hyper- oder Hypotonie
- **Perikardtamponade**
- **respiratorische Insuffizienz**.

PRÜFUNGSHIGHLIGHTS

- ! Die kristalloide Lösung zur Erzielung einer Kardioplegie ist **kaliumreich**.
- ! Mittels **Herz-Lungen-Maschine** kann man zeitweilig Herz- und Lungenfunktion ersetzen.

2 Herzinsuffizienz

2.1 Grundlagen

Synonym: Herzversagen, Herzmuskelschwäche, Pumpversagen

DEFINITION Unfähigkeit des Herzens, den Organismus seinen Bedürfnissen entsprechend mit Blut bzw. Sauerstoff zu versorgen.

Einteilung: Je nach dem zeitlichen Verlauf kann eine Herzinsuffizienz **akut** (Stunden bis Tage) oder **chronisch** (Monate bis Jahre) auftreten, wobei die chronische Herzinsuffizienz entweder kompensiert oder dekompensiert (klinisch wie akute Herzinsuffizienz) verlaufen kann. Ist die Füllung der Ventrikel gestört, spricht man von einer **diastolischen** Funktionsstörung, bei verminderter Auswurfleistung von einer **systolischen** Funktionsstörung (sog. **Low-Output-Herzversagen**), wenn beide Pumpphasen betroffen sind, von einer kombinierten systolischen und diastolischen Ventrikelfunktionsstörung. Beim sog. **High-Output-Herzversagen**, also einem Herzversagen trotz hoher Auswurfleistung, kann der gesteigerte periphere Sauerstoffbedarf auch durch das erhöhte Herzzeitvolumen nicht mehr gedeckt werden (z. B. bei Hyperthyreose). Die Peripherie ist bei High-Output-Versagen warm, beim Low-Output-Versagen jedoch kühl. Nach den vorwiegend betroffenen Herzteilen unterscheidet man zwischen **Rechts-, Links-** und **Globalherzinsuffizienz**. Die aktuellen Leitlinien der europäischen Fachgesellschaft für Kardiologie aus dem Jahr 2016 differenzieren die Herzinsuffizienz hinsichtlich der systolischen linksventrikulären Ejektionsfraktion (LVEF) in 3 Entitäten:

- Herzinsuffizienz mit erhaltener systolischer Funktion (heart failure with preserved ejection fraction, HFpEF, LVEF ≥ 50 %)
- Herzinsuffizienz mit mittelgradig reduzierter systolischer Funktion (heart failure with moderate reduced ejection fraction, HFmrEF, LVEF 40–49 %)
- Herzinsuffizienz mit reduzierter systolischer Funktion (heart failure with reduced ejection fraction, HFrEF, LVEF < 40 %).

DEFINITION
- **Vorwärtsversagen** (= Low-Output-Herzversagen): Zu wenig arterielles Blut gelangt in den Körperkreislauf. Folge: Organperfusion ↓, arterieller Blutdruck ↓, periphere Zyanose, Muskelschwäche.
- **Rückwärtsversagen:** Rückstau des venösen Bluts in die Lunge (bei Linksherzinsuffizienz) und in den großen Kreislauf, also Leber, Niere, Halsvenen, Peritoneum etc. (bei Rechtsherzinsuffizienz).

Epidemiologie: Die Herzinsuffizienz ist mit einer Prävalenz von 2 % der 60-Jährigen und 10 % der über 80-Jährigen eine der häufigsten internistischen Erkrankungen. Inzidenz und Prävalenz nehmen weiterhin zu.

Ätiopathogenese: Die häufigsten Ursachen sind in Tab. 2.1 dargestellt. Im Kindesalter stehen angeborene Herzfehler im Vordergrund.

Die **Rechtsherzinsuffizienz** entsteht infolge einer erhöhten Druck- oder Volumenbelastung des rechten Herzens wie Widerstandserhöhung im Lungengefäßkreislauf (pulmonale Hypertonie und Cor pulmonale), Erkrankungen des rechten Herzens

Tab. 2.1 **Ursachen der akuten und chronischen Herzinsuffizienz**

Ursachen	akute Herzinsuffizienz	chronische Herzinsuffizienz
direkte Myokardschädigung	▪ akute Myokardischämie mit Myokardinfarkt ▪ Myokarditis ▪ toxische Schädigung	▪ KHK ▪ dilatative Kardiomyopathie ▪ metabolisch-toxische Kardiomyopathie ▪ endokrine Kardiomyopathie ▪ Z. n. Myokarditis
Druckbelastung	▪ Hochdruckkrise ▪ Lungenembolie	▪ arterielle Hypertonie (systemisch und pulmonal) ▪ Aortenstenose ▪ Aortenisthmusstenose ▪ Pulmonalklappenstenose
Volumenbelastung	▪ akute Klappeninsuffizienz ▪ infarktbedingter Septumdefekt oder Papillarmuskelabriss ▪ hoch positive Flüssigkeitsbilanz	▪ Aorteninsuffizienz ▪ Mitralinsuffizienz ▪ Trikuspidalinsuffizienz ▪ Vorhof- und Ventrikelseptumdefekt ▪ persistierender Ductus arteriosus Botalli
linksventrikuläre Füllungsbehinderung	▪ Perikardtamponade	▪ Mitralstenose ▪ Pericarditis constrictiva ▪ restriktive Kardiomyopathie ▪ hypertrophe Kardiomyopathie
Herzrhythmusstörungen	▪ Tachyarrhythmien ▪ extreme Bradykardien	▪ Tachyarrhythmien ▪ extreme Bradykardien ▪ Vorhofflimmern

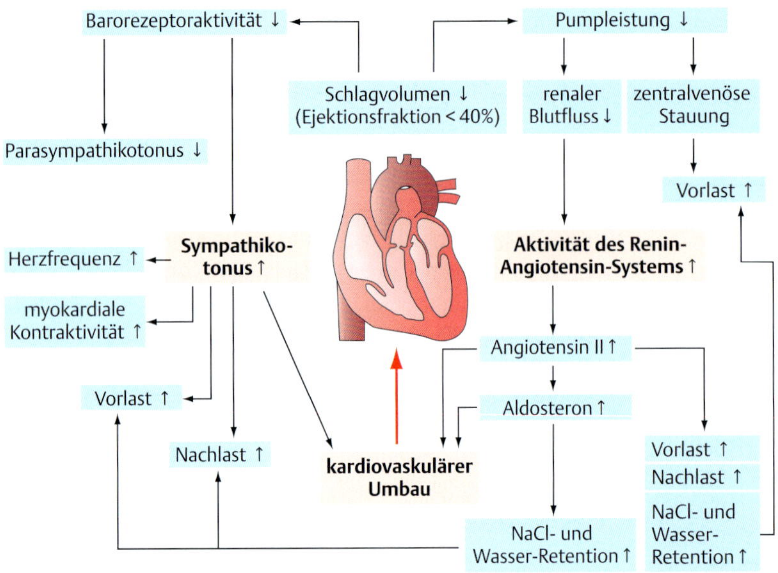

Abb. 2.1 **Pathophysiologie bei Herzinsuffizienz.** [aus Graefe, Lutz, Bönisch, Duale Reihe Pharmakologie und Toxikologie, Thieme, 2011]

(z. B. Pulmonalklappenstenose), Shunt-Vitien oder als Folge einer Linksherzinsuffizienz.

Häufige Ursache der **Linksherzinsuffizienz** sind Myokarderkrankungen, Erkrankungen des Klappenapparates, Herzrhythmusstörungen sowie eine erhöhte Druckbelastung im großen Kreislauf.

Typische Ursachen einer

- systolischen Herzinsuffizienz: KHK (am häufigsten), dilatative Kardiomyopathie
- diastolischen Herzinsuffizienz: arterielle Hypertonie (am häufigsten), Pericarditis constrictiva, Mitralklappenstenose, restriktive Kardiomyopathie, hypertrophe Kardiomyopathie.

Pathophysiologie und klinische Pathologie:

Kompensationsmechanismen: Das Myokard kann auf vermehrte Druck- oder Volumenbelastungen mit verschiedenen Kompensationsmechanismen reagieren. Diese Anpassungsvorgänge halten die Herzleistung vorübergehend aufrecht, sind allerdings bei chronischer Mehrbelastung von Nachteil und fördern die Progression der Herzinsuffizienz (**Abb. 2.1**).

- funktionelle Veränderungen:
  - **Frank-Starling-Mechanismus** → Die Erhöhung der Vorlast (venöser Füllungsdruck) steigert die Kontraktionskraft.
  - **Tachykardie** → Die erhöhte Herzfrequenz steigert die Kontraktilität und steigert das Herzminutenvolumen.
- neurohumorale Veränderungen:
  - Aktivierung der **Plasmakatecholamine**, des Renin-Angiotensin-Aldosteron-Systems (**RAAS**) bzw. Erhöhung von **ADH**
  - Freisetzung natriuretischer Peptide (ANP, BNP, CNP)
  - **Down-Regulierung** der **β-Rezeptoren**
- morphologische Veränderungen (**Remodeling**, s. u.):
  - **Hypertrophie** (**Abb. 2.2**): Die erhöhte Druckbelastung führt zur **konzentrischen Hypertrophie** mit verdickter Wand und verkleinertem Innenvolumen. Die erhöhte Volumenbelastung führt zur **exzentrischen Hypertrophie**.
  - **fibrotischer Umbau** (Apoptose).

Dekompensation: Versagen die Kompensationsmechanismen, sinkt das Herzminutenvolumen und danach auch die Organperfusion. Reflektorisch werden vermehrt Katecholamine, Renin und ADH ausgeschüttet, was zur Erhöhung des peripheren Widerstandes und damit zur unnötigen Nachlaststeigerung führt.

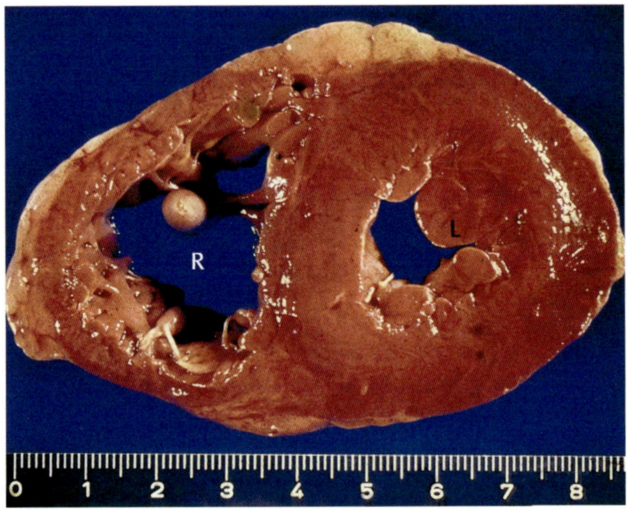

Abb. 2.2 **Herzhypertrophie.** Konzentrische Hypertrophie des linken Ventrikels. [aus Riede, Werner, Schaefer, Allgemeine und spezielle Pathologie, Thieme, 2004]

Die erhöhte Nachlast verursacht wiederum eine zusätzliche Minderung der Herzleistung (HMV ↓).

Durch die Hypertrophie steigt der O_2-Bedarf der Herzmuskelzellen. Das kritische Herzgewicht liegt bei 500 g. Ab diesem Schwellenwert verschlechtert sich besonders die Perfusion der endokardnahen Muskelschichten. Die Ischämie bewirkt einen **ATP-Mangel** und damit eine **verminderte Myokardentspannung**. Ischämisch geschädigte Myozyten gehen in die Apoptose über und werden dann fibrotisch ersetzt. Die Kontraktilität nimmt ab. Man beobachtet eine interstitielle Fibrose (sog. **Remodeling**). Dadurch wird das hypertrophe Myokard steifer. In dieser Situation gewinnt die Kontraktion der Vorhöfe zusehends an Bedeutung für die Füllung der Herzkammern.

Bei der **Rechtsherzinsuffizienz** kommt es zum **Blutrückstau** in **Leber**, **Niere** und **Milz**. Die Organe sind blutreich geschwollen, die Zellen werden druckatrophisch. Reaktive fibrotische Umbauvorgänge mit anschließender **Zirrhose** sind die Folge („**Cirrhose cardiaque**"). Zudem kommt es aufgrund des erhöhten hydrostatischen Druckes zu generalisierten Ödemen (Aszites, Anasarka).

Bei der **Linksherzinsuffizienz** sind die **Lungen blutgefüllt** und schwer. Es kommt zum interstitiellen Lungenödem und zu Pleuraergüssen. Durch Kapillareinrisse dringt Blut in die Alveolen und wird von den Alveolarmakrophagen phagozytiert, sodass diese mit bräunlichem Pigment angereichert sind (sog. **Herzfehlerzellen**). Die Folge ist eine reaktive **Lungenfibrose**. Die Bronchialschleimhäute reagieren mit ödematöser Schwellung und produzieren **mehr Schleim** (**Asthma cardiale**).

LERNTIPP !

Herzfehlerzellen sind bei einer chronischen Lungenstauung in den Alveolen (Histologie) bzw. im Sputum nachweisbar. Wenn Sie so einen Befund vorliegen haben, müssen Sie sich überlegen, welche Erkrankungen zur Lungenstauung führen. Mögliche Ursachen sind die Mitralstenose (Blut staut sich vor der zu engen Mitralklappe und weiter zurück in die Lunge) oder prinzipiell eine Linksherzinsuffizienz (Rückwärtsversagen mit Lungenstauung).

2.2 Klinik und Komplikationen

Die Einteilung nach **NYHA** (New York Heart Association, revidiert) unterscheidet 4 Stadien (Tab. 2.2).

Klinisch im Vordergrund stehen:

- **Dyspnoe:** anfangs bei Belastung, später auch in Ruhe. Die Dyspnoe kann auch anfallsweise nachts auftreten (**Asthma cardiale** → Rückresorption der tagsüber in den Beinödemen angestauten Flüssigkeit) und durch Flachlagerung verschlimmert werden (**Orthopnoe**).
- **Ödeme:** treten symmetrisch bevorzugt im Bereich von Tibia, Knöchel und Fußrücken bzw. in den abhängigen Körperpartien (sog. Anasarka) auf. Sie nehmen tagsüber zu und werden nachts ausgeschwemmt (**Nykturie**, nächtliches Wasserlassen). Beim liegenden Patienten sind sakrale Flüssigkeitsansammlungen häufig.
- **Lungenödem:** Einlagerung von Ödemflüssigkeit in die Alveolen mit teilweise schaumig blutigem Auswurf
- **trockener Husten:** Stauungsbronchitis, v. a. nachts
- Minderung der körperlichen Leistungsfähigkeit, **Müdigkeit**
- zerebrale Symptome (→ Minderperfusion des Gehirns): Verwirrtheit, Angstzustände, Cheyne-Stokes-Atmung, Schwindel oder Synkopen
- **Gastrointestinalstörungen** wie Inappetenz, Völlegefühl, Blähungen, Übelkeit infolge einer Stauungsgastritis/-enteritis, **Hepatomegalie** und Leberschmerz durch Blutrückstau in die Leber
- gestaute Halsvenen
- Pleuraergüsse, Aszites
- Stauungsnieren mit Proteinurie, bis hin zum Nierenversagen (kardiorenales Syndrom)
- Änderung des Körpergewichts: Gewichtszunahme durch Wasserretention (Ödeme), Gewichtsabnahme durch Muskelschwund (→ nachlassende körperliche Leistungsfähigkeit).

Schwere Dyspnoe und Lungenödem sind Korrelat einer **akuten Linksherzinsuffizienz.** Die **akute Rechtsherzinsuffizienz** zeigt sich mit stauungsbedingten Dysfunktionen von Leber und Gastrointestinaltrakt.

Der kardiogene Schock geht mit Angst, Unruhe, Kaltschweißigkeit und schließlich Kreislaufkollaps einher.

LERNTIPP !

Hier ist es wichtig, dass Sie einen guten Überblick über die Symptome der Herzinsuffizienz gewinnen. Stellen Sie sich einen Patienten mit **Rechtsherzinsuffizienz** vor: Klassisch sind die Stauungssymptome vor dem rechten Herzen, d. h. Stauungsleber, Stauungsgastritis, gestaute Halsvenen und Unterschenkelödeme. Nachts werden die Ödeme ausgeschwemmt, weshalb die Patienten häufig Wasser lassen müssen (Nykturie). Bei der **Linksherzinsuffizienz** steht das Lungenödem im Vordergrund (Stauung vor dem linken Herzen).

Prägen Sie sich auch die NYHA-Klassifikation ein.

Komplikationen:

- **kardiogener Schock** mit akutem Vorwärtsversagen (Organminderperfusion) und drohendem Multiorganversagen. Die Letalität liegt bei > 50 %.
- **Lungenödem** mit **Hypoxämie**
- **Herzrhythmusstörungen** (Vorhofflattern, -flimmern, SA- oder AV-Blöcke): können sowohl Folge als auch Ursache bzw. verstärkender Faktor einer Herzinsuffizienz sein. Etwa ⅓ aller Patienten mit Herzinsuffizienz verstirbt am **plötzlichen Herztod** (ventrikuläre Tachykardie, Kammerflimmern, Asystolie).
- **Thromboembolien** (z. B. Apoplex): entstehen durch erniedrigten Blutfluss, Herzwandbewegungsstörungen, Vorhofflimmern oder die herabgesetzte Mobilität.
- **akute Dekompensation** einer chronischen Herzinsuffizienz.

Tab. 2.2 **Klinische Einteilung der Herzinsuffizienz nach NYHA**

Grad	Definition
I	Herzerkrankung ohne körperliche Einschränkung. Alltägliche körperliche Belastung verursacht keine inadäquate Erschöpfung, Rhythmusstörungen, Luftnot oder Angina pectoris.
II	Herzerkrankung mit leichter Einschränkung der körperlichen Leistungsfähigkeit. Keine Beschwerden in Ruhe. Alltägliche körperliche Belastung verursacht Erschöpfung, Rhythmusstörungen, Luftnot oder Angina pectoris.
III	Herzerkrankung mit höhergradiger Einschränkung der körperlichen Leistungsfähigkeit bei gewohnter Tätigkeit. Keine Beschwerden in Ruhe. Geringe körperliche Belastung verursacht Erschöpfung, Rhythmusstörungen, Luftnot oder Angina pectoris.
IV	Herzerkrankung mit Beschwerden bei allen körperlichen Aktivitäten und in Ruhe. Bettlägerigkeit.

2.3 Diagnostik

Anamnese: Eine gründliche Anamnese mit der genauen Erhebung von Risikofaktoren (Bluthochdruck, Rauchen, Übergewicht, Diabetes mellitus) und den vorliegenden Symptomen liefert meist Hinweise auf Ursachen, Schweregrad und Prognose der Herzinsuffizienz.

Körperliche Untersuchung: Durch die Inspektion, Palpation, Auskultation und Perkussion ergeben sich folgende Befunde:

- **Kopf** und **Hals:** Hals- und Zungenvenenstauung, positiver hepatojugulärer Reflux (→ verstärkte Halsvenenfüllung nach Druck auf die Leber beim liegenden Patienten), Zyanose
- **Herz:** palpatorisch hebender/verbreiteter Herzspitzenstoß, Pleuraerguss (Klopfschalldämpfung), auskultatorisch evtl. Tachykardie, Arrhythmie, 3./4. Herzton (Galopprhythmus), Herzgeräusche bei Klappenvitien
- **Lunge:** feuchte ohrnahe Rasselgeräusche besonders basal (Lungenödem), rechts betonter Pleuraerguss (abgeschwächtes Atemgeräusch), Giemen, Pfeifen, Brummen und produktiver Husten (Asthma cardiale)
- **Abdomen:** Hepatomegalie, abgerundeter Leberrand, druckempfindliche Leber (→ durch die gespannte Kapsel, akute Stauungsleber), geringgradiger Ikterus, Splenomegalie, Aszites, Anasarka, Meteorismus
- **Extremitäten:** Ödeme, periphere Zyanose, Muskelatrophie, Hämosiderose (→ Hyperpigmentierung als Stauungsdermatose, meist der Unterschenkel).

Labor: Laboruntersuchungen sind – mit Ausnahme des BNP – unspezifisch, aber wichtig bei der Differenzierung möglicher Ursachen bzw. der Bestimmung von Begleiterkrankungen. Sie haben zudem prognostischen Wert.

- Blutzucker (Diabetes mellitus)
- Elektrolyte (Hypokaliämie)
- CK, CK-MB, Troponin I/T (Myokardschädigung)
- Albumin, GPT, GOT, γ-GT, AP, Bilirubin (Leberstauung, -erkrankung)
- Kreatinin, Harnstoff, Urinstatus (Nierenstörung, Proteinurie)
- Cholesterin, Triglyzeride, LDL, HDL (Fettstoffwechselstörung)
- TSH, fT_3, fT_4 (Schilddrüsenerkrankung).

BNP und sein Prohormon NT-proBNP gelten als diagnostische Marker für eine Herzinsuffizienz. Normale Werte (BNP < 30 ng/l, NT-proBNP < 125 ng/l) lassen eine Herzinsuffizienz mit hoher Wahrscheinlichkeit ausschließen, ein BNP-Wert > 30 ng/l (bzw. NT-proBNP > 125 ng/l) macht die Diagnose einer Herzinsuffizienz hingegen eher wahrscheinlich, es sollte dann eine weitere Evaluation z. B. mit Echokardiografie erfolgen.

EKG: Insuffizienzassoziierte Befunde sind Vorhofflimmern oder -flattern, Schenkelblöcke, Q-Zacken, atriale/ventrikuläre Hypertrophiezeichen sowie Erregungsrückbildungsstörungen. Eventuell treten auch selbstlimitierende Kammertachykardien oder andere paroxysmale Rhythmusstörungen auf.

Echokardiografie: Typische Befunde sind: dilatierte Herzhöhlen, Hypertrophie, Wandbewegungsstörungen, systolisch und diastolisch eingeschränkte Ventrikelfunktion, Klappenfunktionsstörungen, Perikarderguss sowie eine Dilatation der V. cava inferior.

Röntgen-Thorax: Zum Nachweis von Herzvergrößerung, Klappenverkalkungen, Lungenstauung und zum Ausschluss von pulmonalen Erkrankungen. **Abb. 2.3** zeigt den Befund bei chronischer Linksherzinsuffizienz.

Zusatzuntersuchungen: Koronarangiografie, Belastungs-EKG (cave: bei dekompensierter Herzinsuffizienz kontraindiziert!), Langzeit-EKG, Lungenfunktion, Myokardszintigrafie, PET, CT, MRT (bei Vorhofflimmern und Tachykardien evtl. nur eingeschränkte Befundung möglich), Myokardbiopsie.

2.4 Differenzialdiagnosen

Vom kardialen Ödem abgegrenzt werden müssen **Ödeme bei**

- **Nierenerkrankung:** zusätzlich Proteinurie
- **Lebererkrankung:** Aszites und Ikterus als Begleitsymptome, keine Halsvenenstauung
- **Hypoproteinämie** (infolge Nieren-, Darm- oder Lebererkrankungen): Ödeme in besonders lockerem Gewebe (periorbital, skrotal); Plasmaproteine (v. a. Albumin) ↓
- **venöser Abflussbehinderung** (z. B. Varikose oder Thrombose): nichtsymmetrische Ödeme.

Das **nächtliche Wasserlassen** im Rahmen von **Erkrankungen der Prostata** darf nicht mit der kardialen Nykturie verwechselt werden. Bei Prostataerkrankungen bleibt die Urinmenge nur sehr gering.

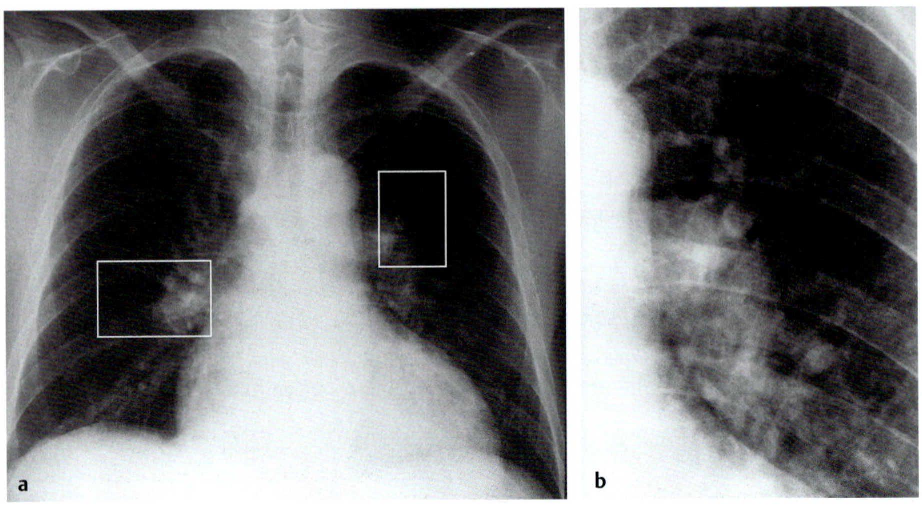

Abb. 2.3 **Chronische Linksherzinsuffizienz. a** Verbreitertes Herz infolge des dilatierten linken Ventrikels. **b** Vermehrte und unscharfe Gefäßzeichnung beider Lungenhili (hier linker Hilus vergrößert dargestellt) als Ausdruck der Lungenstauung. [aus Reiser, Kuhn, Debus, Duale Reihe Radiologie, Thieme, 2017]

2.5 Therapie

2.5.1 Therapie der akuten Herzinsuffizienz

Um den Volumenaufstau in der Lunge zu mindern, wird der Patient mit erhöhtem Oberkörper und herabhängenden Beinen gelagert. Zusätzlich wird **100 %iger Sauerstoff** verabreicht, ggf. auch nichtinvasiv beatmet. Zur weiteren Vor- und auch Nachlastsenkung können **Nitroglycerin** (Gyceroltrinitrat) s. l. 0,8 mg alle 10 min und **Furosemid** (ca. 40–80 mg i. v.) gegeben werden. Bei unruhigen Patienten und starken Schmerzen empfiehlt sich die Gabe von **Morphin** (dieses hat neben einer analgetischen und sedierenden Wirkung auch noch eine direkte vasodilatierende Wirkung auf das pulmonale Gefäßbett) oder Diazepam (**Cave:** mögliche Kreislaufdepression durch die additive Wirkung von Nitroglycerin und Morphin!). Bei Hypotonie kann **Dobutamin** 2–20 µg/kg/min, bei Hypertonie **Urapidil** gegeben werden. Bei Tachykardie kann die Gabe eines β-Blockers (z. B. Metoprolol 2–5 mg i. v.) sinnvoll sein.

> **LERNTIPP** !
>
> Merken Sie sich, was Sie in der Akutsituation tun müssen:
> - Nitroglycerin und Furosemid sind Mittel der Wahl bei V. a. ein Lungenödem. Beachten Sie jedoch die Kaliumverluste unter Furosemidgabe.
> - Morphin bei Schmerzen.

2.5.2 Therapie der chronischen Herzinsuffizienz

Erforderlich ist eine Behandlung prinzipiell bei **jeder symptomatischen Herzinsuffizienz** und bei einer Verminderung der **Auswurffraktion auf < 40 % (HFrEF)**, auch wenn die Patienten symptomarm sind.

Allgemeine Maßnahmen

Der **kausale Therapieansatz** besteht in der Reduktion der Risikofaktoren (z. B. optimale Einstellung von Blutdruck, Blutzucker und Blutfettwerten) und der Behandlung der Grunderkrankung (z. B. arterielle Hypertonie, KHK, Klappenvitien). Zu den **allgemeinen Maßnahmen** zählen Hochlagerung des Oberkörpers, regelmäßige körperliche Bewegung (z. B. durch Teilnahme an medizinischem Trainingsprogramm), Gewichtsreduktion, Flüssigkeitsbeschränkung sowie Verzicht auf Nikotin und Alkohol.

Pharmakotherapie

Die Patienten werden standardmäßig mit einer **Kombinationstherapie** aus einem ACE-Hemmer (oder AT_1-Rezeptor-Antagonisten) und einem β-Blocker behandelt. Liegen Stauungssymptome vor, wird noch ein Diuretikum verabreicht. Bei persistierender Symptomatik und ab NYHA-Stadium II trotz dieser Behandlung kommen Aldosteronantagonisten zum Einsatz. Wenn auch dies nicht zu einer Symptomfreiheit führt, wird im nächsten Schritt der ACE-Hemmer (oder AT_1-Rezeptor-Antagonist) gegen einen ARNI (Angiotensin-Rezeptor-Neprilysin-Inhibitor, einzige Substanz dieser Gruppe ist Valsartan/Sacubitril, Entresto) ausgetauscht. Die Behandlung erfolgt nach einem Stufenschema entsprechend den NYHA-Stadien (**Tab. 2.3**).

Ziel der Therapie ist es, das sympathische und das RAA-System zu blockieren, das kardiale Remodeling zu hemmen, Vor- und Nachlast zu senken sowie die kardiale Kontraktionskraft zu steigern.

> **LERNTIPP** !
>
> Lernen Sie die Pharmakotherapie der Herzinsuffizienz gewissenhaft, denn sie ist ein ziemlich beliebtes Prüfungsthema. Schauen Sie sich v. a. die verschiedenen Medikamente, ihre Einsatzgebiete und Kombinationsmöglichkeiten an und beachten Sie die Nebenwirkungen. Es ist außerdem immer von Vorteil, wenn Sie den verschiedenen Wirkstoffgruppen auch einzelne Vertreter zuordnen können.

ACE-Hemmer („-pril", z. B. Captopril, Enalapril, Ramipril) sind in **allen NYHA-Stadien** indiziert. Sie **vermindern** die Bildung von **Angiotensin II** und senken dadurch den systemischen Widerstand (→ Nachlastsenkung). ACE-Hemmer reduzieren zudem die fibrotisch-hypertrophen Umbauvorgänge am Myokard und wirken daher zusätzlich kardioprotektiv. Zudem verringern sie die Retention von Na^+ und Wasser (→ Vorlastsenkung) und senken den Sympathikotonus. Wegen der drohenden **Hypotoniegefahr** muss die Dosis langsam eingeschlichen werden (Dosisverdoppelung alle 1–2 Wochen).

Tab. 2.3 Medikamentöse Stufentherapie bei Herzinsuffizienz

	NYHA I	NYHA II	NYHA III	NYHA IV
ACE-Hemmer	+	+	+	+
AT_1-Rezeptor-Antagonisten	+ *	+ *	+ *	+ *
β-Blocker	nach Herzinfarkt bei Hypertonie	+	+	+
Diuretika				
▪ Thiazide	bei Hypertonie	bei Ödemen	+ Schleifendiuretika	+ Schleifendiuretika
▪ Schleifendiuretika	–	bei Ödemen	+	+
▪ Aldosteron-Antagonisten	–	+	+	+
ARNI	–	+ **	+ **	+ **
Ivabradin	–	+ ***	+ ***	+ ***

* bei ACE-Hemmer-Unverträglichkeit, ** bei persistierender NYHA II-IV mit EF ≤ 35 % unter Standardtherapie (ACE-Hemmer/AT_1-Rezeptor-Antagonisten, Diuretikum, β-Blocker und Aldosteronantagonist), *** additive Gabe bei persistierender NYHA II-IV mit EF ≤ 35 % und Sinusrhythmus ≥ 70/min unter Standardtherapie (ACE-Hemmer/AT_1-Rezeptor-Antagonisten, Diuretikum, β-Blocker und Aldosteronantagonist) oder bei β-Blocker-Unverträglichkeit

Bei Niereninsuffizienz ist aufgrund der vorwiegenden renalen Elimination eine entsprechende Dosisreduktion indiziert. Werden ACE-Hemmer bei **vorgeschädigter Niere** verabreicht, besteht die Gefahr eines **Nierenversagens.** Da ACE-Hemmer zu einer **Hyperkaliämie** führen (v. a. bei Niereninsuffizienz), ist speziell die Kombination mit Thiaziddiuretika empfehlenswert (keinesfalls alleinige Kombination mit K^+-Sparern bzw. Aldosteronantagonisten wie Spironolacton). Eine absolute Kontraindikation stellt die beidseitige Nierenarterienstenose dar.

LERNTIPP !

Empfehlenswert ist v. a. die Kombination aus ACE-Hemmern (K^+ ↑) und einem Thiaziddiuretikum (K^+ ↓), da der Kaliumspiegel so relativ konstant bleibt. Schleifendiuretika verwendet man v. a., wenn man eine stärkere Diurese anstrebt bzw. eine Niereninsuffizienz besteht.

AT_1-Rezeptor-Antagonisten („-sartan", z. B. Losartan, Valsartan, Candesartan) sind eine nebenwirkungsärmere Alternative zu ACE-Hemmern, da sie den AT_1-Rezeptor spezifisch hemmen. Wirkung und Kontraindikationen entsprechen denen von ACE-Hemmern.

β-Blocker („-dilol", „-prolol") sind ab NYHA II **bei stabiler Herzinsuffizienz** indiziert (im Stadium NYHA I bei Hypertonie oder nach Herzinfarkt). Man unterscheidet zwischen β_1-selektiven (z. B. Bisoprolol, Metoprolol) sowie nichtselektiven β_1- und β_2-Blockern (z. B. Carvedilol). Mit steigender Dosis lässt die Rezeptorselektivität nach. β-Blocker wirken **negativ chrono-, dromo-, ino-** sowie **bathmotrop**. Sie senken damit den O_2-Verbrauch, stabilisieren den Rhythmus und schirmen die Herzzellen vor dem überaktiven Sympathikus ab, sodass diese wieder sensibler für Katecholamine werden.

Die Therapie muss einschleichend und in niedriger Dosierung erfolgen (beginnend mit $^1/_{10}$ der Zieldosis und sehr langsame Aufdosierung mit Dosisverdoppelung alle 2 Wochen), da die **Gefahr einer akuten Linksherzdekompensation** besteht. Eine engmaschige Kontrolle ist zu Therapiebeginn angezeigt. Oft kommt es initial zu einer klinischen Verschlechterung, eine Besserung tritt meist erst nach 2–3 Monaten ein. Nach längerer Gabe müssen β-Blocker **ausgeschlichen** werden. Bei abruptem Therapieende besteht durch die (therapiebedingt) vermehrten und sensibleren β-Rezeptoren akute Reboundgefahr mit Tachykardie, Blutdruckanstieg und Angina-pectoris-Symptomatik. Häufige **Nebenwirkungen** sind arterielle Hypotonie, Bradykardie, Bronchokonstriktion und eine Hypoglykämie. **Kontraindikationen** für eine Therapie mit β-Blockern sind Bradykardie, Schock, Asthma bronchiale, dekompensierte Herzinsuffizienz sowie ein AV-Block II. und III. Grades.

PRAXIS β-Blocker einschleichend dosieren!

Diuretika sind bei **Ödemen immer**, sonst **ab NYHA III** indiziert. **Schleifendiuretika** (z. B. Furosemid, Torasemid) sind die effektivsten Diuretika und zudem auch noch bei eingeschränkter Nierenfunktion wirksam. Aus diesem Grund sind Schleifendiuretika Mittel der Wahl in der **Akutsituation** (i. v.). **Thiazid-Diuretika** (Hydrochlorothiazid) werden bei NYHA-Stadium II, Ödemen und normaler Nierenfunktion (Kreatinin < 1,1 mg/dl, < 100 µmol/l) angewendet und eignen sich zur Dauertherapie (per os).

Eine Nebenwirkung von Thiazid- und Schleifendiuretika ist die Entwicklung einer **Hypokaliämie**. Um dieser vorzubeugen, sollte man auf eine kaliumreiche Kost achten oder die Therapie mit **K^+-Sparern** wie Amilorid bzw. Triamteren oder **Aldosteronantagonisten** (Spironolacton oder Eplereon) kombinieren. K^+-Sparer sind bei Niereninsuffizienz kontraindiziert. Man setzt sie vorzugsweise in Kombination mit Thiaziddiuretika ein, Aldosteronantagonisten ab NYHA II und nach Myokardinfarkt zusätzlich zur Kombination aus ACE-Hemmer, Diuretikum und β-Blockern. Im Gegensatz zu den Aldosteronantagonisten, die die Prognose der Herzinsuffizienz verbessern, sind alle anderen Diuretikagruppen lediglich symptomatisch wirksam.

PRAXIS Wenn die Diuretika-Therapie nicht anschlägt, kombiniert man Thiazid- und Schleifendiuretika (→ sequenzielle Nephroblockade).

Herzglykoside: Wie Digoxin und Digitoxin sind nur noch in seltenen Fällen bei chronischer Herzinsuffizienz ab NYHA III und gleichzeitig vorhandenem tachykardem **Vorhofflimmern** indiziert. Sie steigern die intrazelluläre Ca^{2+}-Konzentration in den Kardiomyozyten und wirken so **positiv inotrop**. Hierdurch bessern sich Dyspnoe, Diurese und Leistungsfähigkeit. Gleichzeitig wird die allgemeine Erregbarkeit des Myokards gesteigert (**positiv bathmotrop**) sowie Herzfrequenz und Erregungsleitung verlangsamt (**negativ chrono-** und **dromotrop**).

Der große Unterschied zwischen den beiden Substanzen liegt in ihrer Wirkdauer und ihrer Metabolisierung: Digoxin wirkt schneller und kürzer, Digitoxin länger und ist dadurch schlechter steuerbar. Aufgrund seiner teilweise biliären Elimination ist Digitoxin auch bei eingeschränkter Nierenfunktion geeignet (Aufpassen dafür bei Leberinsuffizienz!). Digoxin wird vorwiegend renal ausgeschieden und muss daher bei Niereninsuffizienz in seiner Dosierung angepasst werden. Die therapeutische Breite der Herzglykoside ist sehr gering. Digoxinspiegel von 0,5–0,8 µg/l (entspricht in etwa einer Digoxingabe von 0,125–0,25 mg/d) sollten angestrebt werden. Eine **Glykosid-Intoxikation** äußert sich klinisch mit Übelkeit, Farbsehen, AV-Block und Rhythmusstörungen. Die EKG-Veränderungen (u. a. muldenförmige ST-Senkung, abgeflachtes T und eine verkürzte QT-Zeit) können bereits bei therapeutischen Dosen auftreten.

ARNI (Angiotensin-Rezeptor-Neprilysin-Inhibitor; Valsartan/Sacubitril). Bei dieser Substanz handelt es sich um molekular gekoppeltes Valsartan und Sacubitril. Valsartan ist ein langjährig bewährter AT_1-Rezeptor-Antagonist. Sacubitril ist ein Neprilysininhibitor, der den Abbau natriuretischer Peptide (BNP) hemmt. Während die Gabe eines Neprilysininhibitors als Einzelsubstanz sich in der Vergangenheit wegen einer erheblichen Häufung von Angioödemen nicht durchsetzen konnte, ist durch die molekulare 1:1-Koppelung mit dem AT_1-Rezeptor-Antagonisten diese Nebenwirkung aufgehoben. Eine der größten Herzinsuffizienzstudien konnte zeigen, dass die Gabe des ARNI anstelle eines ACE-Hemmers zusätzlich zur Standardtherapie einen Mortalitätsvorteil und eine Senkung der Zahl der Hospitalisierungen erzielen konnte. Cave: Die Kombination von ACE-Hemmer plus ARNI ist aufgrund des erhöhten Angioödem-Risikos kontraindiziert. Der ACE-Hemmer muss mindestens 36 h vor der ersten ARNI-Gabe abgesetzt werden.

Ivabradin: Wird erstmalig bei persistierender NYHA II–IV und Sinusrhythmus ≥ 70/min unter Standardtherapie (ACE-Hemmer, β-Blocker, Diuretikum, Aldosteronantagonist) bzw. bei β-Blocker-Unverträglichkeit empfohlen. Wirkung: senkt Herzfrequenz (Hemmung des If-Kanals im Sinusknoten).

Positiv inotrope Substanzen: **Katecholamine** (Adrenalin, Noradrenalin, Dopamin, Dobutamin), **Phosphodiesterasehemmer** und ähnliche Substanzen haben nur temporären Effekt und können notfallmäßig bei schwerer Herzinsuffizienz, kardiogenem Schock oder als Überbrückung zur Transplantation zusätzlich zur Standardtherapie eingesetzt werden. Auch der Calciumsensitizer Levosimendan findet hier Anwendung. Durch seine Bindung an das kardiale Troponin C macht es dieses empfindlicher für die Calciumbindung und führt so zu einer positiven Inotropie.

Heparin: Bei Vorhofflimmern und eingeschränkter linksventrikulärer Pumpfunktion (→ Thromboembolierisiko) sollten die Patienten im Rahmen der Akuttherapie einen i. v.-Heparin-Bolus (ca. 70 IE/kg KG) oder eine subkutane Gabe einer therapeutischen Dosis eines niedermolekularen Heparins erhalten. Eine chronische Herzinsuffizienz an sich ist keine Indikation.

Apparative Therapie und Herztransplantation: Patienten mit einer Herzinsuffizienz im Stadium NYHA III–IV und eingeschränkter linksventrikulärer Pumpfunktion trotz optimaler medikamentöser Therapie haben ein deutlich erhöhtes Risiko, ventrikuläre Rhythmusstörungen zu entwickeln bzw. einen plötzlichen Herztod zu erleiden. Nur der implantierbare Kardioverter-Defibrillator kann die ventrikulären Rhythmusstörungen wirksam verhindern und damit die Prognose verbessern. Durch die kardiale Resynchronisation bessert sich die Pumpleistung bei Patienten mit asynchronem Kontraktionsablauf durch Linksschenkelblock.

- **implantierbarer Kardioverter-Defibrillator (ICD):** Die ICD-Therapie ist angezeigt zur Prävention von Herzrhythmusstörungen nach einem Myokardinfarkt (> 4 Wochen) mit einer Ejektionsfraktion, die trotz optimaler medikamentöser Therapie ≤ 35 % bleibt, und einer Lebenserwartung > 1 Jahr. Darüber hinaus kann man die Implantation bei Patienten mit einer dilatativen Kardiomyopathie (S. 71) in Erwägung ziehen, wenn die Herzinsuffizienz seit 3 Monaten besteht, die Patienten im NYHA-Stadium II–III sind und oben genannte Kriterien (EF ≤ 35 %, Lebenserwartung > 1 Jahr, optimale medikamentöse Therapie) erfüllt sind.
- **kardiale Resynchronisation (CRT):** Sie ist indiziert bei Patienten im NYHA-Stadium II–IV mit einer Ejektionsfraktion ≤ 35 %, die einen Sinusrhythmus und ein Blockbild (QRS-Komplexe ≥ 130 ms) aufweisen und eine optimale medikamentöse Therapie erhalten. Die besten Ergebnisse werden bei Patienten mit Linksschenkelblockmorphologie sowie bei breiteren QRS-Komplexen erzielt. Grundsätzlich ist die Therapie aber auch bei anderen Blockmorphologien möglich. Des Weiteren kann sie bei Patienten eingesetzt werden, die aufgrund eines höhergradigen AV-Blockes eine chronische rechtsventrikuläre Stimulation benötigen. Die CRT erfolgt mittels biventrikulärer Stimulation. Hierzu wird neben der rechtsventrikulären Elektrode eine weitere spezielle Elektrode über den rechten Vorhof und den Koronarsinus in eine linksventrikulär verlaufende Koronarvene vorgeschoben. Ein CRT-Aggregat kann entweder als reiner Schrittmacher (CRT-P) oder in Kombination mit einem implantierbaren Defibrillator (CRT-D) eingesetzt werden.
- **Kombination** beider Systeme (CRT-D): schwere Symptomatik und Erfüllung aller Kriterien
- **Kunstherz:** indiziert bei schwerer dekompensierter Herzinsuffizienz
- **Herztransplantation** (s. Skript Chirurgisches Grundwissen).

Prognose: Meist verläuft die chronische Herzinsuffizienz progredient. Als groben Richtwert kann man die 2-Jahres-Letalität in Prozent aus der 10-fachen NYHA-Einteilung errechnen: NYHA III → 2-Jahres-Letalität liegt bei ca. 30 %. Todesursachen sind meist Pumpversagen (kardiogener Schock) und arrhythmisch bedingter plötzlicher Herztod.

PRÜFUNGSHIGHLIGHTS

- ! Eine Ejektionsfraktion von 50 % bedeutet eine leichtgradige kardiale Dysfunktion.
- ! **Ursachen** einer diastolischen Herzinsuffizienz
- ! **Pathologie:** Herzfehlerzellen bei Lungenstauung
- !! **NYHA-Stadien**
- !!! **klinische Symptomatik:** Ödeme, Nykturie, nächtlicher Husten, Orthopnoe, Stauung vor dem rechten Herzen, Stauung vor dem linken Herzen
- !!! **Diagnostik:** klinische Untersuchung, Laborbefunde, apparative Diagnostik
- ! Bei dekompensierter Herzinsuffizienz ist die Durchführung eines **Belastungs-EKGs** kontraindiziert.
- **Therapie**
  - !! Therapie der **akuten Herzinsuffizienz:** Sauerstoff, Furosemid, Glyceroltrinitrat, Morphin
  - ! Therapie der **chronischen Herzinsuffizienz:** Allgemeine Maßnahmen sind u. a. regelmäßige körperliche Bewegung, Gewichtsreduktion, Kochsalz- und **Flüssigkeitsbeschränkung** sowie Verzicht auf Alkohol.
  - !!! **Pharmakotherapie:** Wirkstoffe, Medikamente, Stufentherapie nach NYHA
  - ! **ICD-Implantation**.

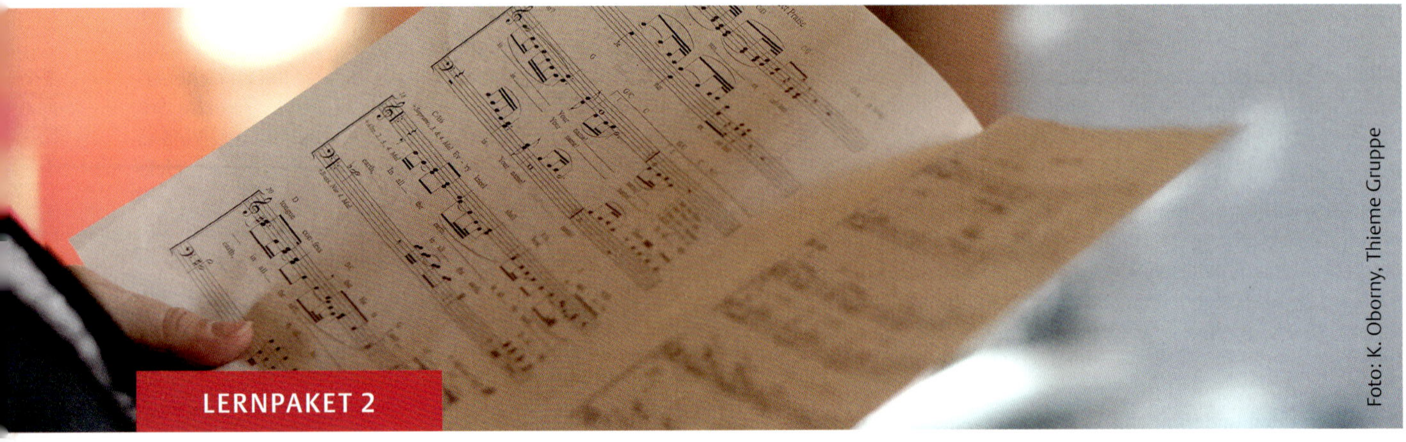

LERNPAKET 2

3 Herzrhythmusstörungen

3.1 Grundlagen

DEFINITION Oberbegriff für alle Rhythmusänderungen, die vom normalen Herzrhythmus, der vom Sinusknoten ausgeht, abweichen.

LERNTIPP

Zu den Grundlagen wurden bislang noch nicht viele Fragen gestellt, aber es lohnt sich dennoch, sich mit diesem Kapitel auseinanderzusetzen. Die Herzrhythmusstörungen sind zwar ein sehr komplexes Thema, wenn man aber das Prinzip verstanden hat, auch nicht mehr ganz so einschüchternd!

Physiologie: Der Sinusknoten übernimmt die primäre **Schrittmacherfunktion** des Herzens (Abb. 3.1). Der elektrische Impuls wird vom rechten zum linken Vorhof und schließlich über den AV-Knoten, das His-Bündel und die Tawara-Schenkel zu Purkinje-Fasern und Kammermuskulatur geleitet. Fällt der Sinusknoten in seiner Schrittmacherfunktion aus, ist der AV-Knoten – und kurzfristig auch das Ventrikelmyokard – in der Lage, seine Funktion mit einer langsameren Frequenz zu übernehmen:

- Sinusknotenfrequenz: ca. 60–80/min
- AV-Knoten: ca. 40–60/min
- Ventrikel: ca. 20–40/min.

Refraktärzeit: Für das lange Aktionspotenzial des Myokards ist eine absolute bzw. relative Refraktärzeit charakteristisch, die das Herz vor hohen Erregungsfrequenzen und einfallenden Extrasystolen schützt. Sie wird bedingt durch eine potenzialabhängige Inaktivierung der Na^+- und Ca^{2+}-Kanäle. Die **absolute Refraktärzeit** beschreibt eine Phase der völligen Unerregbarkeit, während die **relative Refraktärzeit** durch eine verminderte Erregbarkeit mit Aktionspotenzialen, die kurz dauern und steil ansteigen, gekennzeichnet ist. Herzrhythmusstörungen können durch eine veränderte Refraktärzeit ausgelöst und unterhalten werden. Antiarrhythmika verlängern die Aktionspotenzialdauer über die Refraktärzeit hinaus. Für weitere Einzelheiten s. Lehrbücher der Physiologie.

Einteilung: Herzrhythmusstörungen werden eingeteilt nach:

- **Lokalisation:** Liegt die Rhythmusstörung **supraventrikulär** (= oberhalb der Bifurkation des His-Bündels) oder **ventrikulär**?
- **Frequenz:** Besteht eine **Bradykardie** (< 60/min) oder eine **Tachykardie (> 100/min)**?
- **Regelmäßigkeit:** sind die Abstände der qRS-Komplexe regelmäßig oder unregelmäßig?

LERNTIPP

Von einer Tachykardie spricht man bei einer Herzfrequenz > 100/min. In der Prüfung sollte man die Begriffe „supraventrikulär" und „ventrikulär" zunächst meiden und lediglich von Schmal- oder Breitkomplexrhythmusstörungen sprechen, z. B. von „unregelmäßiger Schmalkomplextachykardie" (meist Vorhofflimmern) oder „regelmäßiger Breitkomplextachykardie" (meist Kammertachykardie).

Ätiopathogenese: Die Ursachen für Herzrhythmusstörungen können entweder im Herzen (kardial) oder außerhalb des Herzens (extrakardial) liegen:

- **kardiale Ursachen:** z. B. KHK, Herzinfarkt, Myokarditis, Kardiomyopathien, chronische Druck- und Volumenbelastungen bei Klappenvitien, genetische Veränderungen
- **extrakardiale Ursachen:** u. a. endokrine Störungen wie Hyper- bzw. Hypothyreose, Medikamente/Toxine, Elektrolytstörungen, psychische Auslöser, hyperreaktiver Karotissinus.

Pathogenetisch verantwortlich sind Störungen der Erregungsbildung sowie der Erregungsleitung.

Störungen der Erregungsbildung: Spezialisierte Herzmuskelfasern sind in der Lage, spontan, also ohne eingehenden Impuls, zu depolarisieren (sog. Automatie). Diese Automatie kann durch den Einfluss des autonomen Nervensystems beschleunigt werden und wird dann z. B. als Sinustachykardie oder ektope Vorhoftachykardie manifest. Eine **abnorme Automatie** tritt auf, wenn pathologische Umstände (z. B. in Randzonen eines Infarkts) eine rasche Spontandepolarisation derjenigen Herzmuskelzellen verursachen, die normalerweise kein Schrittmacherpotenzial haben (Arbeitsmyokard). Die **„getriggerte Aktivität"** geht mit einer gestörten Repolarisation einher. Hierbei kommt es, noch bevor –

oder kurz nachdem – das Ruhemembranpotenzial erreicht wurde, zu einer erneuten Depolarisation.

Störungen der Erregungsleitung: Der elektrische Impuls kann das nachfolgende Gewebe nicht oder nur sehr verzögert depolarisieren (z. B. SA- oder AV-Block). Das Ausmaß der Leitungsblockade kann unterschiedlich stark sein (leichte Leitungsverzögerung bis keine Leitung).

Eine Kreiserregung (sog. **Reentry**) tritt insbesondere in Bereichen mit unterschiedlichen Leitungsgeschwindigkeiten auf. Leitet ein Myokardabschnitt die Erregung beispielsweise nur sehr langsam fort, kann diese auf ein Gewebe treffen, das bereits erregt wurde und sich mittlerweile nicht mehr in der Refraktärphase befindet – somit also wieder erregbar ist. Dadurch kann dieses Myokardgewebe vom langsameren Impuls erneut (retrograd) erfasst werden.

Klinik: Symptome wie Leistungsschwäche, **Dyspnoe**, retrosternale Schmerzen, **Schwindel**, **Synkopen** oder fokale neurologische Ausfälle sind auf die Minderung der Auswurfleistung zurückzuführen. Häufig geben die Patienten **Palpitationen** bis hin zum Herzrasen an. Komplikatorisch können **Embolien** durch Abscheren kardialer Thromben auftreten.

Diagnostik: In der **Anamnese** wird speziell nach Häufigkeit, Dauer und Begleitumständen der Herzrhythmusstörungen gefragt. Beim wachen und ansprechbaren, hämodynamisch stabilen Patienten sind immer eine Anamnese und eine **körperliche Untersuchung** die ersten Maßnahmen. Das **EKG** stellt die wichtigste apparative diagnostische Maßnahme dar. Das Langzeit-EKG dient insbesondere dazu, intermittierende Störungen (v. a. Bradykardien) nachzuweisen und im Zusammenhang mit evtl. Belastungssituationen und dem entsprechenden klinischen Erscheinungsbild zu beurteilen. Zur Dokumentation sehr seltener Rhythmusstörungen eignet sich der sog. Event Recorder (S. 12).

Mithilfe der **elektrophysiologischen Untersuchung** (EPU) lassen sich Mechanismus und Ursprungsort einer Arrhythmie feststellen. Sie ist vorwiegend bei Tachykardien indiziert (nur selten bei Bradykardien). Hierbei werden Elektrodenkatheter in das rechte Herz vorgeschoben und die elektrischen Potenziale in Vorhof, Kammer und His-Bündel sowie die Leitungsgeschwindigkeiten der einzelnen Herzabschnitte nach gezielter Stimulation gemessen.

Im sog. **His-Bündel-EKG** wird z. B. die Überleitungszeit von Vorhof zum His-Bündel (AH-Zeit) bzw. die Überleitungszeit vom His-Bündel zur Kammer (HV-Zeit) erfasst. Akzessorische Leitungsbahnen können ebenfalls nachgewiesen werden. Um die Erholungszeit des Sinusknotens zu messen, wird der Vorhof stimuliert und dann die Stimulation plötzlich beendet.

Therapie: Wichtigstes Therapieziel ist die Behandlung der Grunderkrankung. Man unterscheidet zwischen einer medikamentösen und einer elektrischen antiarrhythmischen Therapie.

Medikamentöse antiarrhythmische Therapie: Für die Behandlung von chronischen Herzrhythmusstörungen mit **Antiarrhythmika** gilt eine sehr strenge Indikationsstellung, da diese Medikamente selbst über ein gewisses proarrhythmisches Potenzial verfügen. Zu den **Indikationen** zählen

- die akute Dekompensation einer Herzinsuffizienz aufgrund einer Rhythmusstörung
- lebensbedrohliche ventrikuläre Tachykardien
- Konversion von Vorhofflimmern (**Cave:** für Klasse-I-Antiarrhythmika muss eine organische Erkrankung ausgeschlossen sein)
- paroxysmale supraventrikuläre Tachykardien
- begleitende Behandlung bei Patienten mit ICD-Implantation (s. u.).

Tab. 3.1 gibt eine Übersicht über die verschiedenen Antiarrhythmika und Amiodaron (Klasse III). Einzig β-Blocker (Klasse II) bessern die Gesamtprognose effektiv und schützen vor einem plötzlichen Herztod.

Patienten, die mit Antiarrhythmika behandelt werden, müssen regelmäßig im EKG kontrolliert werden (**Cave:** QT-Dauer beachten → Dosisreduktion und ggf. Absetzen des Medikaments bei einer QT-Dauer > 120 % der Norm). Antiarrhythmika wirken darüber hinaus auch negativ inotrop (v. a. Disopyramid, Klasse IA und IC, β-Blocker).

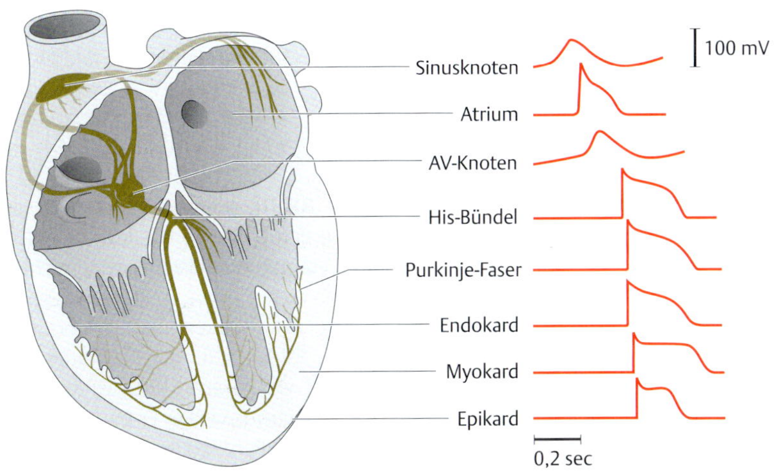

Abb. 3.1 **Erregungsbildungs- und -leitungssystem mit den entsprechenden Aktionspotenzialen.** Entscheidend für die langsame spontane Depolarisation im **Sinusknoten** ist der Einstrom von Na^+-Ionen in die Zelle. Ab ca. –40 mV (= Schwellenpotenzial, das Ruhepotenzial liegt bei –60 mV) öffnen sich spannungsgesteuerte Ca^{2+}-Kanäle und es kommt zum schnellen Ca^{2+}-Einstrom. Dadurch wird der Sinusknoten depolarisiert. Der anschließende K^+-Ausstrom ist für die Repolarisation verantwortlich. Die Erregung des **AV-Knotens** ähnelt im Prinzip der des Sinusknotens. Charakteristisch ist jedoch seine niedrige Leitungsgeschwindigkeit, sodass er die Erregung auf die Kammer verzögert überleiten kann und somit bei höheren Vorhoffrequenzen als Filter dient. Das Ruhepotenzial des **Arbeitsmyokards** wird durch das K^+-Diffusionspotenzial (Einstrom von K^+ in die Zelle durch Na^+/K^+-ATPase und Diffusion von K^+-Ionen entlang des Gradienten nach außen) bei etwa –90 mV stabil gehalten. Das Aktionspotenzial beginnt, wenn die K^+-Kanäle geschlossen und spannungsgesteuerte Na^+-Kanäle geöffnet werden. Das Aktionspotenzial steigt initial steil an. Dem schließt sich eine verzögerte Repolarisation (Plateauphase) an, die durch einen vorübergehenden Ca^{2+}-Einstrom gekennzeichnet ist. Danach kommt es durch den Ausstrom von K^+ zur schnellen Repolarisation. [aus Aumüller et al., Duale Reihe Anatomie, Thieme, 2010]

Tab. 3.1 **Übersicht Antiarrhythmika** (nach Vaughan Williams)

Klasse	Wirkmechanismus		Wirkstoffe	Indikationen
I	**Na^+-Kanalblocker**	Membranstabilisierung durch Hemmung des raschen Na^+-Einstroms		
▪ Ia		Leitungsverzögerung und verlängertes Aktionspotenzial	Chinidin, Ajmalin, Prajmalin, Disopyramid	Chinidin: Vorhofarrhythmie Ajmalin: (supra)ventrikuläre Tachykardie
▪ Ib		geringe Leitungsverzögerung und verkürztes Aktionspotenzial	Lidocain	ventrikuläre Tachykardie, therapierefraktäres Kammerflimmern
▪ Ic		Leitungsverzögerung und kaum verändertes Aktionspotenzial	Propafenon, Flecainid	supraventrikuläre Tachyarrhythmien, Rhythmisierung bei Vorhofflimmern
II	**β-Rezeptor-Antagonisten**	Sympathikolyse durch Blockade der β-Rezeptoren	nichtkardioselektiv: Propranolol β_1-Blocker: Bisoprolol, Metoprolol vasodilatierend: Carvedilol	supraventrikuläre Herzrhythmusstörungen, ventrikuläre Extrasystolen
III	**K^+-Kanalblocker**	Hemmung des K^+-Ausstroms und damit verlängertes Aktionspotenzial mit Repolarisationshemmung	Amiodaron, Sotalol*, Dronedaron	supra- und ventrikuläre tachykarde Herzrhythmusstörungen Dronedaron: Behandlung des paroxysmalen Vorhofflimmerns bei Patienten ohne symptomatische Herzinsuffizienz
IV	**Ca^{2+}-Kanalblocker**	verminderte Erregungsbildung und -leitung durch Hemmung des langsamen Ca^{2+}-Einstroms	Diltiazem, Verapamil und Gallopamil	supraventrikuläre Tachykardie, Tachyarrhythmie bei Vorhofflimmern ohne Präexzitation

* Sotalol wird bei ventrikulären Herzrhythmusstörungen kaum noch gegeben → verstärkte proarrhythmogene Wirkung. Indikation ist bei Patienten mit ICD aber weiter gegeben.

Elektrische antiarrhythmische Therapie: Zu den elektrischen Therapieformen zählen die

- **antitachykarde Stimulation:** indiziert v. a. bei Vorhofflattern
- **Katheterablation:** Hierbei werden nach sorgfältiger Herzkatheteruntersuchung zusätzliche ektope Leitungsbahnen oder Foci elektrokoaguliert oder mittels Kälteablation (Kryoablation) verödet. Indikationen sind akzessorische Leitungsbahnen, AV-Knoten-Tachykardien, Vorhoftachykardien und spezielle Formen von Kammertachykardien.
- **Implantation eines Kardioverter-Defibrillators (ICD):** Hiermit werden Kammertachykardien/-flimmern registriert und der Patient automatisch kardiovertiert bzw. defibrilliert. Indikation sind v. a. maligne Kammertachykardien.
- **elektrische externe Kardioversion:** Sie wird eingesetzt bei medikamentös nicht mehr beherrschbaren supraventrikulären und ventrikulären Tachykardien sowie (hämodynamisch relevantem) Vorhofflimmern. Hierfür ist die EKG-Triggerung des QRS-Komplexes notwendig. Der Schock wird EKG-überwacht in Kurznarkose synchron zur R-Zacke abgegeben (Beginn i. d. R. mit 100 J bei Vorhofflimmern, wenn ein biphasischer Defibrillator verwendet wird).
- **elektrische Defibrillation:** indiziert bei Kammerflimmern. Initial werden i. d. R. 200 J appliziert. Näheres bei Therapie und Prognose des Kammerflimmerns (S. 43).
- **Schrittmachertherapie:** s. u.

Schrittmachertherapie: Ein Herzschrittmacher soll die elektrische Herzaktivität übernehmen, wenn der natürliche Rhythmus ausfällt. Die Herzschrittmacherelektroden zeichnen dabei ein EKG-Bild auf, werten dieses aus und können im Bedarfsfall parallel den Herzrhythmus mit kurzen Spannungsstößen beeinflussen. Die Schrittmachertherapie ist indiziert bei (symptomatischen) **bradykarden Rhythmusstörungen** und **einer bradykardiebedingten Herzinsuffizien**z. Es gibt verschiedene Systeme:

- **Einkammerschrittmacher:**
  - **VVI-System:** Stimulation der rechten Kammer nach Bedarf. Indikation: Bradyarrhythmie bei Vorhofflimmern, Vorteil: einfache Implantation, Nachteil: fehlende AV-Synchronizität → Vorhofflimmern und Schrittmachersyndrom
  - **AAI-System:** Stimulation des rechten Vorhofs. Indikation: Sinusknotenstörungen mit normaler AV-Überleitung ohne Synkopen in der Anamnese, Vorteil: AV-Synchronizität erhalten (besseres HZV). AAI-Systeme werden in der Praxis kaum eingesetzt, bei dieser Indikation wird wegen der hohen Wahrscheinlichkeit der Entwicklung einer Zweiknotenproblematik im zeitlichen Verlauf gleich ein DDD-System gewählt.
- **Zweikammerschrittmacher (DDD):** werden heutzutage am häufigsten eingesetzt. Es werden 2 Elektroden angeschlossen, wobei die eine den rechten Vorhof und die andere den rechten Ventrikel in physiologischer Weise stimuliert. Dies ermöglicht dem Patienten eine bessere Belastbarkeit und steigert sein Wohlbefinden. Indikationen: AV-Block II. und III. Grades und Sinusknotensyndrom. Vorteil: verbesserte AV-Synchronizität. Eine Sonderform ist der VDD-Schrittmacher. Er besitzt formal nur eine Ventrikelelektrode, die allerdings auf Höhe des Vorhofs einen Messknopf aufweist und so die Vorhofaktionen wahrnehmen kann. Bei AV-Blockierungen ohne Sinusknotendysfunktion kann so ohne zusätzliche Vorhofelektrode eine AV-synchrone Stimulation gewährleistet werden.
- Durch die **Frequenzadaption** (Zusatzbuchstabe R: AAI-R, VVI-R, DDD-R) sind die Schrittmacher in der Lage, biologische Signale aufzunehmen, sodass eine optimale Anpassung an Belastungssituationen ermöglicht wird. Nachteilig ist die aufwendige Programmierung.

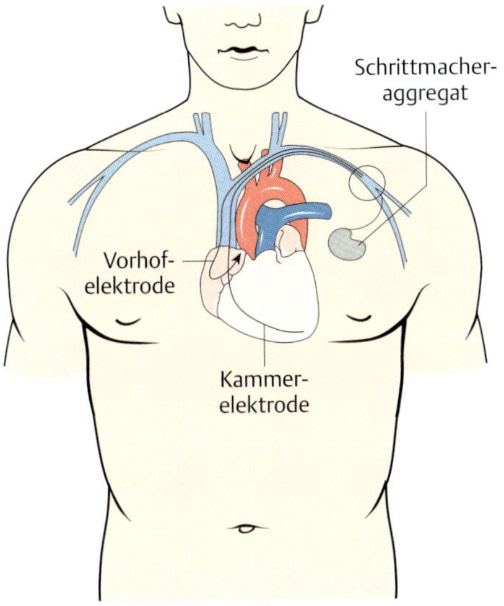

Abb. 3.2 **Schrittmacherimplantation (DDD).** Erläuterung s. Text. [aus Schumpelick et al., Kurzlehrbuch Chirurgie, Thieme, 2010]

Zur **Typisierung** von Schrittmachermodulen hat sich der 2002 revidierte NBG-Schrittmachercode durchgesetzt. Er setzt sich aus 5 Buchstaben zusammen: Der 1. Buchstabe gibt den Ort der Stimulation an, der 2. Buchstabe den Ort der Impulswahrnehmung, der 3. Buchstabe beschreibt die Funktionsweise, der 4. Buchstabe zeigt eine mögliche Frequenzadaptation an und der 5. Buchstabe weist ggf. auf eine antitachykarde Funktion hin. Die verwendeten Buchstaben sind: A = Atrium; V = Ventrikel; D = Dual (A und V); S = Single (A oder V); I = inhibiert; T = getriggert; R = adaptiv. Die 0 bedeutet immer eine Funktionslosigkeit in der entsprechenden Kategorie.

OP-TECHNIK

Schrittmacher-Implantation: Die Implantation eines Schrittmachersystems erfolgt in **Lokalanästhesie** über einen Schnitt im Bereich des **Sulcus deltoideopectoralis**. Hier wird entweder die V. cephalica oder die V. subclavia dargestellt. Diese Gefäße können kanüliert und die Elektroden so bis ins rechte Herz vorgeschoben werden. Das Schrittmacheraggregat wird anschließend verkabelt und subkutan, subfaszial oder submuskulär implantiert (**Abb. 3.2**). Nach Implantation eines Schrittmachers müssen dessen Lage und das intakte Kabel im Röntgen-Thorax verifiziert werden.

Komplikationen: Zu den häufigen Komplikationen zählen:
- asymptomatische, sondenbedingte Venenthrombosen
- **Schrittmacher-Syndrom:** Es tritt bei Patienten mit implantierten VVI-Systemen und Sinusrhythmus auf und führt zu Palpitationen, Schwindel und Bewusstseinstrübung. Ursache ist die Vorhofkontraktion gegen die geschlossenen AV-Klappen, die durch die retrograde Vorhoferregung auftritt.

LERNTIPP !

Das **Schrittmachersyndrom** kommt zustande, wenn bei erhaltenem Sinusrhythmus VVI-Systeme implantiert werden. VVI-Systeme erregen lediglich die Kammer, bei Patienten mit Sinusrhythmus allerdings auch retrograd die Vorhöfe. Die Vorhoferregung passiert nach der Kammererregung, daher sind die AV-Klappen noch geschlossen, wenn sich die Vorhöfe kontrahieren.

Wenn Patienten nach einer Schrittmacherimplantation über Schwindel klagen, sollten Sie auch an eine Elektrodendislokation denken. Sie ist zwar selten, dafür aber beim IMPP beliebt.

Selten sind:
- Myokardperforation durch die Elektroden
- **postoperative Elektrodendislokation/-bruch:** kann mit neuerlicher Bradykardie und Schwindel bzw. kurzzeitiger Bewusstlosigkeit einhergehen. Die Dislokation lässt sich in der Röntgenaufnahme darstellen. Ein Elektrodenwechsel ist erforderlich.
- chronischer Reizschwellenanstieg (→ Elektrodenwechsel erforderlich)
- Infekt des Schrittmacheraggregats
- Gerätedekubitus bei kachektischen Patienten.

PRÜFUNGSHIGHLIGHTS

- ! Beim wachen, hämodynamisch stabilen Patienten sind **Anamnese und körperliche Untersuchung** die ersten diagnostischen Maßnahmen.
- ! **Tachykardie** ≥ 100 Schläge/min
- !! **Amiodaron** ist ein **Antiarrhythmikum der Klasse III** nach Vaughan-Williams und stark wirksam gegen supraventrikuläre und ventrikuläre tachykarde Rhythmusstörungen.
- !! **Schrittmacherdislokation:** erneute Bradykardiesymptomatik, evtl. lokale Nervenirritationen; die Dislokation kann man in der Röntgenaufnahme verifizieren.

3.2 Bradykarde Herzrhythmusstörungen

Ätiologie: Bradykarde Rhythmusstörungen entstehen abhängig vom Ort der Schädigung durch **Störungen der Erregungsbildung** (zu niedrige Depolarisationsfrequenz im Sinusknoten, z. B. Sinusbradykardie) oder der **Erregungsleitung** (zu langsame oder fehlende Fortleitung der Erregung).

Klinik: Infolge der verminderten Herzfrequenz ist auch das Herzzeitvolumen reduziert. Besonders empfindlich auf den Sauerstoffmangel reagiert das Gehirn (Schwindel, Synkopen). Weitere Symptome sind Müdigkeit, Atemnot, Konzentrationsstörungen und Palpitationen. Bei Asystolie kommt es so lange zum vorübergehenden Herz-Kreislauf-Stillstand, bis dieser durch einen Ersatzrhythmus beendet wird.

Akuttherapie:
- Behandlung nur bei entsprechender Symptomatik
- alle bradykardisierenden Medikamente reduzieren oder absetzen
- Vagolyse mit Atropin oder alternativ mit dem Sympathomimetikum Orciprenalin.

3.2.1 Sinusbradykardie

DEFINITION Verlangsamung der Herzfrequenz auf < 60 Schläge/min, regelmäßiger Herzschlag, normale Morphologie der P-Wellen.

Ätiologie: Eine verlangsamte Herzfrequenz kann bei Sportlern, erhöhtem Vagotonus (z. B. im Schlaf), jüngeren oder älteren Menschen **physiologisch** auftreten und bleibt dann ohne Krankheitswert. Eine **pathologische** Sinusbradykardie tritt bei gestörter Sinusknotenfunktion auf. Diese kann kardiale oder extrakardiale Ursachen haben:

- **kardiale Ursachen:** z. B. nach Hinterwandinfarkt, nach herzchirurgischen Eingriffen, KHK, entzündliche Herzerkrankungen (z. B. Myokarditis). Häufig lässt sich keine auslösende Erkrankung eruieren.
- **extrakardiale Ursachen:** z. B. Hypothyreose, Hypothermie, erhöhter Hirndruck, Medikamenteneinnahme (v. a. β-Blocker, Kalziumantagonisten vom Verapamil-Typ, Digitalis), Hypophyseninsuffizienz, Urämie, Karotissinussyndrom, Hyperkaliämie.

Klinik: Die physiologischen Formen bleiben beschwerdefrei, unter Belastung steigt die Herzfrequenz adäquat an. Pathologische Bradykardien können ggf. Schwindel und Synkopen infolge der zerebralen Minderdurchblutung auslösen.

Diagnostik: Bei pathologischen Formen steigt die Herzfrequenz weder im Belastungs-EKG noch im Atropintest über 80–100/min an (sog. chronotrope Inkompetenz). Es sind keine AV-Überleitungsstörungen nachweisbar.

Therapie: Behandlung der Grunderkrankung bei symptomatischen Formen. Potenziell auslösende Medikamente müssen abgesetzt werden. Bei akuter Verschlechterung können 0,5–1,5 mg Atropin (oder 0,25–0,5 mg Orciprenalin) injiziert werden, um die Herzfrequenz zu steigern. Bei symptomatischen Patienten (Sick-Sinus-Syndrom) ist eine Schrittmacherimplantation (AAI oder DDD) zu erwägen.

3.2.2 Sick-Sinus-Syndrom

Synonym: Sinusknotensyndrom

DEFINITION Überbegriff für folgende Sinusstörungen (**Abb. 3.3**):
- intermittierende oder permanente (symptomatische) Sinusbradykardie
- Bradykardie-Tachykardie-Syndrom
- SA-Block (S. 29)
- Sinusknotenstillstand (Sinusarrest): plötzliche Pause des Sinusrhythmus (> 2 s).

Der Übergang zwischen Sinusbradykardie und Sick-Sinus-Syndrom ist fließend.

Ätiologie: Zu den Ursachen zählen die (altersbedingte) zunehmende Fibrosierung von Myokardgewebe, eine KHK (Ischämie des Sinusknotens), wiederholte Entzündungen, Kardiomyopathien, Vernarbungen nach iatrogenen Eingriffen sowie eine arterielle Hypertonie.

Klinik: Bei Bradykardie bestehen typischerweise Symptome wie Schwindel und Synkopen (Adams-Stokes-Anfall), bei Tachykardie Palpitationen, retrosternale Schmerzen und Anzeichen einer Herzinsuffizienz. Vorhofflimmern begünstigt das Auftreten von Embolien.

Diagnostik: Hier helfen Langzeit-EKG oder Event Recorder bei sehr seltenen symptomatischen Episoden. Bei der EPU (S. 25) ist die Erholungszeit des Sinusknotens verlängert.

Therapie und Prognose: Medikamente, die den Sinusknoten in seiner Aktivität bremsen (wie β-Blocker oder Kalziumantagonisten vom Verapamiltyp), sollten reduziert oder abgesetzt werden. Bei persistierenden Beschwerden empfiehlt sich eine **Schrittmacherimplantation**, i. d. R. ein DDD-System. Tachyarrhythmien sind medikamentös mit Metoprolol zu behandeln. Bei Vorhofflimmern und entsprechendem Embolierisiko muss antikoaguliert werden.

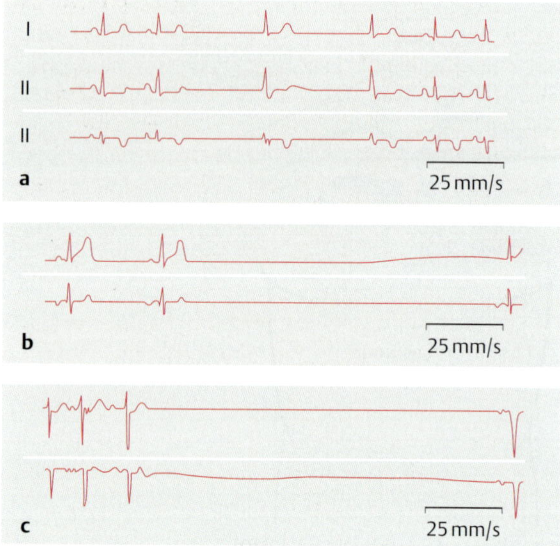

Abb. 3.3 **Sick-Sinus-Syndrom. a Sinuatrialer Block**: Nach der 2. T-Welle fehlt die weitere Erregung, bis der Ersatzrhythmus des AV-Knotens einsetzt. Der QRS-Komplex ist schmal, was eine Blockierung in Nähe des AV-Knotens nahelegt. **b Sinusknotenstillstand**: P-Wellen und QRS-Komplexe fehlen ab dem 2. QRS-Komplex. **c Bradykardie-Tachykardie-Syndrom**: Anfangs besteht Vorhofflimmern, die Kammerfrequenz ist arrhythmisch. Das Vorhofflimmern sistiert spontan, nach einer Pause setzt der nächste Sinusschlag ein. [aus Baenkler et al., Duale Reihe Innere Medizin, Thieme, 2018]

Die Prognose quoad vitam ist relativ gut, limitierender Faktor ist i. d. R. die zugrunde liegende Herzerkrankung und nicht die Arrhythmie selbst.

3.2.3 Karotissinus-Syndrom

Synonym: hypersensitiver Karotissinus

DEFINITION Eine gesteigerte Empfindlichkeit der Barorezeptoren an der Karotisgabel führt bei deren Reizung zur (Prä-)Synkope.

Ätiologie: Schädigung der Barorezeptoren, vorwiegend aufgrund atherosklerotischer Veränderungen der A. carotis.

Einteilung:
- **kardioinhibitorischer Typ:** Nach Druck auf den Karotissinus kommt es zur Inhibition des Sympathikus, zur Reizung des N. vagus und damit zur Depression des Sinusknotens und Blockade der AV-Überleitung. Die Asystolie dauert > 3 s.
- **vasodepressorischer Typ:** Blutdruckabfall (um mehr als 50 mmHg) infolge generalisierter Vasodilatation. Die Herzfrequenz wird weniger beeinflusst.

Klinik: Typischerweise kommt es nach Manipulationen im Halsbereich (z. B. enger Hemdkragen, Krawatte binden, spontane Kopfdrehungen, Rasieren) zu plötzlichem Schwindelgefühl und Synkopen. Prodromi bestehen nicht. Die Patienten werden i. d. R. von der Synkope überrascht, Sturzverletzungen sind häufig.

LERNTIPP !

Typisches Beispiel: Synkope beim Rasieren.

Diagnostik: Die Symptome können im **Karotisdruckversuch** provoziert werden. Hierfür massiert man (keine Kompression!) rund 5–10 s einseitig den Bereich der Karotisgabel. Bei Patienten mit bekannter Karotisstenose, auskultierbarem Strömungsgeräusch oder TIA/Schlaganfall in der Vorgeschichte ist der Karotisdruckversuch kontraindiziert. Da er auch bei gesunden Älteren positiv sein kann, gilt er nur als aussagerelevant, wenn Synkopen auch durch ähnliche Manöver ausgelöst werden (Kopf wenden, Krawatte binden).

Therapie und Prognose: Bei akuter und wiederholt auftretender Symptomatik sollte beim **kardioinhibitorischen** Typ eine permanente Schrittmacherimplantation erwogen werden, die immer eine Kammerstimulation enthalten sollte (DDD-Schrittmacher).

Beim **vasodepressorischen** Typ bleibt die Schrittmacherimplantation wirkungslos. Hier lässt sich die Symptomatik mit Stützstrümpfen oder Vasokonstriktoren mindern.

3.2.4 Störungen der Erregungsleitung

Sinuatrialer Block

DEFINITION Verzögerte oder unterbrochene Erregungsleitung vom Sinusknoten zum umgebenden Vorhofmyokard (sog. SA-Block).

Einteilung:
- **SA-Block I. Grades:** Die sinuatriale Leitungszeit ist verzögert, die 1:1-Überleitung bleibt erhalten. Ein SA-Block I. Grades lässt sich daher im Oberflächen-EKG nicht erfassen.
- **SA-Block II. Grades:**
  - **Typ 1 Wenckebach:** Die Erregungsleitung verzögert sich zunehmend. Die PP-Intervalle werden kürzer, bis eine längere Pause auftritt. Im Unterschied zur Sinusarrhythmie ist die Pause allerdings kürzer als der doppelte Abstand zwischen den 2 vorangegangenen P-Wellen. Die PQ-Zeit bleibt dabei gleich.
  - **Typ 2 Mobitz:** Die Vorhofdepolarisation fällt komplett aus. Die Pause ist ebenso lang wie das Zwei- bis Mehrfache eines PP-Intervalls. Das folgende PP-Intervall ist gleich lang wie das vorhergehende.
- **SA-Block III. Grades:** Vollständige Unterbrechung der Erregungsleitung mit nachfolgender Asystolie, die bestehen bleibt, bis ein Ersatzrhythmus einspringt.

PRAXIS Im normalen EKG lässt sich ein SA-Block III. Grades nicht vom Sinusknotenstillstand (vom Sinusknoten gehen keine Impulse mehr aus) unterscheiden, da die P-Welle die gesamte Vorhofdepolarisation abbildet und nicht die des Sinusknotens. Dies gelingt nur im invasiven EKG.

Klinik: Bei hochgradiger Blockierung treten Schwindel, Synkope und Bewusstlosigkeit auf (Adams-Stokes-Anfall).

Diagnostik und Therapie: Nachweis des SA-Block im Langzeit-EKG. Medikamente wie Antiarrhythmika oder Digitalis müssen abgesetzt werden. Notfallmäßig kann Atropin verabreicht werden. Bei Synkopen und Adams-Stokes-Anfällen ist eine Schrittmachertherapie indiziert.

Atrioventrikulärer (AV-)Block

DEFINITION Verzögerte oder ausfallende Erregungsleitung zwischen Vorhof und Kammer.

Einteilung: Man unterscheidet eine Störung der Erregungsleitung auf Höhe des AV-Knotens mit **schmalen QRS**-Komplexen und im Allgemeinen recht guter Prognose von einer infranodalen Störung distal des His-Bündels mit **breitem QRS** und eher schlechter Prognose.

Nach der Form der Leitungsverzögerung unterscheidet man verschiedene Grade der AV-Blockierung (**Abb. 3.4**):
- **AV-Block I. Grades:** Gleichbleibende Verzögerung der Erregungsleitung. Das PQ-Intervall ist um >0,2 s verlängert, jeder P-Welle folgt ein QRS-Komplex.
- **AV-Block II. Grades:**
  - **Typ 1 Wenckebach:** Die PQ-Zeit verlängert sich kontinuierlich, bis die AV-Überleitung schließlich ganz ausfällt (→ ungleich lange PP-Abstände). Die Pause ist wiederum kürzer als das doppelte PP-Intervall.
    Die PQ-Zeit des ersten, nach der Pause wieder übergeleiteten Herzschlags ist am kürzesten. Die Blockierung liegt im AV-Knoten (Intranodalblock).
  - **Typ 2 Mobitz:** Nicht jede Sinusknotenerregung wird auf die Kammer übergeleitet, d. h., nicht jeder P-Welle folgt auch ein QRS-Komplex. Wird nur jede zweite Vorhofaktion übergeleitet, spricht man vom 2:1-Block, bei jeder dritten vom 3:1-Block etc. Die PQ-Zeit ist dabei nicht verändert. Die Blockierung liegt im oder unterhalb des His-Bündels (Infrano-

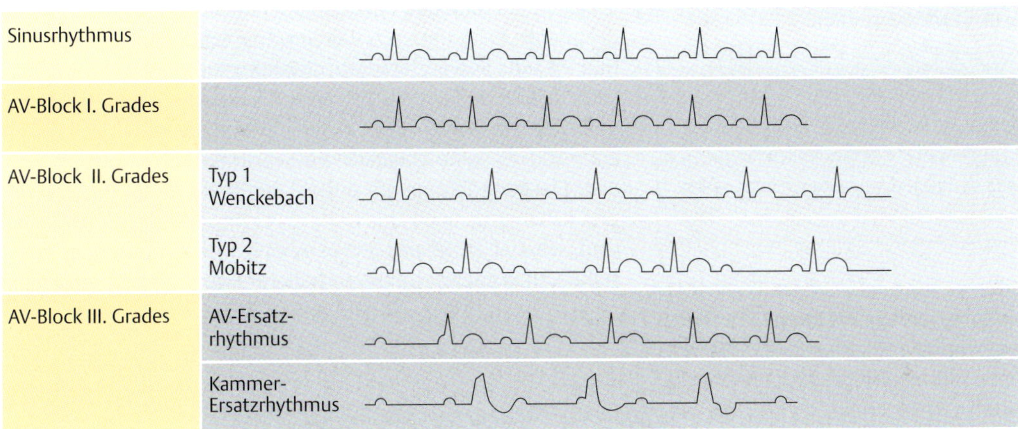

Abb. 3.4 **Übersicht über die AV-Blockierungen.** [aus Baenkler et al., Kurzlehrbuch Innere Medizin, Thieme, 2015]

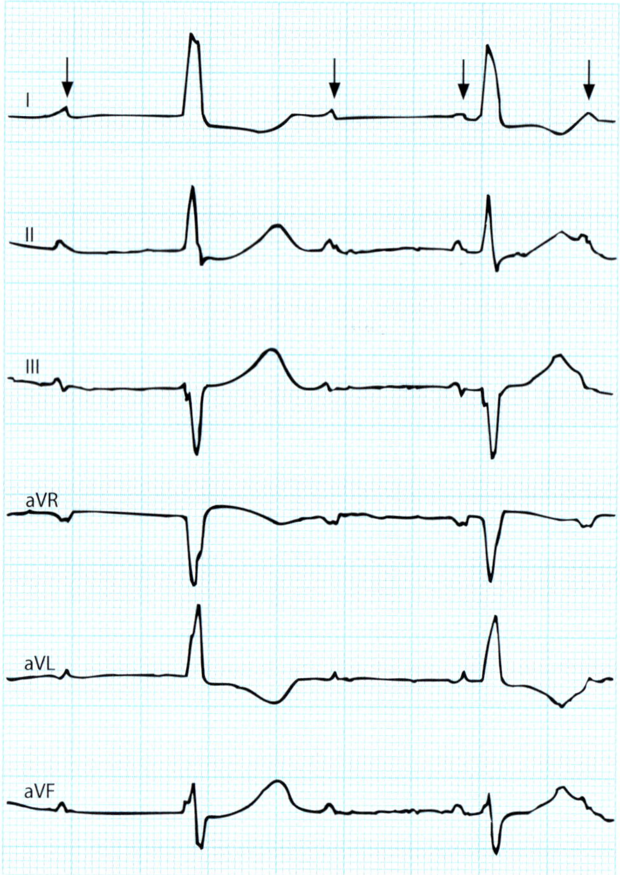

Abb. 3.5 **AV-Block III. Grades.** Komplette AV-Dissoziation mit ventrikulärem Ersatzrhythmus. Schenkelblockartig verbreiterte QRS-Komplexe und negative T-Wellen in I und aVL. Die Pfeile deuten auf die P-Wellen, wobei die zweite P-Welle von links direkt mit dem QRS-Komplex zusammen auftritt und daher nicht sichtbar ist. [aus Hamm, Willems, Checkliste EKG, Thieme, 2014]

dalblock), die Gefahr der Progression zum AV-Block III. Grades ist beträchtlich.

- **AV-Block III. Grades** (Abb. 3.5): Die AV-Überleitung ist komplett unterbrochen, Vorhof und Kammer schlagen völlig unabhängig voneinander (**AV-Dissoziation**). Nach einer Asystolie-Phase setzt ein (meist bradykarder) Ersatzrhythmus ein (Frequenz des AV-Knotens: 40–60/min, Frequenz der Kammer: < 40/min). Der QRS-Komplex ist bei Blockierung im AV-Knoten schmal (junktionaler Ersatzrhythmus), bei distaler Lokalisation verbreitert (Kammerersatzrhythmus). Bei gleichzeitigem Vorhofflimmern lässt einzig der regelmäßige Ersatzrhythmus einen AV-Block III. Grades vermuten.

LERNTIPP !

Wenckebach und Mobitz: Merken Sie sich beim AV-Block II. Grades den Typ 1 als „Wenckebach-Periodik“ (kontinuierlich länger werdende PQ-Zeit, bis sie ganz ausfällt), dann verwechseln Sie ihn nicht mit dem Typ 2.

Als **höhergradig** gelten AV-Blockierungen II. Grades Typ 2 (Mobitz) und III. Grades. Sie treten bevorzugt bei älteren Patienten auf und bedürfen meist therapeutischer Maßnahmen. AV-Blocks I. Grades und II. Grades Typ 1 sind **niedriggradig** und eher bei jüngeren Patienten und Sportlern nachweisbar.

LERNTIPP !

Nehmen Sie sich etwas Zeit und gehen Sie die EKG-Befunde durch, denn danach fragt das IMPP sehr gerne. Beispiel **AV-Block III. Grades** (Abb. 3.5): Die Erregungsleitung zwischen Vorhof und Kammer ist komplett unterbrochen, beide schlagen völlig unabhängig voneinander, d. h., die P-Wellen (↓) und QRS-Komplexe stehen in keiner Beziehung zueinander (AV-Dissoziation). Zum Teil sind die P-Wellen gar nicht sichtbar, da sie vom QRS-Komplex überlagert werden. Man erkennt den Kammerersatzrhythmus an den QRS-Komplexen, die schenkelblockartig verbreitert sind, und an seiner deutlich niedrigeren Frequenz. Handelte es sich um einen AV-Knoten-Ersatzrhythmus, wären die QRS-Komplexe schmal und die Eigenfrequenz höher.

Ätiologie: AV-Blöcke können durch Medikamente (v. a. Antiarrhythmika, β-Blocker oder Kalziumantagonisten), Myokardinfarkt (ischämische Störung des AV-Knotens), Elektrolytstörungen oder einen erhöhten Vagotonus (AV-Block I. Grades) hervorgerufen werden. Borreliose, Chagas-Infektion, rheumatische, neuromuskuläre oder tumoröse Erkrankungen können die Erregungsleitung ebenso beeinflussen.

Klinik: Patienten mit niedriggradiger Blockierung sind meist beschwerdefrei. Bei höhergradiger Blockierung treten **Palpitationen, Schwindel**, verminderte Belastbarkeit und Synkopen bis hin zu lebensbedrohlichen **Adams-Stokes-Anfällen** (= Ohnmachtsanfall infolge eines gestörten Herzrhythmus) auf. Eine extreme Bradykardie fördert die Entwicklung einer Herzinsuffizienz.

Diagnostik: Ein Langzeit- und ein Belastungs-EKG können höhergradige AV-Blockierungen aufdecken. Wenn bei einem Patienten bereits in Ruhe ein AV-Block III. Grades vorliegt, ist ein Belastungs-EKG kontraindiziert.

Um die Blockade genau zu lokalisieren, kann auch ein intrakardiales His-Bündel-EKG durchgeführt werden (→ Unterscheidung zwischen Intranodal- und Infranodal-Block). Blockierungen unterhalb des His-Bündels gehen mit einer verzögerten Leitungsdauer im His-Purkinjefaser-System einher (HV-Zeit > 70 ms). Dieses ist bei höhergradigen AV-Blockierungen (AV-Block Grad II/2 und Grad III) nicht notwendig, kann aber bei anderen Formen und bei unklaren Synkopen ggf. die Indikation zur Schrittmacherimplantation erhärten.

Therapie und Prognose: Die Akuttherapie wird im Abschnitt Grundlagen besprochen (S. 27).

Niedriggradige AV-Blöcke bedürfen i. d. R. keiner Therapie. Grundsätzlich sollten alle Medikamente, die die AV-Überleitungszeit beeinflussen (s. o.), abgesetzt werden bzw. solche Medikamente nicht angesetzt werden. Eine **Schrittmacherimplantation** ist indiziert bei bradykardiebedingten Beschwerden sowie allen höhergradigen AV-Blöcken. Bei Patienten mit Synkopen und distalem AV-Block I. Grades mit Verlängerung der HV-Zeit auf > 100 ms sollte ebenfalls ein Schrittmacher eingesetzt werden. Erregungsleitungsstörungen, die direkt im AV-Knoten liegen, haben prinzipiell eine bessere Prognose, da sie oft reversibel sind, seltener zu Adams-Stokes-Anfällen neigen und über einen stabileren Ersatzrhythmus mit höherer Eigenfrequenz verfügen.

Intraventrikuläre Blockierungen

Synonym: Schenkelblock

DEFINITION Verzögerte oder blockierte Erregungsleitung in den Tawara-Schenkeln
- **Rechtsschenkelblock** (RSB): Blockade des rechten Schenkels
- **Linksschenkelblock** (LSB): Blockade des linken Schenkels
- **inkompletter Schenkelblock:** QRS-Komplex-Dauer 0,10–0,11 s
- **kompletter Schenkelblock:** QRS-Komplex-Dauer ≥ 0,12 s.

Einteilung und Ätiologie: Der **Rechtsschenkelblock** ist häufig (ca. 5 % der > 70-Jährigen) und oftmals mit rechtsventrikulärer Hypertrophie, KHK und arterieller Hypertonie assoziiert. Er kann Ausdruck einer Rechtsherzbelastung oder einer COPD sein, aber auch häufig bei Herzgesunden vorkommen. Ein RSB kann komplett oder inkomplett sein.

Auch der **Linksschenkelblock** kann komplett oder inkomplett auftreten. Darüber hinaus spricht man vom **linksanterioren Hemiblock** bei Blockade des linksanterioren Faszikels (LAHB) bzw. vom **linksposterioren Hemiblock** (LPHB) bei Blockade des linksposterioren Faszikels. Der LAHB ist die häufigste intraventrikuläre Blockierung und tritt v. a. im Rahmen einer koronaren Herzerkrankung auf. Der LSB gilt als problematischer und prognostisch ungünstiger als der RSB, da er häufiger mit einer **fortgeschrittenen** strukturellen **Herzerkrankung**, einer KHK, Klappenvitien oder einer Hypertonie in Verbindung steht. Des Weiteren kann es durch einen Linksschenkelblock zu einer progredienten Einschränkung der linksventrikulären Pumpfunktion und Dilatation des Herzens kommen.

Der häufigste **bifaszikuläre Block** ist die Kombination aus RSB und linksanteriorem Hemiblock (LAHB), da beide Faszikel gemeinsam über die linke Koronararterie versorgt werden (→ gleichermaßen beeinträchtigte Versorgung z. B. bei KHK).

Klinik: RSB und LSB haben keine Auswirkungen auf Frequenz oder Rhythmus, evtl. kann die Auswurfleistung vermindert sein (beim LSB).

Diagnostik: Im **EKG** zeigt sich ein kompletter Block mit einem **verbreiterten QRS**-Komplex (≥ 0,12 s). Typische Befunde sind:
- **kompletter Rechtsschenkelblock:** M-förmig verbreiterter QRS-Komplex in V_1 mit verspätetem oberem Umschlagspunkt (zweiter positiver Ausschlag R', **Abb. 3.6 a**), breites, plumpes S in I und V_6, häufig auch ST-Streckensenkungen und diskordante T-Welle (T-Welle hat andere Ausrichtung als QRS).
- **kompletter Linksschenkelblock:** plump M-förmig verbreiterter QRS-Komplex in I, aVL und V_5–V_6, verspäteter oberer Umschlagspunkt in den linkspräkordialen Ableitungen V_4–V_6, breite und tiefe S-Zacke in V_1 bis V_3 mit relativ kleiner R-Zacke, kein Q (→ da das Septum nicht wie normal von links nach rechts erregt wird), ST-Strecke und T-Welle sind den Hauptschwankungen entgegengesetzt (**Abb. 3.6 b**).

Die elektrische Achse ist zur blockierten Seite gedreht, also z. B. Rechtstyp bei RSB und überdrehter Linkstyp beim LAHB. Der **inkomplette Block** zeigt die gleichen Charakteristika, jedoch mit einer QRS-Dauer von 0,10–0,11 s.

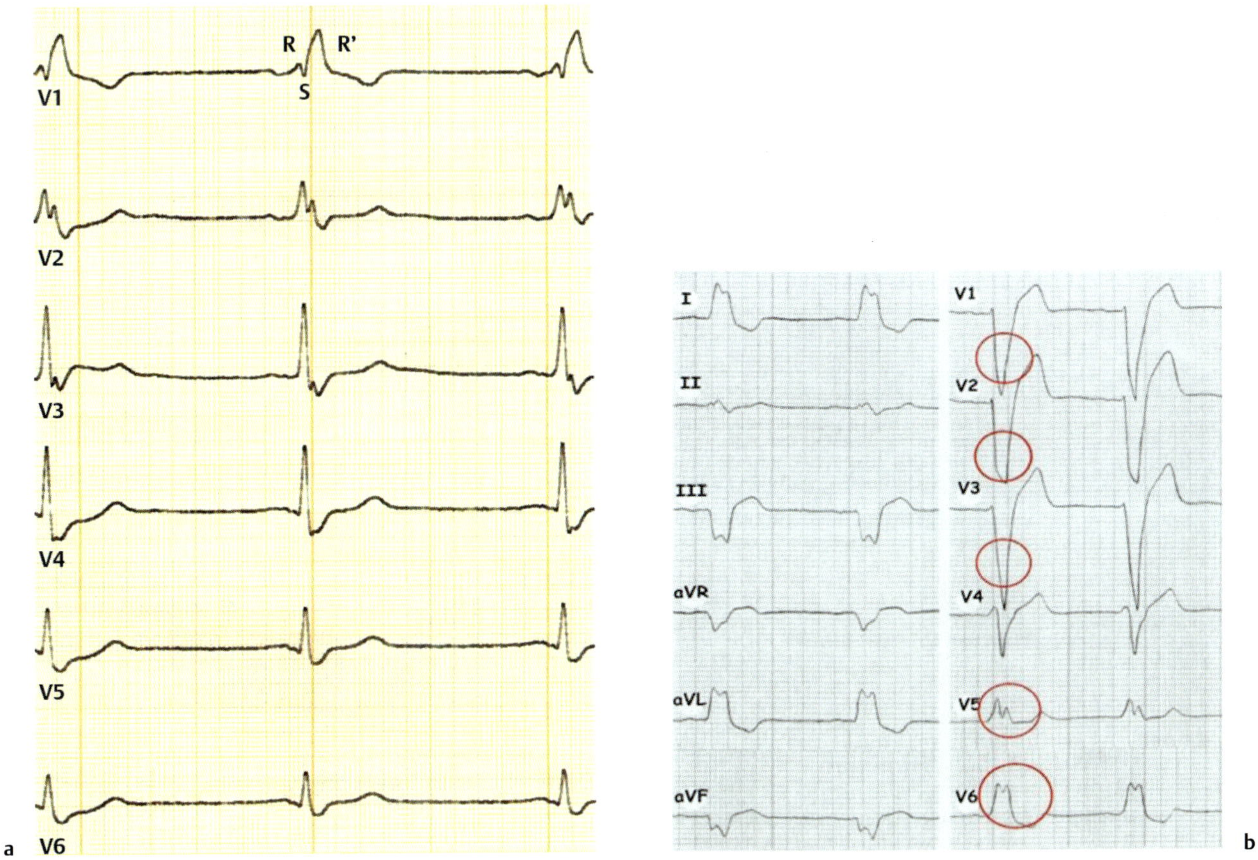

Abb. 3.6 **Intraventrikuläre Blockierungen. a Rechtsschenkelblock:** Man erkennt einen M-förmig verbreiterten QRS-Komplex und eine verspätete Negativitätsbewegung in V_1. **b Linksschenkelblock:** Der QRS-Komplex ist auf > 0,12 s verbreitert. Die M-förmige Konfiguration findet sich in I, aVL, V_5 und V_6. Die S-Zacke ist tief in V_1–V_3. [aus Baenkler et al., Kurzlehrbuch Innere Medizin, Thieme, 2015]

LERNTIPP !

Das typische Kriterium des Schenkelblocks ist der **verbreiterte QRS-Komplex** (≥ 0,12 s). Vereinfacht merken Sie sich am besten: Beim Rechtsschenkelblock ist QRS in V_1 (also bei der eher rechts lokalisierten Ableitung) M-förmig konfiguriert, beim Linksschenkelblock in V_6 (also bei der eher links lokalisierten Ableitung).

Um einen kompletten von einem inkompletten Schenkelblock zu unterscheiden, müssen Sie auf die Dauer des QRS-Komplexes achten, die übrigen Veränderungen sind nämlich gleich. Beim inkompletten Schenkelblock dauert QRS zwischen 0,10 und 0,11 s, beim kompletten ≥ 0,12 s.

Ein neu aufgetretener LSB wird bei entsprechender Klinik (Brustschmerzen, Schock) bis zum Beweis des Gegenteils wie ein Infarkt behandelt.

LERNTIPP !

Wenn Sie ein EKG vor sich liegen haben, das einen überdrehten Linkstyp (QRS-Fläche positiv in I, negativ in II und III) und ein bis in V_6 persistierendes S zeigt, besteht der Verdacht auf einen **linksanterioren Hemiblock** (Abb. 3.7)!

Therapie und Prognose: Im Vordergrund steht die Behandlung der Grunderkrankung. Die Indikation zur Schrittmacherimplantation besteht bei symptomatischen Patienten mit bifaszikulärem Block und verlängerter HV-Zeit sowie bei zusätzlichem AV-Block I. Grades. Ein Linksschenkelblock kann bei deutlicher Einschränkung der linksventrikulären Pumpfunktion eine Indikation zur kardialen Resynchronisationstherapie (CRT) darstellen. Bei dieser wird durch eine biventrikuläre Stimulation (rechter Ventrikel und linksventrikulär über eine durch den Koronarsinus erreichbare, vor dem linken Ventrikel gelegene Vene) die synchrone Kontraktion des Ventrikels wiederhergestellt. Dies führt häufig zur Besserung bis hin zur Normalisierung der systolischen Pumpfunktion.

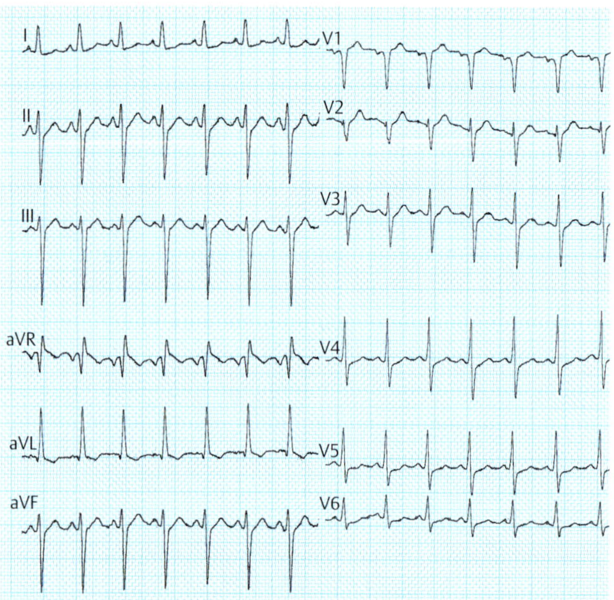

Abb. 3.7 **Linksanteriorer Hemiblock.** Die QRS-Komplexe sind normal breit (0,09 s), Rhythmus und Frequenz sind unverändert. Man erkennt S-Zacken in V_1–V_6 und eine niedrige R-Amplitude in V_1 und V_2. Ausdruck der gestörten Erregungsleitung ist der überdrehte Linkstyp. [aus Hamm, Willems, Checkliste EKG, Thieme, 2014]

PRÜFUNGSHIGHLIGHTS

Sie müssen folgende **EKG-Abbildungen befunden** können:
- ! Sinusknotenstillstand (Sinusarrest)
- !! **AV-Block I. Grades:** Gleichbleibende Verzögerung der Erregungsleitung. PQ-Intervall um > 0,2 s verlängert, jeder P-Welle folgt ein QRS-Komplex.
- !! AV-Blockierungen III. Grades
- !! inkompletter Schenkelblock
- ! linksanteriorer Hemiblock
- ! EKG-Befund eines bifaszikulären Blocks.

3.3 Tachykarde Herzrhythmusstörungen

Ätiologie: Tachykardien entstehen meist auf dem Boden einer gesteigerten bzw. abnormen Automatie oder infolge kreisender Erregungen. Nach ihrem Ursprung unterscheidet man zwischen **supraventrikulären** und **ventrikulären** Tachykardien. Tachykardien können regelmäßig (z. B. Reentry-Tachykardien) oder unregelmäßig auftreten (z. B. Vorhofflimmern).

Klinik: Durch die erhöhte Herzfrequenz ist der Sauerstoffbedarf des Herzens größer. Symptome sind, abhängig von der Frequenz, Dyspnoe, Angina pectoris, Schwindel, Bewusstlosigkeit und Hypotension bis hin zum Schock.

Akuttherapie: Bei Pulslosigkeit sind die primäre kardiopulmonale Reanimation und Defibrillation angezeigt.

3.3.1 Sinustachykardie/Sinustachyarrhythmie

DEFINITION Meist physiologische Beschleunigung des Herzschlags ≥ 100 Schläge pro min.

Ätiologie:
- **physiologische Tachykardie** bei emotionalen und körperlichen Belastungen, Inspiration, Säuglingen und Kleinkindern
- **pathologische Tachykardie:** Sie kann extrakardialer (z. B. Fieber, Hyperthyreose, Anämie, Hypoxämie) oder kardialer Genese (z. B. Herzinsuffizienz, KHK, hyperkinetisches Herzsyndrom ohne fassbare Ursache) sein.
- **pharmakologische Tachykardie:** Alkohol, Nikotin, Koffein, β-Sympathikomimetika, Atropin.

Klinik: Die Sinustachykardie bleibt häufig asymptomatisch. Manchmal verspüren die Patienten Herzrasen, das klassischerweise langsam beginnt und langsam endet. Andere tachykarde Rhythmusstörungen beginnen und enden i. d. R. plötzlich.

Diagnostik: Der Herzschlag steigt auf > 100/min. Morphologisch sind die P-Wellen und QRS-Komplexe unauffällig. Jeder P-Welle folgt ein QRS-Komplex und vor jedem QRS-Komplex tritt eine P-Welle auf, deren elektrische Achse in der Frontalebene nach unten gerichtet ist (positiver Ausschlag in III und aVF).

Differenzialdiagnosen: Eine **Vorhoftachykardie ektopen Ursprungs** kann sich ähnlich präsentieren. Das EKG zeigt ebenfalls eine beschleunigte und häufig regelmäßige Frequenz; die QRS-Komplexe sind meist schmal. Die P-Wellen sind jedoch aufgrund des ektopen Fokus in ihrer Morphologie und Polarität verändert. Zusätzlich können AV-Blockierungen (S. 29) auftreten.

Therapie: Im Vordergrund steht die Behandlung der Grunderkrankung. Bei Beschwerden kann ein Vagusreiz Linderung bringen (Karotisdruckmassage, Valsalva-Manöver) bzw. bei Erfolglosigkeit kann man einen β-Blocker (z. B. Metoprolol 2–5 mg i. v.) geben.

PRÜFUNGSHIGHLIGHTS

– ! Therapie mittels **Valsalva-Manöver**.

3.3.2 Supraventrikuläre Extrasystolie

DEFINITION Verfrüht einfallende Erregungen, die oberhalb der Bifurkation des His-Bündels entstehen. Man unterscheidet zwischen atrialen und AV-junktionalen Extrasystolen. Im EKG lässt sich ihr Ursprungsort anhand der Form der P-Welle und der Länge der PQ-Strecke differenzieren. Es gibt Extrasystolen, die in konstantem Abstand zur vorangehenden Herzaktion auftreten, und solche, die einen ektopen Rhythmus darstellen (sog. Parasystolie).

Ätiologie: Supraventrikuläre Extrasystolen (SVES) sind häufig bei strukturellen Herzerkrankungen zu finden, treten aber üblicherweise auch bei den meisten Herzgesunden auf. Darüber hinaus können sie mechanisch, durch vegetative Stimulation, durch Elektrolytverschiebungen, medikamentös (Antiarrhythmika, Digitalis) und durch O_2-Mangel ausgelöst werden.

Klinik: SVES bleiben häufig asymptomatisch oder werden als aussetzender Herzschlag und Herzstolpern (Palpitationen) beschrieben. Im ungünstigsten Fall kann ein Vorhofflimmern (S. 34) ausgelöst werden.

Diagnostik: Durch die Extrasystole ist die Diastolendauer verkürzt und die Ventrikelfüllung eingeschränkt. Klinisch imponiert dies als **Pulsdefizit**. Sicher zu identifizieren sind SVES nur im EKG anhand der **Morphologie** der **P-Wellen** (meist deformiert) und der zeitlichen Beziehung zur benachbarten P-Welle bzw. zu den QRS-Komplexen (**Abb. 3.8**). Eine früh einfallende SVES tritt innerhalb der vorhergehenden T-Welle auf (**P-auf-T-Phänomen**). Wenn der AV-Knoten noch refraktär ist, wird die SVES nicht auf die Kammer übergeleitet, im EKG sind dann P-Wellen ohne QRS-Komplexe nachweisbar. Die durch die SVES ausgelösten QRS-Komplexe sind i. d. R. identisch mit denen der regulären Erregung.

Geblockte Extrasystole: Wenn der AV-Knoten noch refraktär ist, wird die SVES nicht auf die Kammer übergeleitet. Im EKG sind dann P-Wellen ohne QRS-Komplexe nachweisbar. Ist der Vorhof noch refraktär, fehlt die P-Welle der Extrasystole. Der Sinusknoten wird i. d. R. versetzt zum Grundrhythmus depolarisiert, sodass **keine kompensatorische Pause** entsteht. Das Intervall zwischen der letzten normalen Herzaktion vor und der ersten Herzaktion nach der Extrasystole ist kleiner als 2 normale RR-Intervalle.

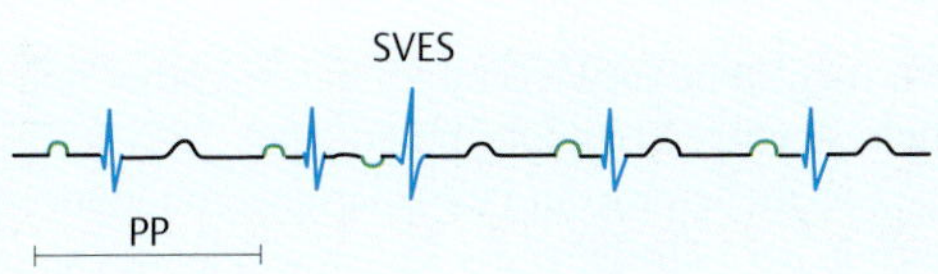

Abb. 3.8 **Charakteristika einer supraventrikulären Extrasystole.** [aus Schuster, Trappe, EKG-Kurs für Isabel, Thieme, 2017]

Bei der **AV-Knoten-Extrasystole** können sich Vorhof und Kammer gleichzeitig gegen die geschlossenen AV-Klappen kontrahieren (sog. Pfropfungswelle im Venenpuls). Im EKG erscheinen negative P-Wellen im, vor oder nach dem QRS-Komplex.

LERNTIPP !

Prägen Sie sich die Charakteristika einer SVES ein: die P-Welle fällt verfrüht ein und ist leicht deformiert, der QRS-Komplex sieht i. d. R. normal aus und es besteht keine kompensatorische Pause.

Therapie: SVES bedürfen i. d. R. keiner Therapie, symptomatisch können β-Blocker gegeben werden. Wenn möglich, sollte die Ursache behandelt werden.

3.3.3 Vorhofflattern

DEFINITION Kreisende, immer gleich ablaufende Erregungswellen um definierte anatomische oder funktionelle Hindernisse im rechten Vorhof (Flatterfrequenz 250–350/min). Die Überleitung in die Kammern kann regel- oder unregelmäßig sein.

Einteilung:
- **Typ I:** typisches, isthmusabhängiges Flattern
  - gegen den Uhrzeigersinn (counterclockwise), häufig
  - im Uhrzeigersinn (clockwise), selten
- **Typ II:** atypisches, isthmusunabhängiges Flattern.

Ätiopathogenese:
- idiopathisch (häufig)
- symptomatische Ursachen: z. B. KHK, AV-Klappenvitien, chronische Rechtsherzbelastungen, Myokarditis, postoperativ, Hyperthyreose.

Klinik: Bei der typischen 2:1-Leitung entstehen Kammerfrequenzen um 150/min, sodass Palpitationen, Dyspnoe, Leistungsabfall und eine kardiale Dekompensation auftreten können. Höhere Überleitungsverhältnisse (3:1, 4:1) werden von den Patienten i. d. R. gut toleriert.

Komplikationen: Am häufigsten sind die kardiale Dekompensation und Thromboembolien. Beim WPW-Syndrom (S. 37) sowie bei der Anwendung von Klasse-Ic-Antiarrhythmika besteht die Gefahr der 1:1-Überleitung.

Diagnostik: Der **Typ I** (**Abb. 3.9 a**) zeigt in den inferioren Ableitungen des EKG (II, III, aVF) identische, sägezahnartige negative Flatterwellen. Die kreisende Erregung läuft gegen den Uhrzeigersinn (counterclockwise). Die Vorhoffrequenz liegt zwischen 250 und 350/min, eine isoelektrische Linie ist nicht vorhanden. Bei der selteneren, in umgekehrter Richtung (clockwise) verlaufenden Erregung fehlt das typische Sägezahnmuster, die P-Wellen sind in den Ableitungen II, III und aVF positiv und zwischen den P-Wellen sind isoelektrische Linien erkennbar.

Beim **Typ II** (**Abb. 3.9 b**) ist P-Morphologie variabel, die Frequenz höher und häufig unregelmäßig, weshalb auch die Ventrikel arrhythmisch schlagen können. Bei einer 1:1- oder 2:1-Überleitung kann ein Vagusreiz (Karotissinusmassage) einen vorübergehenden AV-Block induzieren und ein mögliches Vorhofflattern demaskieren.

LERNPAKET 2

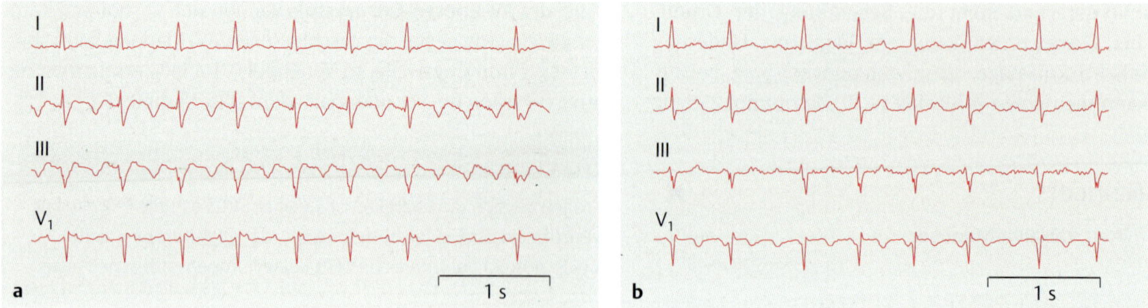

Abb. 3.9 **Vorhofflattern. a** Typ-I-Vorhofflattern (counterclockwise). **b** Typ-II-Vorhofflattern. [aus Baenkler et al., Duale Reihe Innere Medizin, Thieme, 2018]

LERNTIPP !

Merken Sie sich die sägezahnartigen, negativen Flatterwellen in den Ableitungen II, III und aVF!

Bei neu aufgetretenem Vorhofflattern sollte eine strukturelle Herzerkrankung echokardiografisch ausgeschlossen werden.

Therapie und Prognose: Vorhofflattern kann spontan konvertieren, wenn die Ursache behoben wird. In der Regel sind aber aktive Interventionen zur Beendigung notwendig. Pharmakotherapeutisch sind der Versuch einer Frequenzreduktion durch Blockade des AV-Knotens (z. B. durch die Gabe von β-Blockern oder Kalziumantagonisten, ggf. in Kombination mit Digitalis) sowie eine Antikoagulation angezeigt. Alternativ kann medikamentös (z. B. mit Amiodaron), mit einer Überstimulation oder einer Kardioversion (50–100 J) versucht werden, das Flattern zu beenden.

PRÜFUNGSHIGHLIGHTS

– ! **EKG**-Befund bei **Vorhofflattern**.

3.3.4 Vorhofflimmern

DEFINITION Unkoordinierte elektrische und mechanische Aktivität der Vorhofmuskulatur mit einer Frequenz von 350–600/min, die mit unterschiedlicher Frequenz auf die Kammern übergeleitet wird. Die Kammeraktion ist absolut arrhythmisch (Brady-, normofrequente oder Tachyarrhythmia absoluta).

Epidemiologie: Vorhofflimmern (VHF, AF) ist die häufigste Herzrhythmusstörung: Circa 5 % der Patienten > 65 Jahre und bis zu 10 % der Patienten > 75 Jahre leiden daran.

Einteilung:
- **paroxysmales Vorhofflimmern:** endet binnen maximal 7 Tagen spontan.
- **persistierendes Vorhofflimmern:** endet nicht spontan, ist aber pharmakologisch oder elektrisch in einen Sinusrhythmus überführbar.
- **permanentes Vorhofflimmern:** durch keine Maßnahme beendbar.

Die unregelmäßige Überleitung des Vorhofflimmerns in die Kammern lässt das pathognomonische Bild einer **absoluten Arrhythmie** entstehen (als Brady-, normofrequente oder Tachyarrhythmia absoluta, **Abb. 3.10**).

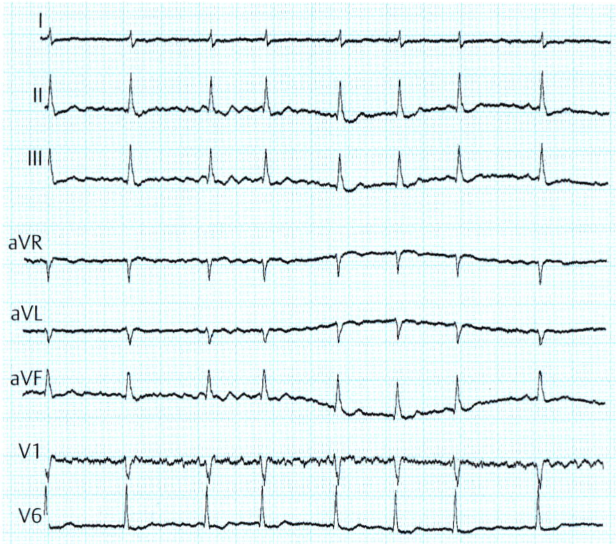

Abb. 3.10 **Tachyarrhythmia absoluta bei Vorhofflimmern.** Die RR-Intervalle sind unregelmäßig, und man erkennt keine P-Wellen. Die Grundlinie flimmert als Zeichen der absoluten Arrhythmie. [aus Hamm, Willems, Checkliste EKG, Thieme, 2014]

Ätiopathogenese: Vorhofflimmern kommt häufig zusammen mit **arterieller Hypertonie** und/oder einer **KHK** vor. Es kann durch Belastung getriggert werden. Oft wird VHF induziert durch Herzinsuffizienz, Myokardinfarkt oder **Klappenvitien** (v. a. der Mitralklappe), gelegentlich durch Kardiomyopathien, Myo-/Perikarditis oder Entzündungen am Herzen. Extrakardiale Ursachen können eine **Hyperthyreose**, eine Lungenembolie, das Schlaf-Apnoe-Syndrom, der verstärkte Genuss von Kaffee, Nikotin bzw. Alkohol („Holiday-Heart-Syndrom") sein. Bei ca. 15 % der Patienten tritt es ohne bestehende Grunderkrankung auf (**idiopathisch** oder familiär gehäuft).

LERNTIPP !

Folgende Symptome bzw. Erkrankungen können mit einem Vorhofflimmern assoziiert sein: Synkope, Sick-Sinus-Syndrom, WPW-Syndrom und Vorhofflattern. Dies wurde vom IMPP bisher in einer einzigen Frage geprüft.

Vorhofflimmern entsteht vorwiegend im linken Vorhof und wird durch **multiple Reentry-Kreisläufe** unterhalten. Ursächlich sind häufig ektope Foci im Bereich der Pulmonalvenenmündungen, gelegentlich auch in der Nähe jener der Vv. cavae oder des Sinus coronarius. Begünstigt werden die Reentry-Kreise durch die unterschiedlichen Leitungsgeschwindigkeiten, die in den verschiedenen

Vorhofregionen vorherrschen (→ besonders bei dilatierten Atrien). Anhaltendes Vorhofflimmern bewirkt ein Remodeling der Vorhofmyozyten, welches die Reentry-Mechanismen weiter erleichtert („Vorhofflimmern unterhält Vorhofflimmern"). Die Erfolgschance einer Konversion in einen Sinusrhythmus verschlechtert sich aus eben diesem Grund mit der Dauer des Vorhofflimmerns.

Klinik: Nur ca. 30 % der Attacken werden bemerkt (individuelle Wahrnehmung variiert stark). Die Symptome sind abhängig von der Kammerfrequenz, der Art der Überleitung (permanent, paroxysmal) und der zugrunde liegenden Herzerkrankung: Müdigkeit, Palpitationen, Schwitzen, Übelkeit, Schwindel, Synkopen, Dyspnoe, Schlafstörungen oder Leistungsminderung bis hin zur völligen Arbeitsunfähigkeit.

Komplikationen: Anhaltend schnelle Überleitungen können das Herz auf Dauer überlasten und zu einer Schwäche bis **Insuffizienz** führen (insbesondere bei vorgeschädigtem Herzen, aber auch bei sonst völlig gesundem Herzen im Sinne einer tachykardieinduzierten Kardiomyopathie).

Das teilweise stagnierende Blut kann (bevorzugt im linken Herzohr) thrombosieren und dann als Embolus verschleppt werden und zerebrale, periphere, mesenteriale oder renale Infarkte verursachen. Die **Emboliegefahr** ist besonders am Ende des Vorhofflimmerns erhöht, kann aber grundsätzlich zu jedem Zeitpunkt auftreten. Für das Risiko einer Thromboembolie ist es nicht entscheidend, welche Form von Vorhofflimmern (paroxysmal, persistierend, permanent) vorliegt. In 80 % der Fälle sind zerebrale Arterien betroffen (→ **ischämischer Insult**). Vorübergehende Sehstörungen können Ausdruck einer zerebralen Thromboembolie sein (Amaurosis fugax).

Diagnostik: Bei der **Pulspalpation** kann die absolute Arrhythmie ertastet werden. Ein bestehendes Pulsdefizit (unterschiedliche Auswurfmenge infolge der variierenden diastolischen Füllung) kann durch zentrale Auskultation verifiziert werden. Im **EKG** zeigen sich meist typische Flimmerwellen (keine P-Wellen), die in Form und Frequenz variieren. Das RR-Intervall ist völlig unregelmäßig, der Kammerrhythmus absolut arrhythmisch. Bei aberrierender Überleitung können sich schenkelblockartig deformierte QRS-Komplexe finden, normalerweise sind diese jedoch normal geformt. Ein Langzeit-EKG kann paroxysmale Störungen aufdecken. Zur **Ursachenabklärung** dienen EKG, Labor (Elektrolyte, Blutbild, Schilddrüsenparameter (TSH basal)), Ergometrie und Echokardiografie.

LERNTIPP !

Eine absolute Arrhythmie müssen Sie anhand des EKG-Bildes erkennen können. Achten Sie dabei auf die Flimmerwellen (Sie sehen keine P-Wellen mehr!) und die unterschiedlich langen RR-Intervalle. Deskriptiv spricht man von einer unregelmäßigen Schmalkomplextachykardie.

Therapie und Prognose:

PRAXIS Lässt sich das erstmalige Auftreten des Vorhofflimmerns nicht endgültig eruieren und soll eine Rhythmisierungsmaßnahme (medikamentös oder interventionell) durchgeführt werden, muss der eigentlichen Therapie entweder eine transösophageale Echokardiografie vorangeschaltet werden, um Vorhofthromben sicher auszuschließen, oder es muss eine mindestens 3–4-wöchige Vorbehandlung mit einem geeigneten Antikoagulans (z. B. Phenprocoumon) erfolgen!

Akuttherapie: Bei kardialer Dekompensation (z. B. bei zu schneller Überleitung, Hypotension oder Stauungssymptomen) wird die Antikoagulation mit unfraktioniertem Heparin (aPTT: 1,5–2-fach) oder – einfacher – mit gewichtsadaptierter Dosis eines niedermolekularen Heparins eingeleitet und dann unter Kurznarkose elektrisch mit 100–360 J kardiovertiert.

Ein neu aufgetretenes Vorhofflimmern konvertiert oft spontan binnen 48 h.

Langzeittherapie: Man unterscheidet 2 gleichwertige Therapieansätze:

- Rhythmuskontrolle, d. h. Wiederherstellen und Stabilisieren eines Sinusrhythmus
- Frequenzkontrolle, d. h. Verhindern längerfristiger hoher Überleitungsfrequenzen.

Daneben sollte als Basis eine Thromboembolieprophylaxe betrieben werden.

Eine **Rhythmisierung** erscheint sinnvoller bei ausgeprägter Symptomatik und geringem Rezidivrisiko (VHF erst seit Kurzem, Vorhöfe nicht dilatiert, normale linksventrikuläre Funktion). 3–4 Wochen vor der Kardioversion sollte mit der oralen **Antikoagulation** begonnen werden (Ziel-INR: 2,0–3,0). Alternativ kann auch in der transösophagealen Echokardiografie ein Thrombus ausgeschlossen werden, dann ist nach der Gabe eines Heparinbolus auch eine sofortige Kardioversion möglich. Die orale Antikoagulation sollte mindestens 4 Wochen nach jeder Rhythmisierung aufrechterhalten werden. Mithilfe des **CHA_2DS_2-VASc-Score** (s. u.) und abhängig vom kardiovaskulären Risiko des Patienten kann abgeschätzt werden, ob eine dauerhafte Antikoagulation indiziert ist: Die dauerhafte Prophylaxe erfolgt gemäß aktuellen Leitlinien mit den sog. **neuen Antikoagulanzien** (s. u., „First-Line-Therapie"), **Cumarine** sind Mittel der ersten Wahl, wenn die neuen oralen Antikoagulanzien kontraindiziert sind (z. B. bei Patienten mit künstlichen Herzklappen). Die **elektrische Kardioversion** wird unter Kurznarkose mit 100–360 J synchron zur R-Zacke durchgeführt und hat eine primäre Erfolgsrate von 95 %. Ohne medikamentöse antiarrhythmische Prophylaxe bleiben ca. 25 % der Patienten 12 Monate rezidivfrei.

Durch eine **prophylaktische** bzw. begleitende **antiarrhythmische Therapie** kann versucht werden, den Sinusrhythmus wiederherzustellen bzw. zu erhalten. Generell werden hierfür **β-Blocker** verwendet, bei herzgesunden Patienten sind darüber hinaus **Flecainid**, **Propafenon** sowie mit Einschränkungen **Sotalol** und **Dronedarone** geeignet. Bei begleitenden strukturellen Herzerkrankungen können **Dronedarone** (nicht bei Herzinsuffizienz!) oder **Amiodaron** verabreicht werden.

Eine reine **Frequenzkontrolle** empfiehlt sich bei Patienten mit geringen Beschwerden und einem hohen Rezidivrisiko (VHF seit > 6 Monaten, dilatierter Vorhof, schwere Herzinsuffizienz). Kammerfrequenzen in Ruhe von 60–80/min sowie bis zu 120/min unter mäßiger Belastung werden angestrebt. Frequenzsenkend wirken **β-Blocker** (z. B. Meto-, Bisoprolol) und **Digoxin** sowie **Kalziumantagonisten** (z. B. Diltiazem, Verapamil). **Cave:** Diltiazem, Verapamil und Digoxin sind bei WPW-Syndrom mit VHF kontraindiziert, da sie durch Verkürzung der Refraktärzeit des Bündels und das Bremsen des AV-Knotens die unkontrollierte Leitung über das akzessorische Bündel begünstigen. Als Reservemedikament bietet sich **Amiodaron** an (insbesondere bei Patienten mit schwerer kardialer Insuffizienz), allerdings mit großem Nebenwirkungsprofil bei der Langzeitanwendung.

Zur Thromboembolieprophylaxe ist bei entsprechendem Risiko eine permanente **Antikoagulation** mit einem Vitamin-K-Antagonisten wie **Phenprocoumon** oder Warfarin notwendig. Der **INR**-Zielwert liegt bei 2,0–3,0. Unter Berücksichtigung der Kontraindikationen sind die neuen Antikoagulanzien wie der direkte Thrombininhibitor Dabigatran oder die oralen Anti-Faktor-Xa-Antagonisten Rivaroxaban, Apixaban und Edoxaban gemäß aktuellen Leitlinien Mittel der ersten Wahl zur dauerhaften Antikoagulation.

Thrombozytenaggregationshemmer wie Acetylsalicylsäure sind zur Thromboembolieprophylaxe **nicht empfohlen**. CHA_2DS_2-VASc-Score:

Das thromboembolische Risiko kann mithilfe des CHA_2DS_2-VASc-Scores abgeschätzt werden, in den die Faktoren **C**ongestive heart failure (Herzinsuffizienz), **H**ypertonie, **A**lter (≥ 75 Jahre), **D**iabetes, **S**troke, **V**ascular Disease, **A**lter (65–74 Jahre) und das weibliche Geschlecht (sex category: **Sc**) einfließen. Die Faktoren Alter (≥ 75 Jahre) und Stroke bekommen 2 Punkte (S_2), die übrigen 1 Punkt. Bei einem Score ≥ 2 Punkten (Männer) bzw. ≥ 3 Punkten (Frauen) ist in Abwesenheit von Kontraindikationen eine Antikoagulation indiziert. Bei 1 Punkt (Männer) bzw. 2 Punkten (Frauen) erfolgt eine individuelle Risikoabwägung (je nach Schlaganfallrisiko, Blutungsrisiko und Patientenwunsch). Vereinfacht gesagt ergibt sich die Schlussfolgerung, dass nur „gesunde" Menschen, also Patienten ohne strukturelle Herzerkrankung und < 65 Jahren, nicht antikoaguliert zu werden brauchen. Eine orale Antikoagulation senkt v. a. auch im hohen Lebensalter das Risiko thromboembolischer Ereignisse.

Invasive Verfahren: In bestimmten Fällen ist auch ein interventionelles oder selten chirurgisches Eingreifen möglich:

- **Katheterablationsverfahren:** Ablation der Pulmonalvenen mittels Kälteballon oder Radiofrequenzverfahren. Indikationen sind jüngere Patienten mit ausgeprägten Beschwerden insbesondere bei paroxysmalen VHF. Bei Vorliegen struktureller Veränderungen des linken Vorhofes muss dieses Verfahren zur Erhöhung der Erfolgsaussichten mit intratrialen Prozeduren (sog. Box-Lesions) kombiniert werden. Die Katheterablation ist lediglich eine Maßnahme zur Symptomkontrolle und behebt die Problematik des Vorhofflimmerns i. d. R. nicht dauerhaft („einmal Vorhofflimmern – immer Vorhofflimmern"). Daher ist die Indikation zur dauerhaften Antikoagulation nicht von der Durchführung einer Ablation, sondern vom thromboembolischen Grundrisiko (CHADS 2VASc-Score) abhängig zu machen.
- **Maze-Prozedur:** Indikationen: chronisches oder chronisch-intermittierendes VF mit hämodynamischer Auswirkung und Neigung zur Embolisation, fehlendes Ansprechen auf die medikamentöse Therapie oder Kardioversion. Insbesondere dann sinnvoll, wenn ohnehin ein herzchirurgischer Eingriff (Bypass-OP, Klappenersatz etc.) durchgeführt wird. Ein chirurgischer Eingriff nur zur Rhythmusbehandlung ist eine Rarität.

OP-TECHNIK

Vorgehen bei Maze-Prozedur: Zugang über eine mediane Sternotomie oder rechte anterolaterale Thorakotomie, Anschluss an die Herz-Lungen-Maschine; danach setzt man entlang der Erregungsbahn zwischen Vorhof und Kammer multiple Inzisionen, die die Erregungsausbreitung entlang einer Bahn schienen sollen (→ Erregungsfront stößt seitlich immer auf eine narbige Barriere). Das moderne Maze-Verfahren (engl. maze = Irrgarten, Labyrinth) kann auch mit kryoablativen Geräten durchgeführt werden, wodurch die Rekonvaleszenzphase verkürzt werden kann. Grund für diese Bezeichnung sind die vielfältigen Inzisionen, die gesetzt werden.

98 % der Patienten sind nach Maze-Prozedur wieder atrioventrikulär synchronisiert. Allerdings wird bei einigen Patienten eine Schrittmacherimplantation notwendig, da es intraoperativ zu Sinusknotenläsionen kommen kann (häufig bestehen bereits präoperativ Sinusknotendysfunktionen). 75 % der Patienten weisen bei Entlassung einen Sinusrhythmus auf, 90 % nach 3 Monaten.

LERNTIPP !

Der interventionelle Verschluss eines persistierenden Foramen ovale (Loch im Vorhofseptum) hat keinen therapeutischen Effekt auf das Thromboembolierisiko bei Vorhofflimmern. Der Eingriff verhindert nicht, dass Thromben im linken Vorhof in das arterielle System ausgeschwemmt werden.

PRÜFUNGSHIGHLIGHTS

Vorhofflimmern

- ! **Ätiologie:** u. a. bei Mitralklappenvitium, Myokarditis und Lungenembolie
- ! **Klinik:** u. a. Schwindel und Synkopen
- ! **Thromben** bilden sich bei Vorhofflimmern meist im linken Herzohr.
- ! Bei Vorhofflimmern ist das Thromboembolierisiko erhöht. In 80 % der Fälle sind zerebrale Arterien betroffen (→ **ischämischer Insult**); diagnostisch ist in diesen Fällen eine cCT durchzuführen.
- !!! **EKG-Befund:** Flimmerwellen, unterschiedlich lange RR-Intervalle
- ! Vorübergehende **Sehstörungen** können Ausdruck einer zerebralen **Thromboembolie** sein.
- !! Ursachenabklärung: Kontrolle der Schilddrüsenfunktion anhand des **basalen TSH-Wertes**
- **Therapie:**
  - ! Thrombozytenaggregationshemmer wie **Acetylsalicylsäure** sind zur Thromboembolieprophylaxe bei Vorhofflimmern **nicht empfohlen**.
  - ! **Apixaban** ist bei Rezidiven thromboembolischer Ereignisse unter Antikoagulation mit einem Vitamin-K-Antagonisten indiziert.
  - ! Vor jedem medikamentösen oder elektrischen **Kardioversionsversuch** müssen therapierbare Ursachen (z. B. Hyperthyreose) behandelt und das Vorhandensein eines **Vorhofthrombus echokardiografisch (TEE) ausgeschlossen** werden.
  - ! Akuttherapie: **Kardioversion**
  - ! Die reine Frequenzkontrolle ist v. a. beim seit mehreren Jahren konstanten VHF sinnvoll. Eine elektrische oder medikamentöse Kardioversion würde in diesem Fall eine Kontraindikation darstellen.
  - !!! Die Herzfrequenz wird mittels **Digoxin** und **β-Blockern**, evtl. auch Verapamil gesenkt. Eine weitere wichtige Maßnahme ist die **dauerhafte orale Antikoagulation** mit Vitamin-K- oder Anti-Faktor-Xa-Antagonisten (z. B. Rivaroxaban). Deren Wirkung wird mittels INR beurteilt. Ziel-INR ist 2–3.
  - ! **Antiarrhythmika der Klasse Ic** kommen zur Rhythmuskontrolle nur bei ansonsten herzgesunden Patienten zum Einsatz.
  - ! Nach erfolgreicher Kardioversion sollte eine medikamentöse antiarrhythmische Therapie zur Rezidivprophylaxe eingeleitet werden.
- !! **CHA_2DS_2**-VASc-Score: **Risikofaktoren**.

3.3.5 Reentry-Tachykardien

AV-Knoten- und AV-Reentry-Tachykardien werden auch als paroxysmale supraventrikuläre Tachykardien (PSVT) bezeichnet.

AV-Knoten-Reentry-Tachykardie

DEFINITION Paroxysmale Tachykardie infolge eines Reentrys im AV-Knoten mit Frequenzen von 150–250/min.

Epidemiologie: Sie ist die häufigste Form der paroxysmalen supraventrikulären Tachykardie und betrifft vorwiegend Patienten ohne organische Herzerkrankung. Frauen (30.–50. Lebensjahr) sind doppelt so häufig wie Männer betroffen.

Ätiopathogenese: Ursache für die Tachykardie sind kreisende Erregungen im AV-Knoten. Diese entstehen, wenn innerhalb des AV-Knotens Regionen mit unterschiedlichen Leitungsgeschwindigkeiten und Refraktärzeiten vorliegen.

Man unterscheidet ein schnell leitendes Areal von mehreren langsam leitenden Bereichen. Bei der **typischen AV-Reentry-Tachykardie** läuft die retrograde Erregung der Vorhöfe über die schnelle Bahn und die antegrade Erregungswelle über die langsame (sog. „Slow-Fast-Typ", > 90 %). Die **atypische Form** ist durch umgekehrte Leitungsverhältnisse charakterisiert („Fast-Slow" oder „Slow-Slow").

Klinik: Palpitationen und Herzjagen treten plötzlich auf und können Minuten bis Stunden (oder auch länger) anhalten, ehe sich meist spontan wieder ein Sinusrhythmus einstellt. Weitere Symptome sind Schwindel, Dyspnoe, Thoraxschmerz und Synkopen.

Diagnostik: Im EKG (Abb. 3.11) ist der **QRS-Komplex schmal**, aber normal konfiguriert (**Cave:** Schenkelblock bei aberrierender Leitungsbahn). Die R-R-Abstände sind regelmäßig. Die **P-Welle** ist abhängig von den Leitungsgeschwindigkeiten sichtbar oder nicht. Bei der **typischen Form** ist sie infolge der schnellen retrograden Überleitung i. d. R. im QRS-Komplex versteckt. Bei der **atypischen Form** zeigen sich die P-Wellen jedoch zwischen den QRS-Komplexen (PR < RP-Intervall) und sind negativ in den Ableitungen II, III und aVF. Differenzialdiagnostisch müssen v. a. retrograd leitende akzessorische Bündel sowie eine ektope atriale Tachykardie ausgeschlossen werden.

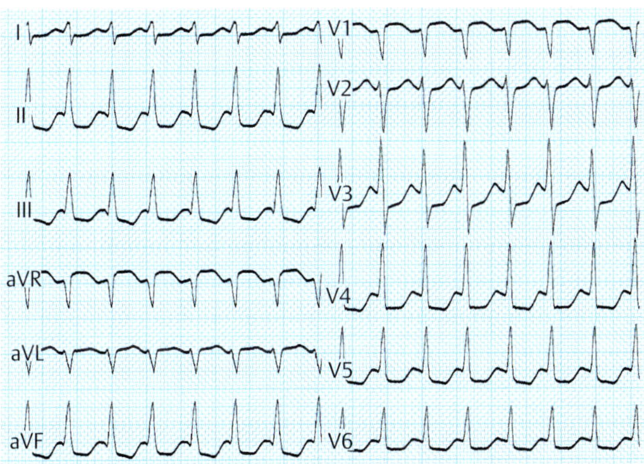

Abb. 3.11 **EKG-Befund bei AV-Knoten-Reentry-Tachykardie.** Schmale QRS-Komplexe bei regelmäßigen RR-Intervallen. Man erkennt keine P-Wellen mehr. Die ST-Strecken-Senkungen in den Ableitungen II, III, aVF und V_4–V_6 sind durch die Tachykardie verursacht. [aus Hamm, Willems, Checkliste EKG, Thieme, 2014]

LERNTIPP !

Vergleichen Sie diesen EKG-Befund auch mit einer ventrikulären Tachykardie (breite, plumpe QRS-Komplexe) und ventrikulären Extrasystolen. Es kann sein, dass Sie im Examen verschiedene Tachykardieformen auf dem EKG-Bild erkennen müssen!

Therapie und Prognose: Zur notfallmäßigen **Akuttherapie** bei hämodynamischer Instabilität ist eine sofortige Kardioversion indiziert. Mittels vagaler Manöver (Valsalva-Pressversuch, Karotissinus-Massage, eiskaltes Wasser trinken) kann versucht werden, durch eine vorübergehende Blockade des AV-Knotens die Tachykardie zu terminieren.

Pharmakotherapeutische Maßnahmen sind:
- Adenosin: blockiert kurzfristig den AV-Knoten → Therapie der Wahl
- Kalziumantagonisten (Diltiazem, Verapamil)
- β-Blocker (z. B. Esmolol oder Metoprolol)
- Antiarrhythmika wie z. B. Ajmalin.

Bei immer wiederkehrenden Beschwerden und entsprechendem Leidensdruck sollte eine Katheterablation (AV-Knoten-Modifikation mit selektiver Ablation der zusätzlichen Bahn) in Betracht gezogen werden, um den Erregungskreislauf dauerhaft zu unterbrechen. Die Erfolgsaussichten sind sehr gut (98 % der Betroffenen haben nie wieder Attacken). Eine mögliche Nebenwirkung ist allerdings ein kompletter AV-Block mit Schrittmacherpflicht (< 1 %).

PRÜFUNGSHIGHLIGHTS ✘

- ! **Klinik** und **EKG-Befund** bei AV-Knoten-Reentry-Tachykardie
- ! **Adenosin** i. v. kann therapeutisch eingesetzt werden.

Präexzitationssyndrom und atrioventrikuläre Reentry-Tachykardie (AVRT)

DEFINITION Vorhandensein zusätzlicher Leitungsbahnen zwischen Vorhof und Kammer, die eine höhere Leitungsgeschwindigkeit und eine kürzere Refraktärzeit als der AV-Knoten aufweisen und zur vorzeitigen Erregung der Herzkammern führen.

Einteilung:
- **Wolff-Parkinson-White-Syndrom (WPW):** Verbindung des Vorhofs mit dem rechten (Typ 1) oder linken (Typ 2) Ventrikel über das sog. Kent-Bündel. Es kommt zur antegraden Erregungsleitung und zur Stimulation des Ventrikels (im EKG als δ-Welle sichtbar).
- **Lown-Ganong-Levine-Syndrom (LGL):** Verbindung von Vorhof und distalem AV-Knoten über das sog. James-Bündel. Typisch sind ein kurzes RR-Intervall, normale QRS-Komplexe und paroxysmale supraventrikuläre Tachykardien.
- **Mahaim-Syndrom:** Verbindung des rechten Vorhofs zum rechten Ventrikel über den rechten Tawara-Schenkel (sog. Mahaim-Bündel) mit ausschließlich antegrader Leitung. Es entstehen AV-Reentry-Tachykardien (AVRT). Der QRS-Komplex ist linksschenkelblockartig konfiguriert.

Epidemiologie: Inzidenz des WPW-Syndroms 3/1000. Erstmanifestation gehäuft zwischen dem 20. und 30. Lebensjahr, meist bei Herzgesunden.

Ätiopathogenese: Akzessorische Leitungsbahnen sind i. d. R. angeborene Brücken aus Myozyten, die die Entwicklung von Kreiserregungen begünstigen. Sie besitzen im Gegensatz zum AV-Knoten keine frequenzfilternden und erregungsverzögernden Eigenschaften (**Cave:** gefährlich bei Vorhofflimmern).

Bei Sinusrhythmus wird die elektrische Erregung ganz normal über den AV-Knoten und über die zusätzliche Leitungsbahn zur Kammer geleitet. Da der Impuls über die akzessorische Leitungsbahn schneller läuft, werden Teile des Myokards vorzeitig depolarisiert. Dies wird im EKG als breiter QRS-Komplex mit δ-Welle sichtbar und führt zu einer formalen Verkürzung der PQ-Zeit auf Werte < 0,12 s. Treten Kreiserregungen auf, verschwindet die δ-Welle.

Entstehung von Kreiserregungen bei akzessorischen Leitungsbahnen: Die Erregungswelle kann auf 2 Wegen zur Kammer übergeleitet werden (**Abb. 3.12**). Im Falle einer **orthodromen Reentry-Tachykardie** durchläuft sie zuerst den AV-Knoten in gewohnter Weise und wird anschließend retrograd über die akzessorische Bahn zu den Vorhöfen geleitet. Diese werden zumeist von unten nach oben depolarisiert, was als negative P-Welle in den inferioren Ableitungen (II, III, aVF) erkennbar wird. Es kommt nicht zur Präexzitation (keine δ-Welle). Der **QRS-Komplex** ist i. d. R. **schmal** und zeigt die normale Ventrikelerregung.

Bei einer **antidromen Reentry-Tachykardie** werden die Ventrikel antegrad über die akzessorische Bahn und retrograd über den AV-Knoten erregt. Das EKG zeigt einen deformierten, verbreiterten Kammerkomplex.

Klinik: Bei normalem Sinusrhythmus zeigen sich keine Beschwerden. Typischerweise beginnt und endet die Tachykardie **abrupt**, die Symptome sind abhängig von der Überleitungsfrequenz und reichen von Palpitationen über Schwindel, Dyspnoe und Angina-pectoris-Beschwerden bis hin zum plötzlichen Herztod (Risiko bei WPW-Syndrom ca. 0,6 %, insbesondere ausgelöst durch Vorhofflimmern). **Vorhofflimmern** ist potenziell lebensbedrohlich für Patienten mit WPW-Syndrom, da die Erregung extrem schnell auf die Kammern übergeleitet wird und damit ein Kammerflimmern ausgelöst werden kann. Im EKG zeigt sich die schnelle Überleitung als sog. „FBI-Tachykardie" (fast, broad, irregular = schnell, breit, unregelmäßig).

Diagnostik: Im Ruhe-EKG ist beim **WPW-Syndrom bei Sinusrhythmus** zu Beginn des QRS-Komplexes **eine δ-Welle** (träger R-Anstieg) als Ausdruck der vorzeitigen Ventrikelerregung erkennbar (**Abb. 3.13**). Dadurch verkürzt sich die PQ-Zeit etwas (< 0,12 s). Beim **LGL-Syndrom** wird der AV-Knoten teilweise oder komplett überbrückt; die PQ-Zeit ist verkürzt. Beim **Mahaim-Syndrom** ist die PQ-Zeit normal. Der QRS-Komplex ist durch die verfrühte Erregung des rechten Faszikels linksschenkelblockartig verformt. Aufgrund der veränderten Erregungsausbreitung kann sich auch die Erregungsrückbildung (ST-Stecke) etwas anders darstellen (T-Welle ist gegensätzlich zur δ-Welle gerichtet) und darf nicht als Ischämie-Zeichen gewertet werden.

Zur genauen Diagnostik und Risikoeinschätzung dient die elektrophysiologische Untersuchung.

LERNTIPP !

Denken Sie an Präexzitationssyndrome bei folgender Konstellation: jüngerer Patient, abrupt beginnende und endende Tachykardie sowie δ-Welle mit verkürzter PQ-Zeit.

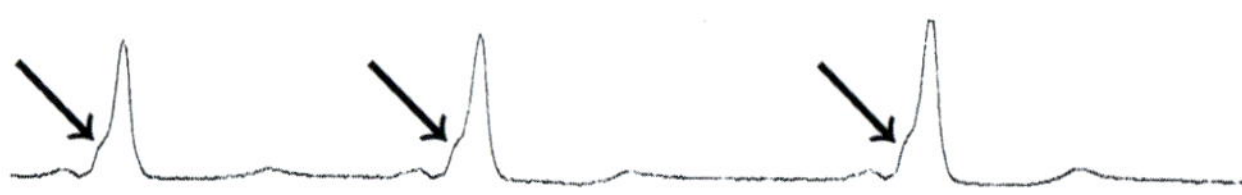

Abb. 3.13 **δ-Welle bei WPW-Syndrom.** [aus Baenkler et al., Kurzlehrbuch Innere Medizin, Thieme, 2015]

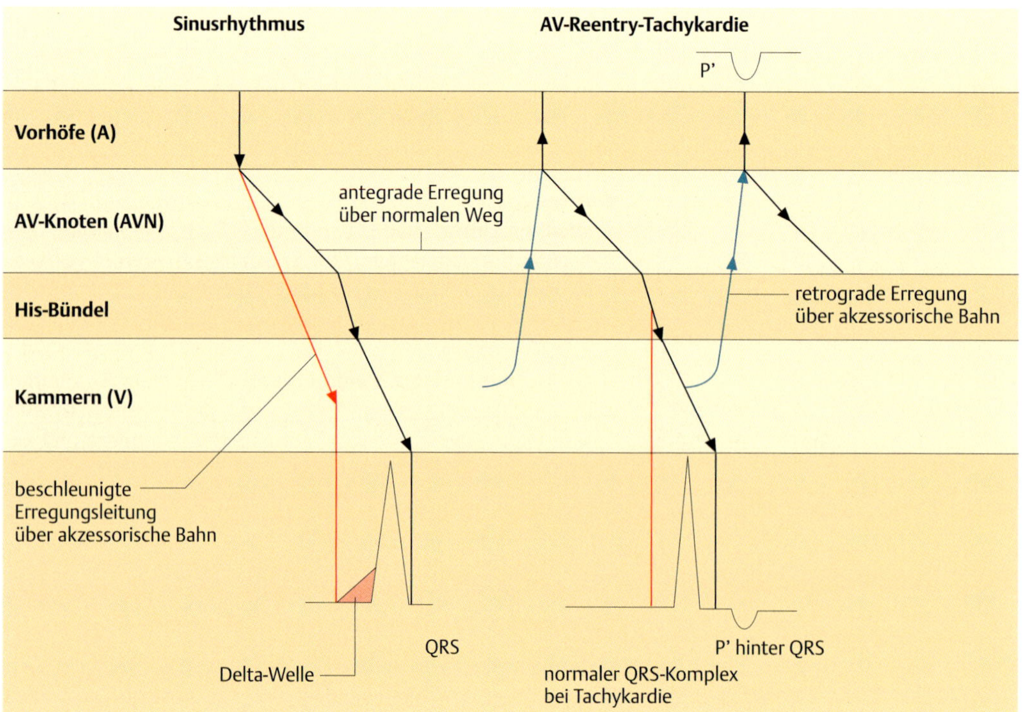

Abb. 3.12 **Akzessorische Leitungsbahn.** Bei vorzeitiger Erregung des Kammermyokards über eine akzessorische Leitungsbahn findet sich bei Sinusrhythmus zu Beginn des QRS-Komplexes eine δ-Welle. Bei AV-Reentry-Tachykardie fehlt diese. [aus Greten, Rinninger, Greten, Innere Medizin, Thieme, 2010]

Therapie und Prognose: Die orthodrome Form der Reentry-Tachykardie (> 80 %) wird mit Karotissinusmassage, Adenosin, Kalziumantagonisten (Verapamil, Diltiazem) oder β-Blockern behandelt, da hierdurch die Leitung im AV-Knoten unterbrochen werden kann. Substanzen, die die Leitungsgeschwindigkeit der akzessorischen Bahn verlangsamen, wie beispielsweise Ajmalin, Flecainid, Propafenon und Amiodaron, sind vorwiegend zur Prophylaxe geeignet, wobei die Katheterablation aufgrund ihrer hohen Erfolgsrate einer dauerhaften medikamentösen Therapie eindeutig vorzuziehen ist.

PRAXIS **Cave:** Digitalis, Verapamil, Diltiazem und β-Blocker sind nicht zur Prophylaxe geeignet, da sie z. T. die Refraktärzeit des Bündels verkürzen, was insbesondere bei Vorhofflimmern zu bedrohlich hohen Kammerfrequenzen führen kann.

Bei gehäuften Tachykardien, ausgeprägter Symptomatik und Vorhofflimmern ist die Katheterablation Therapie der Wahl. Ihre Erfolgsrate ist hoch (98 %).

PRÜFUNGSHIGHLIGHTS

– !! Gefragt wird v. a. der **EKG-Befund**.

3.3.6 Fokale atriale Tachykardie

DEFINITION Bei der fokalen atrialen Tachykardie (FAT) sind ein oder mehrere ektope Foci außerhalb des Sinusknotens für die Vorhofdepolarisation verantwortlich.

Ätiologie: Ursache ist meist eine Dilatation der Vorhöfe, z. B. bei KHK, Herzinsuffizienz, Vitien, Kardiomyopathien oder einer (pulmonal-)arteriellen Hypertonie.

Klinik: Die Symptome richten sich nach der Herzfrequenz, schnelle Tachykardien können Palpitationen, Schwindel und eine kardiale Dekompensation auslösen.

Diagnostik: Im EKG erkennt man mehr oder weniger gleichförmige (unifokal) oder polymorphe P-Wellen mit einer gleichmäßigen bis wechselnden Überleitung und Kammerfrequenzen von 150–200/min. Form und Vektor der P-Wellen lassen auf die Lokalisation des Fokus schließen.

Mithilfe der elektrophysiologischen Untersuchung lassen sich Mechanismus und Lokalisation der Tachykardie genau bestimmen.

Therapie: Zur Akutbehandlung werden β-Blocker, Kalziumantagonisten und Digitalis verabreicht, die die AV-Knoten-Überleitung verlangsamen. Diese Substanzen können zur dauerhaften Frequenzkontrolle verwendet werden. Amiodaron unterdrückt hingegen die ektope Reizbildung.

Alternativ stehen elektrische Kardioversion (hohe Rezidivrate) oder die Katheterablation zur Verfügung.

3.3.7 Junktionale ektope Tachykardie

Die junktionale ektope Tachykardie (JET) tritt fast ausschließlich bei Kleinkindern auf und ist mit organischen Herzerkrankungen oder kürzlich vorangegangenen Herzoperationen assoziiert. Der Fokus ist im Bereich des AV-Knotens lokalisiert und verursacht Tachykardiefrequenzen von ≤ 250/min. Soweit möglich ist eine kausale Therapie anzustreben.

3.3.8 Ventrikuläre Extrasystolie

DEFINITION Verfrüht einfallende Erregungen, die unterhalb der Bifurkation des His-Bündels entstehen.

Einteilung: Entstammen die ventrikulären Extrasystolen (VES) demselben ektopen Herd, spricht man von monotopen und damit meist **monomorphen** Extrasystolen (gleichgestaltete QRS-Komplexe), bei jeweils verschiedenen Herden von **polymorphen VES**. Eine **2:1-Extrasystolie** bezeichnet die regelmäßige Folge von 2 Normalschlägen und einer Extrasystole. Bei einem **Bigeminus** folgt jedem Normalschlag 1 ES, bei einem **Trigeminus** folgen einem Normalschlag 2 ES, bei einem Quadrigeminus 3 ES. Als **Parasystolie** bezeichnet man 2 Rhythmen, die simultan unabhängig voneinander schlagen: der Sinusrhythmus und ein ektoper, meist langsamerer Rhythmus. **Couplets** sind paarweise auftretende Extrasystolen, Triplets 3 direkt hintereinander auftretende und **Salven** mindestens 3 direkt hintereinander auftretende Extrasystolen.

Die **Tab. 3.2** hat keinen großen prognostischen Wert. Insbesondere das prognostisch bedeutsame Auftreten ventrikulärer Tachykardien bleibt in der Klassifikation unberücksichtigt.

LERNTIPP !

Sie müssen die verschiedenen VES-Formen im EKG-Bild erkennen können (**Abb. 3.14**). Am besten nehmen Sie sich noch mal kurz ein EKG-Buch zur Hand und schauen sich explizit Befunde an, die VES enthalten. Achten Sie dabei v. a. auf den Zusammenhang von Extrasystole und Normalschlag. Treten ≥ 3 VES direkt hintereinander auf, spricht man von Salven.

Ätiopathogenese: VES können auch bei herzgesunden Patienten auftreten. Sie sind harmlos und müssen nicht behandelt werden. Gefährlich sind v. a. VES, die mit einer organischen Herzerkrankung (v. a. akuter Myokardinfarkt oder fortgeschrittene Herzinsuffizienz) verbunden sind. Bei diesen Patienten ist, besonders bei wiederholt vorkommenden VES, das Risiko eines plötzlichen Herztods deutlich erhöht. Weitere Ursachen sind Elektrolytstörungen (v. a. Kaliumhaushalt) oder Nebenwirkungen von Medikamenten (z. B. Digitalis).

Der Sinusrhythmus ist meist nicht beeinträchtigt (→ keine retrograde Erregung des Vorhofs). Nach der Extrasystole entsteht eine **kompensatorische Pause,** die vom Patienten wie ein „Herzaussetzer“ wahrgenommen wird (→ die reguläre Sinuserregung trifft auf refraktäres Myokard). Der Abstand zwischen den beiden R-Zacken vor und nach der Extrasystole entspricht dem doppel-

Tab. 3.2 Lown-Klassifikation der VES im 24-h-Langzeit-EKG

	Grad	
einfache VES	0	keine VES
	I	monomorphe VES (< 30/h)
	II	monomorphe VES (> 30/h)
komplexe VES	IIIa	polymorphe VES
	IIIb	ventrikulärer Bigeminus
	IVa	Couplets (2 VES hintereinander)
	IVb	Salven (≥ 3 VES hintereinander)
	V	früh einfallende R/T-VES (R-auf-T-Phänomen)

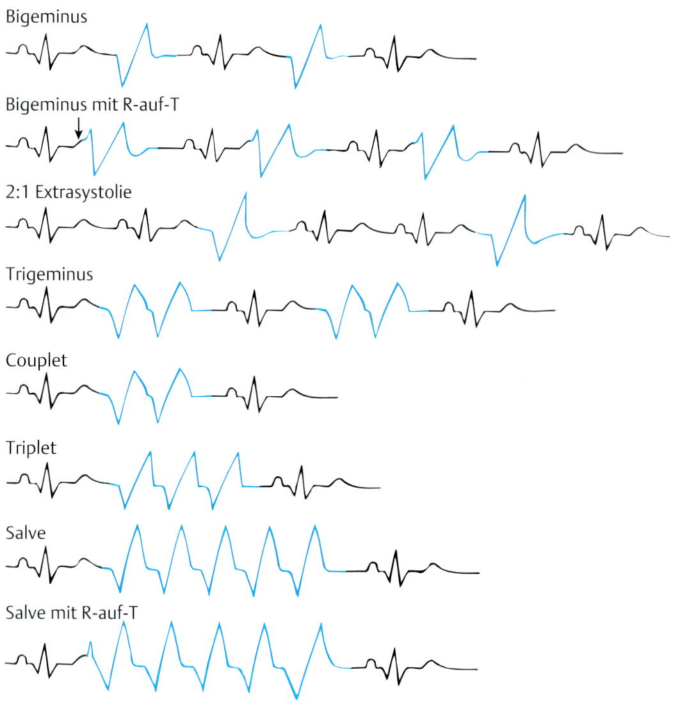

Abb. 3.14 Formen der ventrikulären Extrasystolen. [aus Hamm, Willems, Checkliste EKG, Thieme, 2014]

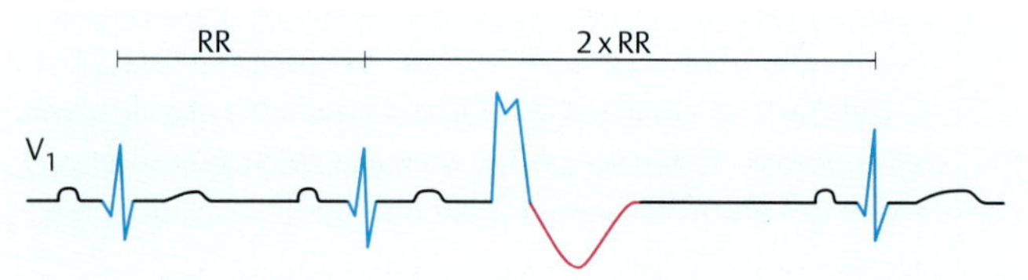

Abb. 3.15 Schematische Darstellung einer linksventrikulären Extrasystole. [aus Schuster, Trappe, EKG-Kurs für Isabel, Thieme, 2017]

ten RR-Intervall von 2 normalen Herzaktionen. Bei Bradykardie kann das Myokard für den nächsten eintreffenden Sinusimpuls hingegen schon wieder erregbar sein.

Klinik: Wie SVES bleiben auch VES häufig asymptomatisch. Die Patienten nehmen häufig ein Herzstolpern oder gesteigertes Herzklopfen wahr. Salven verschlechtern meist die hämodynamische Situation und können zu Schwindelanfällen und Synkopen führen (→ mangelhafter Blutauswurf).

Komplikationen: Die wichtigste Komplikation ist das Kammerflimmern. VES mit sog. **R-auf-T-Phänomen**, also Extrasystolen, die besonders frühzeitig in die vulnerable Phase der T-Welle einfallen, gehen mit einem besonders hohen Risiko eines **Kammerflimmerns** einher (sog. Warnarrhythmien).

Diagnostik: VES sind häufig nur ein Zufallsbefund. Im EKG zeigen sich **verbreiterte QRS-Komplexe ohne vorausgehende P-Welle**. Fällt die nachfolgende regelhafte Erregung in die Refraktärphase des Myokards, kontrahiert dieses nach einer kompensatorischen Pause erst wieder beim darauffolgenden Impuls (Abb. 3.15). Das Schlagvolumen ist dann vergrößert. Aus der Form der QRS-Komplexe in der jeweiligen Ableitung kann auf den Entstehungsort der VES geschlossen werden: z. B. kompletter Linksschenkelblock bei VES aus dem rechten Tawara-Schenkel (Abb. 3.16).

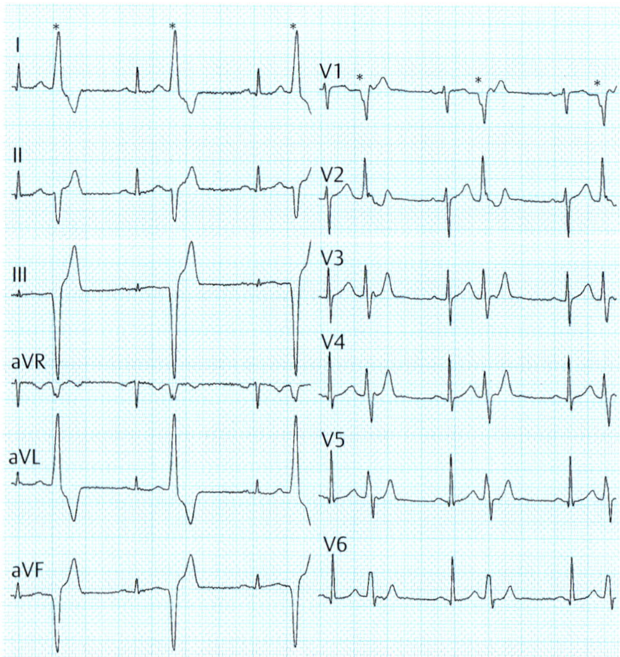

Abb. 3.16 EKG-Befund mit Bigeminus. EKG mit Sinusrhythmus und Indifferenztyp. QRS-Dauer der Normalschläge 80 ms. Die Extrasystolen (*) sind monomorph und stammen aus dem rechten Ventrikel (Linksschenkelblock). [aus Hamm, Willems, Checkliste EKG, Thieme, 2014]

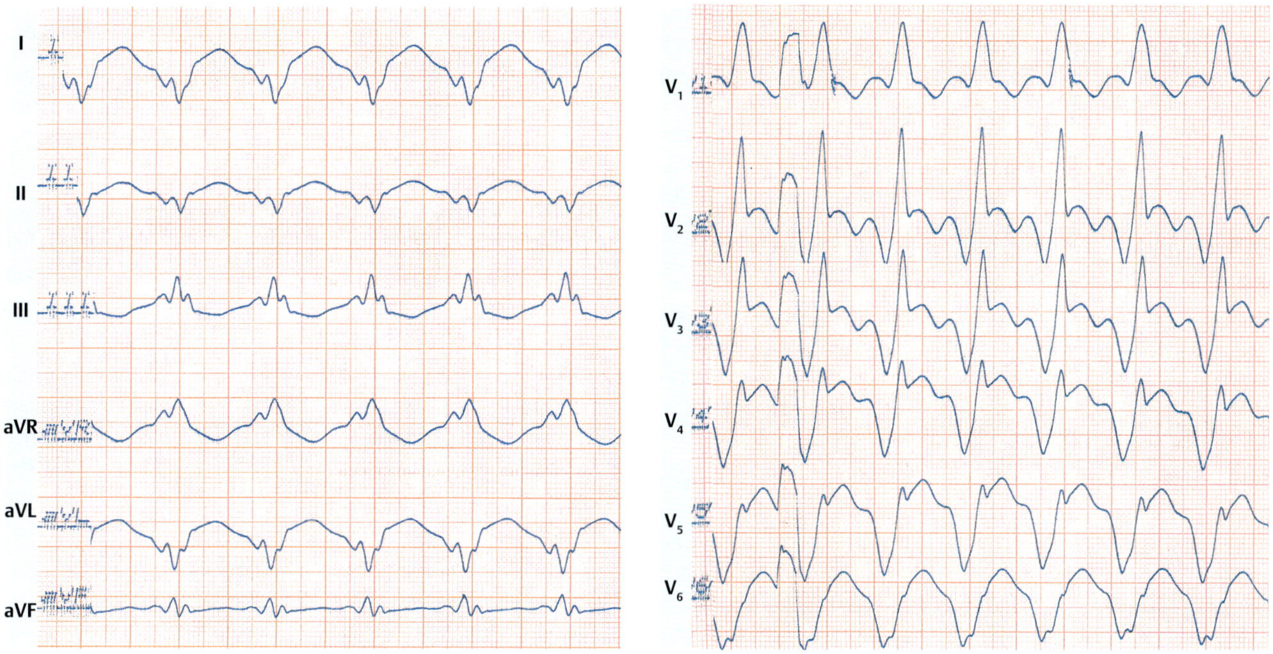

Abb. 3.17 **Idiopathische Kammertachykardie.** Der Ursprung der Tachykardie liegt vermutlich im Bereich des Ausflusstraktes des rechten Ventrikels (→ positive Achse in II, III und aVF sowie negative Achse in V1). [aus Schuster, Trappe, EKG-Kurs für Isabel, Thieme, 2017]

Therapie und Prognose: Beschwerdefreie Patienten bedürfen normalerweise keiner Therapie. Ebenso sind VES bei herzgesunden Patienten meist als harmlos zu erachten. Wichtig ist die Behandlung der Grunderkrankung, v. a. das Überprüfen der Medikation und des Elektrolythaushaltes. Bei erhöhtem Risiko für ein Kammerflimmern ist eine antiarrhythmische Therapie mit β-Blockern manchmal sinnvoll.

PRÜFUNGSHIGHLIGHTS

- ! VES können bei Herzgesunden auftreten und müssen dann nicht behandelt werden.
- **EKG-Befund bei VES**
  - !! Bei ≥ 3 aufeinanderfolgenden VES spricht man von einer Salve.
  - !! Bigeminus: nach jedem Normalschlag 1 ES
  - ! Couplet: 2 VES hintereinander.

3.3.9 Ventrikuläre Tachykardie

DEFINITION Gesteigerte Herzfrequenz > 120/min mit verbreitertem QRS-Komplex (> 0,12 s), deren Ursprung im Kammermyokard liegt und nicht den normalen Weg der Erregungsleitung nimmt.

Einteilung: Morphologisch unterscheidet man eine mono- von einer polymorphen Form, nach dem zeitlichen Verlauf eine nichtanhaltende (≤ 30 s, > 5 VES) von einer anhaltenden (> 30 s) ventrikulären Tachykardie (VT). VT, die ohne eine strukturelle Herzerkrankung auftreten, sind meist prognostisch günstiger (→ seltener Kammerflimmern).

Ätiopathogenese: Meist besteht eine schwere organische Herzerkrankung. Häufige Ursachen sind der Myokardinfarkt, eine KHK, Kardiomyopathien, darunter die seltene arrhythmogene rechtsventrikuläre Kardiomyopathie, ARVC (S. 73), Vitien oder Intoxikationen (z. B. Überdosierung mit Digitalis oder Antiarrhythmika). VT können insbesondere bei gesunden jüngeren Patienten auch idiopathisch auftreten. Bei jüngeren Patienten muss zudem an das angeborene Brugada-Syndrom (→ Na^+-Kanal-Dysfunktion mit polymorphen VT, speziell in der Ruhephase) und das Long-QT-Syndrom gedacht werden.

Klinik: Die VT kann komplett symptomlos bleiben oder aber (häufiger) sich mit Beschwerden wie Palpitationen, Herzrasen, Angina pectoris, Dyspnoe und Synkope bis hin zum plötzlichen Herztod manifestieren.

Diagnostik: Da die VT in der Kammer entsteht, erkennt man im EKG **breite QRS-Komplexe**, die schenkelblockartig deformiert sind, allerdings keine ganz typische Schenkelblockmorphologie aufweisen (biphasische Deformierung bei VT; ein typischer Links- oder Rechtsschenkelblock spricht eher für eine supraventrikuläre Tachykardie mit aberranter Leitung). Bei der monomorphen VT sind die QRS-Komplexe gleichmäßig gestaltet, in Abhängigkeit von der Frequenz ist meist keine isoelektrische Linie zu erkennen (**Abb. 3.17**). Es treten mehr QRS-Komplexe als P-Wellen auf (**AV-Dissoziation**), was die ventrikuläre Tachykardie beweist. Bei langsamer Tachykardie-Frequenz kann eine Erregung aus dem Sinusknoten auf die Kammer übergeleitet werden. Diese ist dann als normaler QRS-Komplex (sog. Capture-Beat) oder als Mischbild aus normalem und schenkelblockartig verändertem QRS-Komplex nachweisbar. Eine nichtanhaltende Tachykardie ist durch > 5 aufeinanderfolgende QRS-Komplexe < 30 s gekennzeichnet.

LERNTIPP

Wieder einmal wird nach dem EKG-Befund gefragt. Beachten Sie die breiten und plumpen QRS-Komplexe.

Differenzialdiagnosen: Verwechslungen mit **supraventrikulären Tachykardien**, die **mit einem Schenkelblock** einhergehen, sind häufig. Zur differenzialdiagnostischen Unterscheidung bietet sich hierzu die Beurteilung der Septumdepolarisation im EKG an (besonders gut in den seitlichen Ableitungen V_1 und V_6 darstellbar). Bei echten Schenkelblöcken sind die QRS-Komplexe triphasisch deformiert, bei ventrikulären Tachykardien biphasisch. Weitere Unterscheidungskriterien sind:

- Bei der VT, die mit einem Rechtsschenkelblock-artig deformiertem QRS-Komplex einhergeht (also wie ein Rechtsschenkelblock erscheint), ist die R-Zacke in V_6 tief (R/S-Relation < 1). Bei supraventrikulären Ursachen findet man dagegen eine R/S-Relation > 1.
- Bei VT mit Linksschenkelblock-artig deformiertem QRS-Komplex sind die R-Zacke (> 0,03 s) sowie der Abstand Anfang R bis Spitze S (> 0,06 s) verbreitert. Im abfallenden Schenkel von S ist zudem eine Einkerbung („Notch") nachweisbar. Bei supraventrikulärem Ursprung fehlt die Einkerbung. Q-Zacken in V_6 sind häufig bei der VT und selten beim LSB.

Therapie: Ventrikuläre Tachykardien sind akut lebensbedrohlich und erfordern eine unverzügliche Therapie. Zur Akuttherapie bei Dekompensation sofortige Herz-Lungen-Wiederbelebung und schnellstmögliche **Kardioversion** mit R-Zacken-synchronisierten Schocks mit 200 J (biphasisch) bis 360 J (monophasisch), ggf. in Kurznarkose. Des Weiteren wird Amiodaron 150–300 mg i. v. verabreicht.

Als Akuttherapie werden bei stabiler Hämodynamik **Ajmalin** oder **Amiodaron** appliziert.

Bei nicht beeinflussbarer Grunderkrankung ist die Therapie der Wahl die Implantation eines **Kardioverter-Defibrillators** (Overdrive-Stimulation → Stimulation der Kammer mit einer höheren Frequenz als jener der Rhythmusstörung; ggf. auch interne Kardioversion).

Prognose: Grundsätzlich ist bei stattgehabter anhaltender VT das Risiko des plötzlichen Herztodes deutlich erhöht, in Abhängigkeit von Kammerfrequenz, Grunderkrankung und Ventrikelfunktion allerdings in unterschiedlicher Ausprägung. Die 2-Jahres-Mortalität kann 30–50 % betragen.

PRÜFUNGSHIGHLIGHTS

Ventrikuläre Tachykardie

- **!** Bei einer nichtanhaltenden ventrikulären Tachykardie treten > 5 VES auf, die < 30 s andauern.

3.3.10 Torsade-de-pointes-Tachykardie, Kammerflattern und Kammerflimmern

Torsade-de-pointes-Tachykardie (TdP)

DEFINITION Sonderform der ventrikulären Tachykardie mit periodischem An- und Abschwellen der QRS-Komplexe (typisches spindelförmiges EKG-Muster) bei einer Frequenz von 200–250/min.

Ätiologie: Die häufigste Ursache ist eine **Verlängerung der QT-Zeit**. Das genetisch bedingte Long-QT-Syndrom wird weiter unten besprochen. Erworbene Ursachen sind beispielsweise Elektrolytstörungen oder die Einnahme von Medikamenten.

Klinik: Die Torsade-de-pointes-Tachykardie tritt typischerweise anfallsartig (z. B. durch Stress ausgelöst) und nur kurz auf. Sie ist eine lebensbedrohliche Herzrhythmusstörung und zeigt sich mit Schwindel und Synkopen (selbstlimitierende TdP) oder – bei Übergang in Kammerflimmern – mit plötzlichem Herztod.

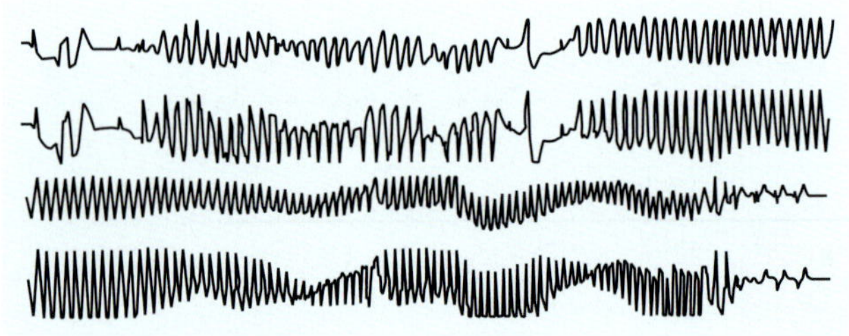

Abb. 3.18 **Torsade-de-pointes-Tachykardie.** [aus Schuster, Trappe, EKG-Kurs für Isabel, Thieme, 2017]

Diagnostik: Die Ausschlaghöhe der Kammerkomplexe nimmt wechselnd zu und ab (**Abb. 3.18**). Vor Beginn der TdP-Tachykardie erkennt man eine Verlängerung der absoluten QT-Zeit auf > 550 ms. Der QRS-Komplex ist verbreitert. Als Zeichen der ungleichmäßigen Repolarisation zeigen sich abnorme T- und U-Wellen.

Therapie: Therapie der Wahl zur Unterbrechung der Tachykardie ist die elektrische atriale Stimulation, da die TdP-Tachykardie in der Regel durch bradykarde Herzfrequenzen getriggert wird. Medikamentös können Mg^{2+}-Sulfat und/oder Orciprenalin appliziert werden. Eine Hypokaliämie sollte korrigiert werden. Im Vordergrund stehen außerdem die Behandlung der Grunderkrankung und ggf. das Absetzen des auslösenden Medikaments. Bei Kammerflimmern ist die sofortige kardiopulmonale Reanimation angezeigt.

Kammerflattern und Kammerflimmern

DEFINITION

- **Kammerflattern:** tachykarde Kammeraktionen mit einer Frequenz von 200–350/min, die aber noch relativ geregelt ablaufen
- **Kammerflimmern (VF):** völlig ungeregelte Ventrikelkontraktionen mit einer Frequenz von 300–500/min.

Ätiopathogenese: Kammerflimmern wird bei reduzierter Flimmerschwelle durch einen ungünstig einfallenden Impuls ausgelöst und tritt sehr häufig in Bereichen von **ischämisch geschädigtem Myokard** auf (bei KHK, Myokardinfarkt). Ebenso begünstigend sind Herzerkrankungen wie eine Myokarditis, eine Kardiomyopathie oder eine schwere Herzinsuffizienz. Andere Auslöser sind **Elektrolytstörungen** (v. a. Hypokaliämie), **Medikamente** (z. B. Antiarrhythmika, Digitalis, Antidepressiva, Makrolid-Antibiotika), **Elektrounfälle** oder primär **elektrische Herzerkrankungen** (Long-QT-Syndrom, Short-QT-Syndrom, Brugada-Syndrom, s. u.).

Long-QT-Syndrom (LQTS): pathologische Verlängerung der frequenzkorrigierten QT-Zeit (QTc, s. u.), die angeboren oder erworben sein kann. Pharmaka führen hauptsächlich durch Verlängerung der Repolarisationszeit (z. B. Sotalol, Chinidin, Erythromycin), aber auch durch direkte Intoxikationen bzw. Blockade des Enzyms Cytochrom-P450 zu einer Verlängerung des QT-Intervalls. Bei der kongenitalen Form kommt es bereits im Kindesalter zu Torsade-de-pointes, Kammerflimmern und plötzlichem Herztod.

Short-QT-Syndrom (SQTS): Verkürzung der QTc-Zeit (< 280 ms) infolge kongenitaler Mutationen des Kaliumkanals mit autosomal-dominantem Erbgang, die zu einer beschleunigten Repolarisation führen. Das Risiko des plötzlichen Herztods ist deutlich erhöht.

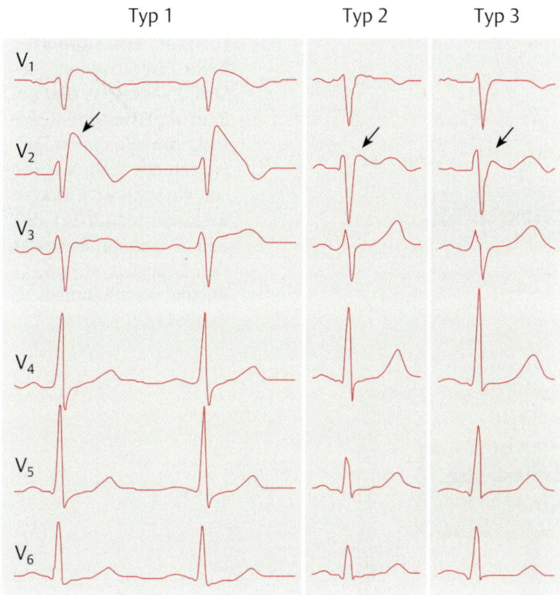

Abb. 3.19 Brugada-Syndrom. Die unterschiedlichen Typen unterscheiden sich in der Form der ST-Strecke (Pfeil). [aus Baenkler et al., Duale Reihe Innere Medizin, Thieme, 2018]

Brugada-Syndrom: Kammerflimmern ohne strukturelle Herzerkrankung (**Abb. 3.19**). In den Ableitungen V_1–V_3 sind ST-Strecken-Hebungen sowie ein Rechtsschenkelblock (komplett oder inkomplett) nachweisbar, die QT-Zeit ist normal. Nach der Morphologie der ST-Veränderung unterscheidet man 3 Formen. Bei einigen Patienten persistieren die EKG-Veränderungen, bei anderen sind sie hingegen nur vorübergehend nachweisbar. Beim verborgenen Brugada-Syndrom lässt sich die charakteristische ST-Strecken-Hebung mittels Gabe eines Natrium-Kanal-Blockers (z. B. Ajmalin) provozieren bzw. verstärken (sog. Ajmalin-Test) und das Brugada-Syndrom dadurch demaskieren. Ursächlich ist eine autosomal-dominant vererbte Mutation des Natriumkanals, die den plötzlichen Herztod begünstigt.

Klinik: Setzt Kammerflimmern ein, tritt innerhalb weniger Sekunden Bewusstlosigkeit auf (funktioneller Kreislaufstillstand), die eine sofortige Reanimation erfordert. Manchmal bestehen Vorzeichen wie Schwindel, Präsynkopen oder retrosternale Schmerzen.

Diagnostik: Im EKG zeigt sich Kammerflattern als hochfrequente ventrikuläre Tachykardie und Kammerflimmern mit grob- bis feinschlägigen Flimmerwellen (**Abb. 3.20**).

Die QT-Zeit muss in Abhängigkeit von der Herzfrequenz betrachtet werden. Die frequenzkorrigierte QT-Zeit (QTc) wird berechnet aus:

$$QTc = \frac{QT[ms]}{\sqrt{RR[ms]}}$$

Therapie und Prognose: Die Therapie des Kammerflimmerns entspricht der Therapie bei Herz-Kreislauf-Stillstand (→ sofortige kardiopulmonale Reanimation, s. u.).

Zur **Langzeitprophylaxe** sollten die Patienten übermäßige körperliche Belastungen meiden. Das LQTS wird zudem mit β-Blockern und Mg^{2+} behandelt. Nach überlebtem Kammerflimmern ist die ICD-Implantation (v. a. bei LQTS, SQTS, Brugada-Syndrom) indiziert. Dadurch kann die Wahrscheinlichkeit des plötzlichen Herztods auf 1–2 % jährlich reduziert werden.

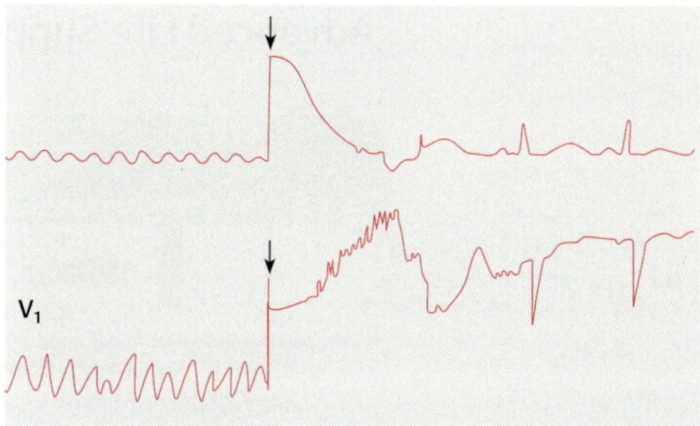

Abb. 3.20 Kammerflimmern. Die Kammeraktionen sind hochfrequent und absolut irregulär, sodass es nicht zur Ventrikelkontraktion und somit zu keinem effektiven Blutauswurf kommt. Die QRS-Komplexe sind nicht abgrenzbar. Der Pfeil zeigt die Defibrillation an, durch die wieder ein normaler Rhythmus in Gang gebracht werden konnte. [aus Baenkler et al., Duale Reihe Innere Medizin, Thieme, 2018]

3.3.11 Herz-Kreislauf-Stillstand, plötzlicher Herztod

DEFINITION Sistieren von Herzfunktion und Blutzirkulation.

Epidemiologie: Die Inzidenz beträgt bei Männern < 40 Jahren 0,04 % und < 80 Jahren 1,4 %. Bei Frauen ist sie etwa halb so groß.

Ätiopathogenese: Ursächlich sind in ca. 80 % d. F. eine KHK bzw. ein Myokardinfarkt, in ca. 15 % eine Kardiomyopathie (v. a. HCM oder ARVC bei Sportlern und jüngeren Patienten), selten eine Aortenstenose, eine entzündliche oder primär elektrische Herzerkrankung (z. B. LQTS, Brugada-Syndrom). Weitere Auslöser sind eine Hypo-/Hyperkaliämie, Intoxikation mit Drogen oder Medikamenten, Lungenembolie oder Hypoxie (z. B. durch Aspiration, zentrale Atemstörung oder Verlegung der Atemwege).

Diagnostik: Zeichen eines Herz-Kreislauf-Stillstandes sind:
- Bewusstlosigkeit
- Atemstillstand
- fehlender Puls
- blasse und kalte Haut.

Therapie: Eine sofortige **kardiopulmonale Reanimation** ist notwendig (**Abb. 3.21**). Jede Minute ohne Reanimation verringert die Überlebenschance um ca. 10 %.
- Bei **Kammerflimmern** und **pulsloser ventrikulärer Tachykardie** wird mit einer Herzdruckmassage gestartet und der Patient schnellstmöglich mit 360 J monophasisch oder 150–200 J biphasisch defibrilliert. Anschließend wird die CPR umgehend für 2 min fortgesetzt. Erst danach prüft man die Position der Elektroden und den Herzrhythmus im EKG. Nach der 3. erfolglosen Defibrillation spritzt man 1 mg Adrenalin i. v. (danach alle 3–5 min i. v.) und 300 mg Amiodaron i. v.
- Ein Patient mit **Asystolie** und **pulsloser elektrischer Aktivität** wird kontinuierlich reanimiert und auch sein EKG-Rhythmus regelmäßig alle 2 min überprüft. Während der CPR erhält der Patient 1 mg Adrenalin alle 3–5 min i. v. Die Gabe von Atropin wird im Rahmen der CPR nicht mehr empfohlen.

LERNPAKET 2

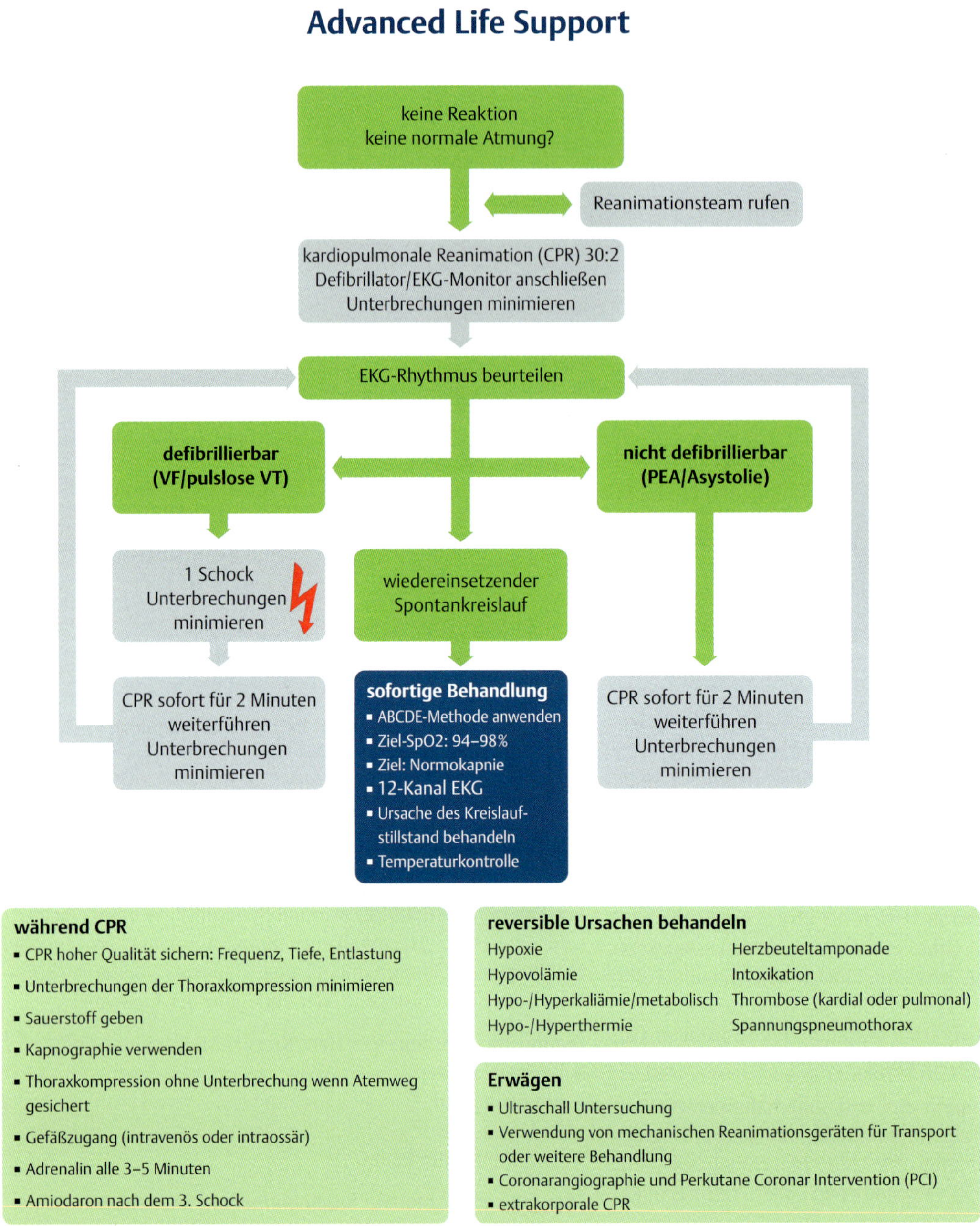

Abb. 3.21 Advanced (Cardiac) Life Support beim Erwachsenen. [aus Soar, J., Nolan, J., Böttiger, B. et al., Erweiterte Reanimationsmaßnahmen für Erwachsene („adult advanced life support"), Notfall Rettungsmed (2015) 18: 770. © German Resuscitation Council (GRC) und Austrian Resuscitation Council (ARC) 2015]

LERNTIPP !

Merken Sie sich die notwendigen Medikamente und Maßnahmen im Rahmen der kardiopulmonalen Reanimation! Sie werden gerne abgefragt. Beachten Sie, dass man nur Patienten mit pulsloser ventrikulärer Tachykardie und Kammerflimmern defibrillieren kann („schockbare Rhythmen"). Bei pulsloser elektrischer Aktivität bringt eine Defibrillation nichts, da die Rhythmuszentren noch funktionieren.

Prognose: Circa ¾ der Patienten mit Kammertachykardien können erfolgreich reanimiert werden, bei nichtkardialer Ursache (Lungenembolie, Blutungen, Beinahe-Ertrinken etc.) ist ca. ⅓ der Reanimationen, bei Kammerflimmern ca. ¼, bei Asystolie und elektromechanischer Entkoppelung < 10 % erfolgreich.

Die Rezidivrate bei primär Überlebenden liegt in den ersten 2 Jahren bei 50 % und kann durch eine **ICD-Implantation** deutlich minimiert werden.

Prognoseverbessernd ist auch die Minimierung von kardialen Risikofaktoren (S. 93).

PRÜFUNGSHIGHLIGHTS

- **kardiopulmonale Reanimation:**
  - !! Defibrilliert werden Patienten mit pulsloser ventrikulärer Tachykardie und Kammerflimmern.
  - ! Biphasische Defibrillation mit 150–200 J bei Herz-Kreislauf-Stillstand.

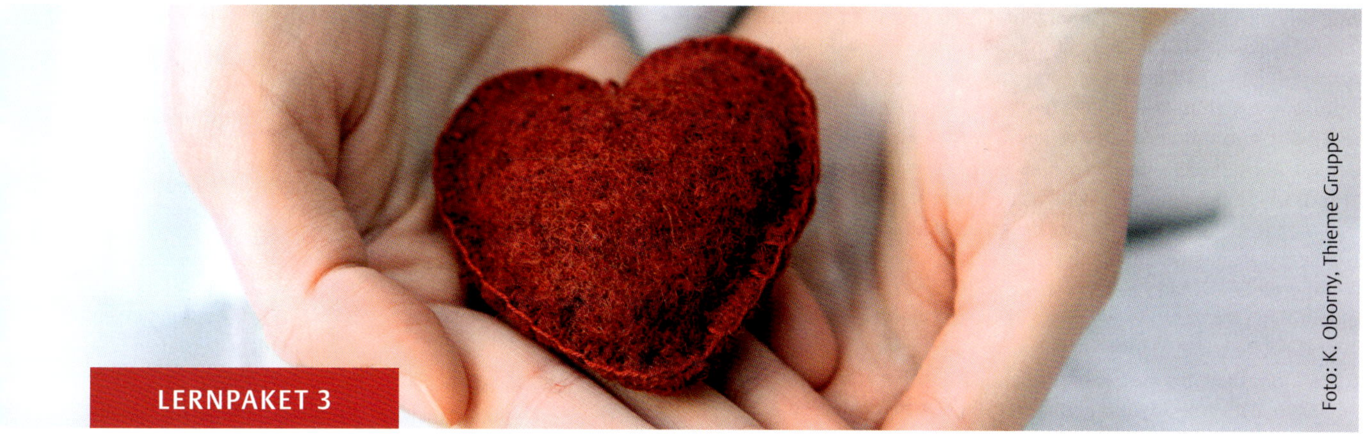

4 Koronare Herzerkrankung (KHK)

4.1 Grundlagen

DEFINITION Die koronare Herzerkrankung bezeichnet die Folgen einer **atherosklerotisch bedingten Stenose der Koronargefäße**, die zu einem Missverhältnis zwischen dem O_2-Bedarf der Herzmuskulatur und dem O_2-Angebot führt (Myokardischämie). Sie verläuft lange asymptomatisch und wird meist erst ab einer Lumeneinschränkung von > 70 % klinisch manifest.

4.1.1 Anatomie

Verantwortlich für die Durchblutung des Herzmuskels sind die beiden Koronargefäße: A. coronaria dextra (RCA) und A. coronaria sinistra (LCA). Die LCA zweigt sich in den Ramus interventricularis anterior (RIVA) und den Ramus circumflexus (RCX) auf.

Nach den Versorgungsgebieten der einzelnen Gefäße unterscheidet man verschiedene Versorgungstypen (**Abb. 4.1**). Am häufigsten ist der **ausgeglichene Typ**, d. h., die linke Koronararterie versorgt die Vorderwand des linken Ventrikels und einen Großteil des Septums und die rechte Koronararterie den rechten Ventrikel mitsamt einem Streifen der linksventrikulären Hinterwand und dem hinteren Teil des Septums. Wesentlich seltener sind der sog. Links- bzw. Rechtsversorgungstyp (jeweils 15 %). Durchblutet werden die Koronararterien vorwiegend in der Diastole.

4.1.2 Einteilung

Die Myokardischämie kann asymptomatisch bleiben (sog. **stumme Ischämie**) oder sich äußern als
- Angina pectoris
- Myokardinfarkt
- Herzinsuffizienz
- Herzrhythmusstörungen bis hin zum plötzlichen Herztod.

Nach der **Anzahl der stenosierten Hauptkoronargefäße** (s. o.) unterscheidet man Ein-, Zwei- oder Drei-Gefäß-Erkrankungen.

4.1.3 Epidemiologie

Die KHK ist die häufigste Todesursache in der westlichen Welt. Die Langzeitprävalenz beträgt 30 % für Männer und 15 % für Frauen. Frauen erkranken typischerweise gehäuft ab dem 5. Lebensjahrzehnt (Abnahme der protektiven Östrogenwirkung). Die Trends, Ursachen und Risikofaktoren der koronaren Herzkrankheit werden in einer multizentrischen internationalen Studie erfasst (MONICA-Studie: „**moni**toring of trends and determinants of **ca**rdiovascular diseases").

4.1.4 Ätiopathogenese

Die Hauptursache einer KHK ist die atherosklerotisch bedingte Verengung der großen Koronargefäße (**Makroangiopathie**), die zunächst v. a. mit einer eingeschränkten Durchblutung der endo-

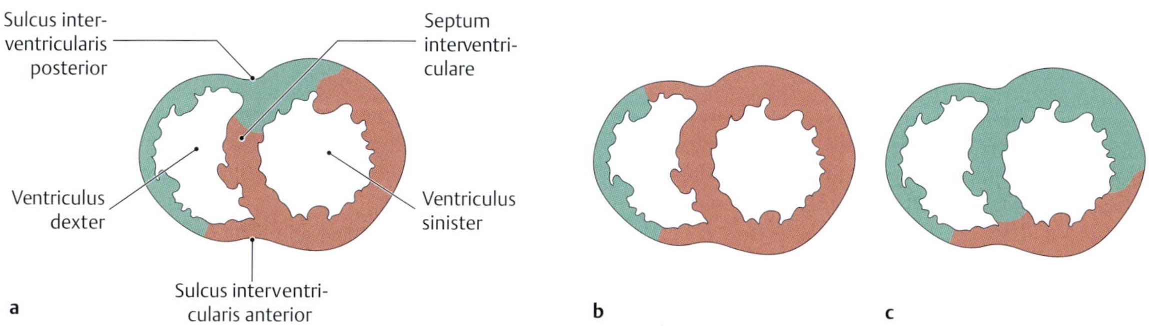

Abb. 4.1 **Versorgungstypen. a** Ausgeglichener Versorgungstyp. **b**. Linksversorgungstyp. **c** Rechtsversorgungstyp. Rot = A. coronaria sinistra, grün = A. coronaria dextra [aus Schünke M, Schulte E, Schumacher U. Prometheus. LernAtlas der Anatomie. Innere Organe. Illustrationen von M. Voll und K. Wesker. 5. Aufl. Stuttgart: Thieme; 2018]

kardnah gelegenen Areale einhergeht, bis es später zur vollständigen **Myokardischämie** kommt. Ist der Durchmesser der Koronargefäße um > 70 % eingeengt, treten anfangs belastungsabhängige, später auch in Ruhe Ischämiesymptome, z. B. Angina pectoris (S. 46), auf. Das Ausmaß der Beschwerden ist zusätzlich von der Anzahl der Kollateralgefäße abhängig. Die **Koronarreserve**, also das Verhältnis der Koronardurchblutung in Ruhe zur maximal möglichen Durchblutung, ist bei atherosklerotisch veränderten Herzkranzgefäßen deutlich reduziert.

Eine weitere Ursache der Koronarinsuffizienz sind **Mikroangiopathien** (sog. small vessel disease), die die kleinen Koronargefäße betreffen und häufig in Rahmen einer arteriellen Hypertonie, eines Diabetes mellitus oder bei Vaskulitiden auftreten.

Selten tritt eine **Myokardischämie ohne Atherosklerose** auf. Ursächlich sind dann Koronarspasmen, Embolien in den Koronararterien, Anomalien der Koronararterien, arteriovenöse Fisteln oder Vaskulitiden. Darüber hinaus kommt eine O_2-Unterversorgung bei Myokardhypertrophie, Klappenvitien, arterieller Hypertonie oder Herzrhythmusstörungen in Betracht. Extrakardiale Faktoren können den O_2-Bedarf erhöhen (z. B. Fieber, Hyperthyreose) oder das O_2-Angebot vermindern (z. B. Anämie, pulmonale Erkrankungen, CO-Vergiftung, Aufenthalt in großen Höhen) und damit zur Koronarinsuffizienz führen.

4.1.5 Risikofaktoren

- Zigarettenrauch
- arterielle Hypertonie
- Hypertriglyzeridämie
- Hyper-LDL- und Hypo-HDL-Cholesterinämie
- Lipoprotein (a) ↑
- Diabetes mellitus (Glukose ↑)
- dauerhaft erhöhte inflammatorische Marker (insbesondere CRP)
- erhöhte Gerinnungsbereitschaft (z. B. Thrombophilie, erhöhtes Fibrinogen)
- Adipositas
- Bewegungsmangel
- Stress
- erhöhtes Lebensalter
- männliches Geschlecht
- genetische Prädisposition (KHK oder Herzinfarkt in der Familienanamnese).

> **LERNTIPP** !
>
> Die Risikofaktoren für eine KHK sollten Sie im Schlaf beherrschen – und das nicht nur für die Prüfung! Sie sind v. a. für die Therapie der Patienten entscheidend!

4.2 Klinik und Diagnostik

Leitsymptom ist die Angina pectoris. Man unterscheidet eine **stabile** (belastungsabhängig) von einer **instabilen Angina pectoris** (S. 51). Die instabile Form wird zusammen mit dem **Herzinfarkt** auch als akutes Koronarsyndrom (**ACS**) bezeichnet.

4.2.1 Stabile Angina pectoris

Sie macht sich nach körperlicher oder psychischer Belastung mit einem **retrosternalen Schmerz**, **Druck**- und **Engegefühl** bzw. Brennen bemerkbar. Schweres Essen oder Kälteexposition können die Symptomatik verschlimmern. Der Schmerz strahlt oft in den linken Arm oder Unterkiefer (**Cave:** Ausstrahlung auch nach rechts!), nach epigastral oder dorsal aus. Er ist typischerweise großflächig (→ kann der Patient mit dem Finger auf den Schmerz zeigen, an andere Ursachen denken!) und bessert sich i. d. R. spontan nach ca. 5–10 min. Ganz typisch ist sein schnelles **Ansprechen auf Nitrate**. Atemnot, Übelkeit, Blässe, Schweißausbruch und Angst kommen häufig begleitend hinzu. Schmerzqualität und -intensität sind gleichbleibend. Die Schmerzen können durch körperliche Belastung (z. B. Treppensteigen) reproduziert werden.

Die Canadian Cardiovascular Society (CCS) klassifiziert die stabile Angina pectoris in Klasse I (Beschwerden, die ausschließlich bei schwerer körperliche Belastung auftreten) bis Klasse IV (Angina pectoris in Ruhe, **Tab. 4.1**).

Tab. 4.1 **Einteilung der stabilen Angina pectoris** (nach der Canadian Cardiovascular Society, CCS)

CCS-Grad	Definition	Beispiel
I	keine Angina bei normaler Belastung, Angina bei sehr hoher oder andauernder Belastung	Gartenarbeit, Joggen, intensives Radfahren, Ballsportarten
II	geringe Einschränkung bei normalen Tätigkeiten	zu schnelles Treppensteigen, Bergaufgehen, Anstrengungen kurz nach dem Aufstehen
III	deutliche Einschränkungen der Leistungsfähigkeit	Beschwerden beim An- und Ausziehen, leichter Hausarbeit oder langsamem Gehen
IV	Angina bei jeder Art von Belastung und in Ruhe	–

> **LERNTIPP** !
>
> Besonders typisch für die Angina pectoris sind Schmerzen, die in den linken Arm ausstrahlen.

4.2.2 Instabile Angina pectoris

Die instabile Angina pectoris (S. 51) wird im Abschnitt Akutes Koronarsyndrom besprochen.

4.2.3 Sonderformen

- **Prinzmetal-Angina:** Wird durch Vasospasmen ausgelöst und tritt meist in Ruhe auf. Es kommt zu reversiblen ST-Hebungen im EKG, jedoch ohne Enzymanstieg.
- **Ruheangina:** Beschwerden, die in Ruhe oder während des Schlafs auftreten (Angina nocturna).
- **Kälteangina:** kältegetriggerte Beschwerden
- **Postinfarktangina:** innerhalb von 2 Wochen nach Myokardinfarkt
- **atypische Angina:** linksthorakale Schmerzen, die belastungsunabhängig auftreten und spontan sistieren
- **„Walking-through-Angina“:** Beschwerden sistieren im Verlauf der Belastung.
- **stumme Myokardischämie:** Die typischen Angina-pectoris-Beschwerden können – v. a. bei älteren Patienten und Men-

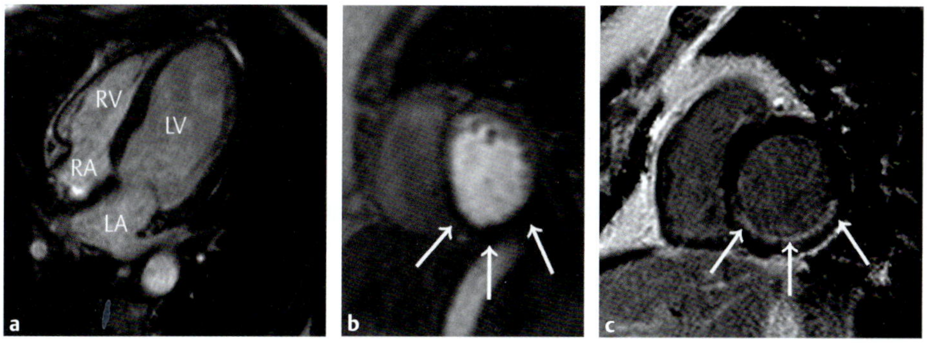

Abb. 4.2 **Kardiales MRT. a** 4-Kammer-Blick (RV: rechter Ventrikel, RA: rechter Vorhof, LA: linker Vorhof, LV: linker Ventrikel). **b** Die Pfeile weisen auf eine mangelhafte Durchblutung in der unteren Wand des linken Ventrikels. **c** Die Pfeile deuten auf eine subendokardiale Infarktnarbe in der unteren Wand des linken Ventrikels. [aus Baenkler et al., Duale Reihe Innere Medizin, Thieme, 2018]

schen mit Diabetes (→ Neuropathie) – auch gänzlich fehlen. Unwohlsein, Verwirrtheit, unklare Synkopen und Lungenödemzeichen stehen dann im Vordergrund.

LERNTIPP !

Auch Kälte kann Angina-pectoris-Beschwerden auslösen. Durch die Kälte wird der Sympathikus aktiviert und so die peripheren Gefäße verengt.

4.2.4 Diagnostik

In der **Anamnese** wird gefragt nach:

- der Art der Symptome und dem Zeitpunkt ihres Auftretens
- eventuellen Auslösefaktoren (körperliche Belastung? opulentes Essen? Kälte?)
- Besserung der Beschwerden durch Nitroglyzerin
- früheren kardialen Ereignissen
- Risikofaktoren (s.o).

Die **körperliche Untersuchung** kann weitere Hinweise auf vorhandene Risikofaktoren (z. B. arterielle Hypertonie, Xanthelasmen, Übergewicht) oder begleitende Erkrankungen geben (Rechts-, Linksherzinsuffizienz, auskultatorischer Nachweis von Klappenvitien oder einer Lungenvenenstauung).

Laborchemisch steht die **Enzymdiagnostik** im Vordergrund. CK, CK-MB, Troponin T und Troponin I sind Marker für geschädigte Myozyten und wesentlicher Bestandteil der Infarktdiagnostik (S. 54). **Cave:** Eine Erhöhung dieser Parameter kann beispielsweise auch bei einer Myokarditis auftreten!

PRAXIS Bei der stabilen Angina pectoris kommt es zur Myokardischämie, ohne dass die Myozyten definitiv geschädigt werden. Die Herzenzyme **steigen** also **nicht an**.

Das Ruhe-EKG bleibt bei rund der Hälfte der Patienten mit Myokardischämie normal und ist aus diesem Grund nur bedingt zur initialen Diagnostik geeignet. Im **Belastungs-EKG** (S. 12) zeigen sich **ST-Senkungen** von **> 0,1 mV in den Extremitäten-** bzw. **> 0,2 mV in den Brustwandableitungen**. Die ST-Senkungen sind klassischerweise horizontal oder deszendierend.

LERNTIPP !

Das charakteristische Zeichen einer KHK im Belastungs-EKG sind **deszendierende ST-Streckensenkungen** in den Extremitätenableitungen von > 0,1 mV bzw. in den Brustwandableitungen von > 0,2 mV. Im Ruhe-EKG ist die ST-Strecke unauffällig.

In der **Echokardiografie** (auch als Stressechokardiografie) können die linksventrikuläre Auswurffraktion und Wandbewegungsstörungen (Hinweis auf abgelaufene Infarkte) beurteilt werden. Goldstandard ist die **Koronarangiografie**, die eine direkte Darstellung der Herzkranzgefäße erlaubt und den Stenosegrad bestimmen lässt.

Als nichtinvasive Untersuchungsmethoden bei niedrigem und intermediärem Risiko stehen das **Kardio-CT** und das **Kardio-MRT** (Abb. 4.2) zur Verfügung. Im Kardio-CT können ähnlich wie bei der Koronarangiografie – allerdings nichtinvasiv – die Koronarmorphologie dargestellt und Stenosen lokalisiert werden. Das Kardio-MRT erlaubt die Darstellung von Funktion, Perfusion und Vitalität des Myokards (als Stress-MRT auch unter Belastung). Als nuklearmedizinische Verfahren stehen das PET und die Myokardszintigrafie zur Verfügung. Die **PET** ist sehr kostenintensiv, kann aber die Vitalität des Myokards darstellen. In der **Myokardszintigrafie**, die in Ruhe und unter Belastung durchgeführt wird, zeigen sich ischämische Bezirke als reversible und Infarktnarben als irreversible Speicherdefekte.

4.3 Therapie

Die Therapie der koronaren Herzerkrankung hat das Ziel, die Lebensqualität der Patienten zu verbessern bzw. die weitere Progression der Erkrankung und damit Komplikationen wie einen Myokardinfarkt zu verhindern. Sie basiert auf allgemeinen, medikamentösen und chirurgischen Maßnahmen.

4.3.1 Therapie des akuten Anfalls

Im Akutfall helfen **Nitroverbindungen**. Sie wirken vasodilatierend und verbessern damit die Koronardurchblutung bzw. senken die Vor- und in geringerem Ausmaß auch die Nachlast. **Nitroglycerin** ist besonders rasch wirksam und kann entweder i. v. (Wirkdauer ca. 15 min) oder sublingual (s. l.) als Zerbeißkapsel bzw. als Spray (2 Hübe à 0,4 mg, Wirkdauer 10–30 min) verabreicht werden. Isosorbiddinitrat ebenso i. v. oder s. l. (Wirkdauer 30–60 min). Kontraindiziert sind Nitrate in Kombination mit Phosphodiesterase-5-Hemmern wie Sildenafil, einer HOCM, Hypotonie oder Aortenstenose, da es durch den zusätzlichen Blutdruckabfall zu Synkopen und zerebraler Ischämie kommen kann. Weiteres s. u.

4.3.2 Langzeittherapie und Prophylaxe

Zur Prognoseverbesserung und Prophylaxe ist es notwendig, bestehende Risikofaktoren zu minimieren. Dies gelingt mittels

- Nikotinkarenz
- optimaler Einstellung eines Diabetes mellitus (HbA_{1c} < 6,5 %), einer arteriellen Hypertonie (< 130/80 mmHg) sowie des Lipid-

LERNPAKET 3

stoffwechsels (1. Wahl sind Statine, Ziel-LDL: (mindestens) < 100 mg/dl, bei hohem Risiko < 70 mg/dl, bei sehr hohem Risiko < 55 mg/dl, bei unzureichender Senkung Kombination mit Ezetemib; falls nicht ausreichend oder bei Unverträglichkeit Gabe von PCSK9-Inhibitoren)
- regelmäßiger körperlicher Aktivität (Ausdauertraining bei mittelmäßiger Belastung) sowie
- Gewichtsnormalisierung und fettarmer Kost.

LERNTIPP !

Erinnern Sie sich noch an die **Risikofaktoren**?! Diese müssen **minimiert** werden, das ist das vorrangige Therapieziel. Und zwar gelingt das am besten mittels Ausdauertraining bei mittelmäßiger Belastung, optimaler Blutzuckereinstellung und Behandlung der Hyperlipidämie (1. Wahl: Statine wie Simvastatin, bei fehlendem Ansprechen zusätzlich Ezetemib als Cholesterinresorptionshemmer, als Reservemedikament ggf. monoklonale Antikörper gegen PCSK9 wie Alirocumab und Evolucumab).

Pharmakotherapie

LERNTIPP !

Die 4 wichtigen Medikamentengruppen in der Dauertherapie der KHK sind **Thrombozytenaggregationshemmer** (z. B. ASS), **β-Blocker** (z. B. Metoprolol), **Statine** (z. B. Simvastatin) sowie ein **ACE-Hemmer** (z. B. Enalapril) oder AT_1-Antagonist (z. B. Losartan).

β-Blocker senken die Mortalität und verbessern die Prognose bei Patienten mit koronarer Herzerkrankung, insbesondere nach Herzinfarkt. Sie senken den **myokardialen O_2-Bedarf** und verlängern die Diastolendauer, was zu einer gesteigerten Koronardurchblutung führt. Bei KHK sollte kardioselektiven $β_1$-Blockern wie Bisoprolol, Metoprolol, Atenolol der Vorzug gegeben werden (**Cave:** Die Kardioselektivität nimmt mit steigender Dosis ab). Kontraindiziert sind β-Blocker bei akuter schwerer Herzinsuffizienz und drohendem Schock (→ verhindern die reaktive Tachykardie). Ebenso bei Asthma bronchiale (verstärkte Bronchokonstriktion durch $β_2$-Blockade), bei Prinzmetal-Angina (Verstärkung der Vasospastik) und einer Kombination mit Kalziumantagonisten vom Verapamil- oder Diltiazem-Typ (Bradykardie- und AV-Block-Risiko ↑).

Die Dosierung sollte langsam gesteigert werden. β-Blocker müssen langsam **ausgeschlichen** werden.

Kalziumantagonisten bessern die Symptome, aber nicht die Prognose. Sie sind bei **Prinzmetal-Angina** Mittel der Wahl. **Dihydropyridine** wie **Nifedipin** und **Amlodipin** blockieren L-Kalziumkanäle der arteriellen glatten Gefäßmuskulatur und senken so den peripheren Widerstand (Nachlast ↓). Des Weiteren erweitern sie die Herzkranzgefäße, sodass die koronare Perfusion und damit das O_2-Angebot im Herzen ansteigt. Nebenwirkungen wie Kopfschmerzen, Flush und Beinödeme entstehen durch die Vasodilatation. Im Rahmen einer reflektorischen Tachykardie kann es sogar zum Angina-pectoris-Anfall kommen. Nifedipin (v. a. in unretardierter Form) darf deshalb bei instabiler Angina pectoris und bis zu 4 Wochen nach Infarkt gar nicht, bei stabiler KHK nur in Kombination mit β-Blockern eingenommen werden (eine Amlodipin-Einnahme ist auch ohne β-Blocker möglich). Bei Retardpräparaten beträgt die Wirkdauer 5–10 h. Kalziumantagonisten vom **Verapamil-** oder **Diltiazem-Typ** wirken im Unterschied zu den Dihydropyridinen zusätzlich noch auf Sinus- und AV-Knoten (**negativ chrono-/dromotrop**) bzw. **negativ inotrop** am Myokard. Als Monotherapie können sie β-Blocker bei deren Unverträglichkeit ersetzen, dürfen aber wegen Bradykardie- und AV-Block-Gefahr nicht mit ihnen kombiniert werden. Kombiniert mit Digoxin, können sie dessen Spiegel um bis zu 75 % erhöhen.

Nitroverbindungen mit verzögertem Wirkungseintritt werden bei unzureichender Wirkung von β-Blockern und Kalziumantagonisten erwogen. **Nitroglycerin** kann als Retardprodukt p. o. oder als Pflaster transdermal appliziert werden, **Isosorbiddi-** und **-mononitrat** oral oder i. v. Bei längerer Anwendung kann es zur **Toleranzentwicklung** kommen. Daher sollte vorzugsweise nachts ein **nitratfreies Intervall** eingehalten werden (besonders bei Pflasterapplikation zu beachten!). Neuere Medikamente sind **PETN** (Pentaerythrityltetranitrat) und **Molsidomin** (NO-Donator), bei denen die Toleranzentwicklung schwächer ausfallen soll. Häufig werden **Kopfschmerzen** aufgrund der Hirngefäßdilatation (→ intrakranieller Druckanstieg) als Nebenwirkung beobachtet, selten Synkopen. Kontraindiziert ist die Gabe bei Kombinationen mit Sildenafil sowie bei gleichzeitiger Aortenstenose oder HOCM. Die Prognose quoad vitam wird durch Langzeitnitrate nicht verbessert.

Weitere: Auch **ACE-Hemmer** oder AT_1-Rezeptor-Antagonisten scheinen generell die Prognose bei KHK zu verbessern, insbesondere bei begleitender Herzinsuffizienz, Hypertonie oder einem Diabetes mellitus.

Des Weiteren wird zur Hemmung der Thrombozytenaggregation die Gabe von **Acetylsalicylsäure** 75–100 mg/d empfohlen (alternativ bzw. nach einem Stent oder ACS additiv ein weiterer Thrombozytenaggregationshemmer wie **Clopidogrel**, **Prasugrel** oder **Ticagrelor**). Hierdurch kann die Mortalität deutlich reduziert werden (speziell nach Myokardinfarkt). Die Behandlung mit ASS wird permanent durchgeführt, während die anderen Präparate additiv für einen beschränkten Zeitraum (nach ACS bzw. Stent in der Regel 12 Monate) gegeben werden.

Revaskularisation

Revaskularisierende Verfahren haben das Ziel, die Lebensqualität (symptomatisch) zu verbessern und die Lebenserwartung (prognostisch) zu erhöhen. Grundsätzlich stehen 2 Verfahren zur Verfügung.

PTCA (perkutane transluminale Koronarangioplastie): Die PTCA (bzw. engl. PCI, percutaneous coronary intervention) ist bei signifikanten **Stenosen (> 70 %)** bzw. Nachweis einer Ischämie (z. B. noninvasiv durch Myokardszintigraphie, Stressechokardiographie oder invasiv mittels FFR-Draht-Messung) indiziert. Der Zugang erfolgt meist über die rechte A. femoralis, in letzter Zeit aber auch zunehmend über die A. radialis. Der Katheter, an dessen distalen Ende sich ein Ballon befindet, wird über einen Draht als Leitschiene in die betreffende Koronararterie vorgeschoben. Danach wird der Ballon mit einem Gemisch aus Kochsalz und Kontrastmittel gefüllt und mit einem Druck von 5 bis max. 20 atm für 20–40 s gedehnt. Da die Restenoserate nach alleiniger Ballondilatation sehr hoch ist, wird im Anschluss häufig ein Stent (aus Metall) implantiert. In der Vergangenheit wurden vornehmlich reine Metallstents (Bare metal stents, BMS) implantiert. Diese haben zwar den Vorteil einer raschen Endothelialisierung (ca. 4 Wochen), unterliegen aber im Gegenzug einer relevante In-Stent-Restenoserate (ca. 20 %) bedingt durch eine neointimale Hyperplasie. Durch Entwicklung von speziell **beschichteten Stents** (DES, drug eluting stent: Zytostatika-Beschichtung, z. B. Paclitaxel, Sirolimus) kann die überschießende Bildung von Endothel (Intimahyperplasie) und damit die Restenoserate deutlich gesenkt werden. Nach Stentimplantation ist zur Vermeidung einer Stentthrombose eine **duale Plättchenhemmung** (dual antiplatelet therapy, DAPT) mit **ASS** und einem **P2Y12-Inhibitor** (Clopidogrel, Ticagrelor oder Prasugrel) für einen beschränkten Zeitraum notwendig. In der Vergangenheit zeigten hier die unbeschichteten Stents wegen der nur 4 Wochen notwendigen DAPT Vorteile gegenüber den beschichteten Stents (Dauer der DAPT 6–12 Monate). Durch die Entwicklung neuer Stentplattformen kann mittlerweile bei begründeter Notwendigkeit (hohes Blutungsrisiko) insbesondere bei Intervention bei stabiler KHK auch bei der Verwendung von DES die Dauer der DAPT mit 1–3 Monaten deutlich verkürzt werden, sodass unbeschichtete Stents (BMS) wegen des erheblich höheren Restenoserisikos praktisch nicht mehr angewendet werden. Restenosierungen waren eine häufige Komplikation (bis zu 40 % nach Ballondilatation, bis zu 30 % nach BMS und bis zu 10 % nach DES innerhalb der ersten 6 Monate), spielen aber heute bei der Verwendung moderner Stentplattformen eine eher untergeordnete Rolle. Als neue Verfahren sind in den letzten Jahren die Dilatation mittels eines beschichteten Ballons (DEB) sowie zuletzt die Implantation von resorbierbaren Stents hinzugekommen. **Abb. 4.3** zeigt die erfolgreiche PTCA-Intervention einer hochgradigen Stenose im Bereich der linken Herzkranzarterie.

Bypass-Operation: Ziel ist es, die Stenose durch eine direkte Verbindung zwischen Aorta bzw. aortanaher Arterie und dem Koronargefäß zu umgehen. **Indikationen:**

- Hauptstammstenose
- 3-Gefäß-Erkrankungen
- symptomatische stammnahe 2-Gefäß-Erkrankungen
- Beteiligung des proximalen RIVA
- notfallmäßig bei Patienten, bei denen eine PTCA zu einem akuten Gefäßverschluss geführt hat.

Bypass-Grafts: Am besten erreichbar sind die Koronararterien der Vorderwand. Bevorzugt werden arterielle Grafts, da sie aufgrund ihrer kräftigen Wand eine längere Lebensdauer (d. h. Offenheitsrate) aufweisen als venöse Gefäße. Am häufigsten wird die linke A. thoracica (mammaria) interna (**LIMA**, left internal mammary artery) (**Tab. 4.2**) verwendet, häufig aber auch die rechte (RIMA). Als weiterer arterieller Graft kommt noch die A. radialis zur Anwendung. Die Auswahl des entsprechenden Gefäßinterponats richtet sich nach dem Alter und Gefäßstatus (kein Venenbypass bei Komorbiditäten wie pAVK oder Ulcus cruris) des Patienten.

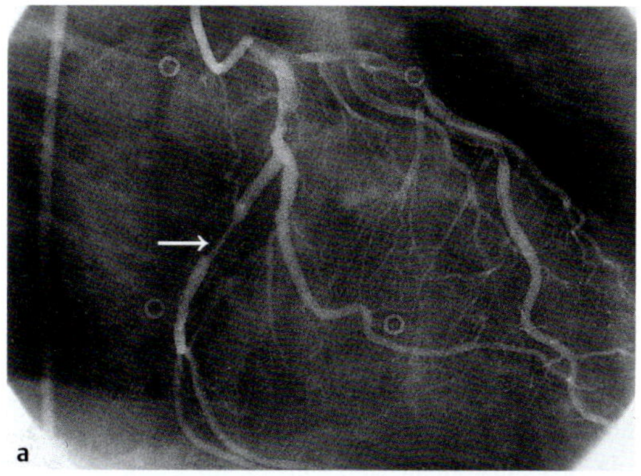

a

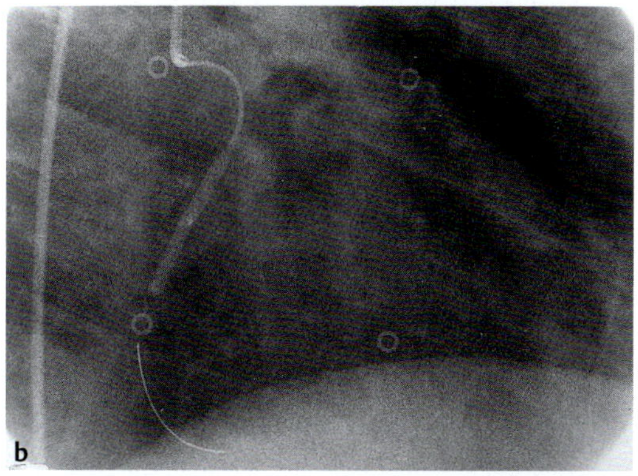

b

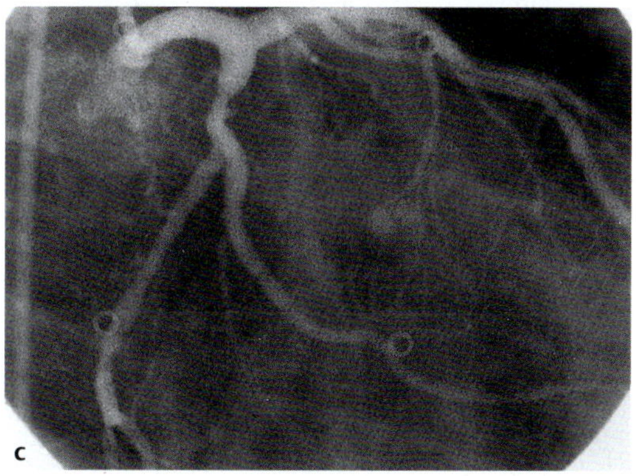

c

Abb. 4.3 **Hochgradige Koronarstenose vor und nach PTCA. a** Deutliche Stenose im Ramus circumflexus (Pfeil). **b** Die Stenose wird mittels Ballon aufdilatiert. **c** Nach Dilatation wurde ein Stent implantiert. Die Engstelle ist wieder vollständig eröffnet. [aus Baenkler et al., Duale Reihe Innere Medizin, Thieme, 2012]

LERNPAKET 3

Tab. 4.2 **Bypass-Grafts**

Gefäß	Offenheitsrate	Besonderheit
arterieller Bypass		
A. mammaria interna (= A. thoracica interna), meist links (= LIMA, left internal mammary artery)	nach 10 Jahren: 80–90 %	Revaskularisation von RIVA und Seitenwand; bessere Prognose bei In-situ-Bypass (LIMA, proximal bleibt sie mit der A. subclavia verbunden) als bei Freegraft (A. mammaria interna dextra)
A. radialis	nach 10 Jahren: 70–80 %	Nachweis einer ausreichenden Ersatzdurchblutung des Armes über die A. ulnaris erforderlich (Allen-Test und Dopplersonografie)
venöser Bypass (ACVB, aortokoronarvenöser Bypass)		
V. saphena magna (selten: V. saphena parva)	nach 1 Jahr: 90 % nach 5 Jahren 75 % nach 10 Jahren: 50–60 %	höhere Offenheitsraten als andere Venen, jedoch schlechter anpassungsfähig an die höheren Drücke.

LERNTIPP !

Merken Sie sich die wichtigsten **Bypass-Gefäße**: A. thoracica interna sinistra, A. thoracica dextra, A. radialis (arterielle Bypässe) und V. saphena magna (aortokoronarvenöser Bypass).

Vorbereitung: Je nach dem gewählten Bypass-Gefäß ist auch die präoperative Diagnostik unterschiedlich (z. B. Dopplersonografie bei Verwendung der A. radialis).

OP-TECHNIK

Vorgehen:
- **konventionelles Verfahren** (Abb. 4.4): komplette mediane Sternotomie, Anschluss an die Herz-Lungen-Maschine und Kardioplegie, Anastomosierung der Gefäße je nach Stenosezahl und Interponatmaterial:
  - Distale Anastomosen bei einfachen Stenosen erfolgen in End-zu-Seit-Technik.
  - Multiple Stenosen in einem Gefäß können sequenziell versorgt werden, d. h., zwischen den Stenosen erfolgt eine Seit-zu-Seit-Anastomose und End-zu-Seit-Anastomose. Bypässe können als sog. T- oder Y-Grafts (s. u.) sequenziell angelegt werden.
- Verfahren ohne Einsatz der Herz-Lungen-Maschine:
  - **OPCAB** (off-pump coronary artery bypass): für besondere Risikogruppen (z. B. multimorbide Patienten, Sklerose der Aorta ascendens). Vorgehen: mediane Sternotomie, Herzluxation mittels spezieller apikaler Saugvorrichtung, Fixation der Koronargefäße, Drosseln des Blutflusses und Gefäßanastomosierung wie beim konventionellen Verfahren. Wichtig: adäquate Anästhesie und Volumengabe, damit der Kreislauf stabil bleibt!
  - **MIDCAB** (minimally invasive direct coronary artery bypass): Vorgehen: anterolaterale Minithorakotomie, Darstellung der A. mammaria sinistra zwischen 5. und 6. Rippe, Perikardinzision und Darstellung des RIVA, Anastomose der beiden Gefäße mithilfe eines speziellen Stabilisatorsystems. Seiten- oder Hinterwandgefäße sind bei dieser Methode nicht zugänglich. Indikationen:
    - 1-Gefäß-Erkrankung mit hochgradiger RIVA-Stenose
    - Mehrgefäßerkrankungen mit Beteiligung des RIVA, wobei die restlichen Stenosen interventionell durch PTCA behandelt werden
    - multimorbide Patienten mit RIVA-Läsion.

T-Graft/Y-Graft: Die rechte und die linke A. mammaria interna werden freipräpariert. Die A. mammaria sinistra wird als In-situ-Bypass zur (sequenziellen) Versorgung der vorderen Bypässe belassen, während die A. mammaria dextra als Freegraft im Winkel mit der A. mammaria sinistra anastomosiert wird (daher „T"- oder „Y"-Graft). Mit diesem Freegraft können die Hinterwandäste (ebenfalls sequenziell) versorgt werden.

Perioperative Komplikationen:
- Nachblutungen mit Indikation zur Rethorakotomie (1–2 %): z. B. Herzbeuteltamponade (instabiler Kreislauf, ZVD ↑, Anurie)
- Myokardinfarkt (2–5 %): **Cave:** Die Diagnose ist erschwert, da die erhöhten Herzenzyme und EKG-Veränderungen postoperativ keine sicheren Ischämiezeichen sind.
- Wundinfektionen
- thrombotischer Frühverschluss eines Venenbypasses (8–10 %).

Postoperatives Management: Bereits 6 h nach der Operation sollte eine unterstützende antikoagulative Therapie mit Heparin i. v. zur Verbesserung der Gefäßdurchgängigkeit gestartet werden. Die Einnahme von 100 mg ASS sollte lebenslang fortgesetzt werden. Die Beeinflussung allgemeiner KHK-Risikofaktoren wirkt sich auch nach der Operation prognostisch günstig aus.

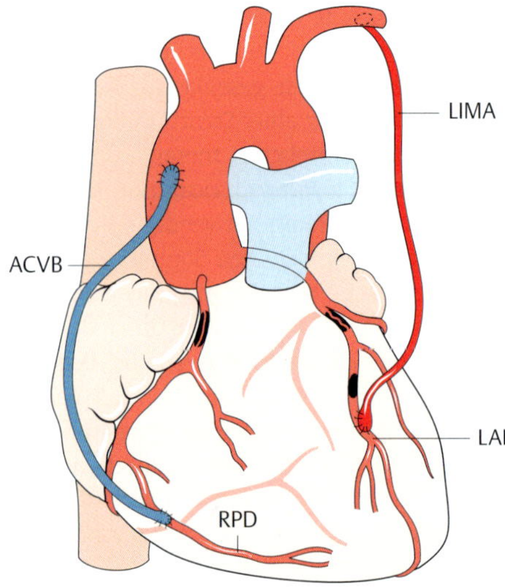

Abb. 4.4 Bypass-Rekonstruktion. LIMA: left internal mammary artery (linke Brustwandarterie), LAD (left anterior descending) = RIVA, ACVB: aortokoronarer Venenbypass, RDP: Ramus descendens posterior. [aus Schumpelick et al., Kurzlehrbuch Chirurgie, Thieme, 2010]

4.4 Prognose

Die Prognose einer KHK ist grundsätzlich abhängig von Ausmaß und Lokalisation der erkrankten Gefäße (z. B. jährliche Letalität ca. 3 % bei 1-Gefäß-Erkrankungen und > 30 % bei Hauptstammstenose), von Ausmaß und Ausdehnung der Ischämie, von der Funktion des linken Ventrikels und vom Vorhandensein von Risikofaktoren.

Nach Bypass-Operation versterben ca. 3 % der Patienten innerhalb des ersten postoperativen Monats an kardialem Pumpversagen, ischämischem Hirninfarkt oder Mediastinitis. Die pektanginöse Symptomatik bessert sich bei 90 % der Patienten nach der Operation (Vorteil gegenüber der PTCA!). 80 % der < 65-Jährigen können durch eine Bypass-Operation erfolgreich in den beruflichen Alltag reintegriert werden.

PRÜFUNGSHIGHLIGHTS ✘

- ! **Koronargefäße:** werden in der Diastole durchblutet.
- ! Einteilung nach der **Anzahl der stenosierten Hauptkoronargefäße** in Ein-, Zwei- oder Drei-Gefäß-Erkrankungen.
- !!! **Risikofaktoren**
- !! **Klinik:** Schmerzausstrahlung in den linken Arm
- ! **Walking-through-Angina:** Angina-pectoris-Beschwerden bessern sich im Verlauf der Belastung wieder.
- **Diagnostik:**
  - ! Ruhe-EKG normal; Belastungs-EKG zeigt deszendierende ST-Streckensenkungen von > 0,1 mV in den Extremitätenableitungen bzw. in von > 0,2 mV den Brustwandableitungen
- **Therapie:**
  - !!! **Reduktion der Risikofaktoren:** körperliches Ausdauertraining bei mittelmäßiger Belastung, optimale Blutzuckereinstellung, Behandlung der Hyperlipidämie mit Statinen (1. Wahl) bzw. Statinen und Colestyramin (bei Therapieversagen)
  - ! Pharmakotherapie: Kalziumantagonisten wie **Amlodipin** blockieren L-Kalziumkanäle der **arteriellen glatten Gefäßmuskulatur**

- ! **Acetylsalicylsäure 100 mg/d** ist die gängigste Medikation zur Thrombozytenaggregationshemmung bei Patienten mit KHK.
- !!! **PTCA:** Beschichtete Stents (Zytostatika-Beschichtung) verringern die Restenosierungsrate; **duale Plättchenhemmung** mit **ASS** und einem **P2Y12-Inhibitor** (Clopidogrel, Ticagrelor oder Prasugrel).
- ! Die **A. mammaria sinistra** lässt eine **bessere Langzeitoffenheitsrate** erwarten als das Interponat einer Vene.
- !! Bevorzugte **Bypassgrafts** sind die **A. thoracica interna sinistra** und die **V. saphena magna**.
- ! Der **Standardzugang** bei herzchirurgischen Operationen ist die komplette **mediane Sternotomie**.
- ! Nach einer koronaren Bypass-OP kann es zu einer **Herzbeuteltamponade** kommen.

5 Akutes Koronarsyndrom (instabile AP und Myokardinfarkt)

5.1 Grundlagen

DEFINITION

- **instabile Angina pectoris:** Bezeichnung für pektanginöse Beschwerden, die
  - in Ruhe auftreten und länger als 20 min anhalten (innerhalb der letzten Woche),
  - sich innerhalb der letzten 2 Monate deutlich verschlimmert haben (mindestens CCS III) oder
  - kürzlich neu aufgetreten sind (ebenfalls CCS III).
- **Myokardinfarkt:** hochgradige Einengung oder Verschluss einer Koronararterie mit absoluter Ischämie, konsekutiver Nekrose und Anstieg der Herzenzyme. Kommt es zusätzlich zur ST-Strecken-Hebung, spricht man von einem **STEMI** (ST-segment-elevation myocardial infarction), ansonsten von einem **NSTEMI** (non ST-segment-elevation myocardial infarction).
- **Akutes Koronarsyndrom** (**ACS**): Sammelbegriff für die instabile Angina pectoris und den Myokardinfarkt. Laut WHO müssen mindestens 2 der folgenden Kriterien erfüllt sein: infarkttypische Klinik, Anstieg der herzspezifischen Biomarker, infarkttypisches EKG.

5.1.1 Ätiopathogenese

- häufigste Ursache: **Ruptur einer instabilen atherosklerotischen Plaque** → Plaqueanteile werden freigesetzt, die die Thrombozytenaggregation aktivieren und die Thrombusbildung fördern.
- selten: Emboli von Herzklappenprothesen, Endokarditiden, paradoxe Embolien (offenes Foramen ovale bei ca. 25 % der Bevölkerung) oder Kokainabusus.

5.1.2 Klinische Pathologie

Vermindert sich der Blutdurchfluss auf < 25 %, treten irreversible Zellschäden auf. Nach 6–12 h erkennt man im Lichtmikroskop **lehmgelbe Herde**. Die Zellkerne der betroffenen Myozyten verblassen, ihr Sarkoplasma verliert seine Querstreifung und wird homogen, bis es sich schließlich gänzlich auflöst (Myozytolyse) und nur die leeren Zellschläuche zurückbleiben (**Abb. 5.1**). Nach 1–2 Tagen hebt sich das Infarktareal durch seinen hämorrhagischen Randsaum (kapillarreiches Granulationsgewebe) deutlich vom übrigen Myokard ab, zahlreiche Leukozyten markieren den Rand. Nach 2 Wochen ersetzt weißliches, zellarmes Narbenbindegewebe das nekrotische Areal (**Herzmuskelschwiele**), später werden auch Fettzellen eingebaut.

LERNTIPP !

Prägen Sie sich ein, wie ein frischer Infarkt in der Histologie aussieht (**Abb. 5.1**). Möglicherweise müssen Sie in der Prüfung einen frischen Infarkt von einem alten unterscheiden. Alte Infarkte zeigen ein dichtes kollagenes Bindegewebe mit reduzierter Zelldichte (= Herzmuskelschwiele).

5.2 Klinik und Komplikationen

Die **Schmerzen** beginnen **plötzlich**, manchmal nach körperlicher Anstrengung (z. B. Joggen), meist aber auch ohne vorangegangene Belastung und werden oft als unerträglich, **vernichtend** oder kontinuierlich andauernd beschrieben (krampfartiges Engegefühl in der Brust, „wie ein eng zugezogener Gürtel um die Brust", „Brustschmerzen so stark wie noch nie"). Sie dauern länger als

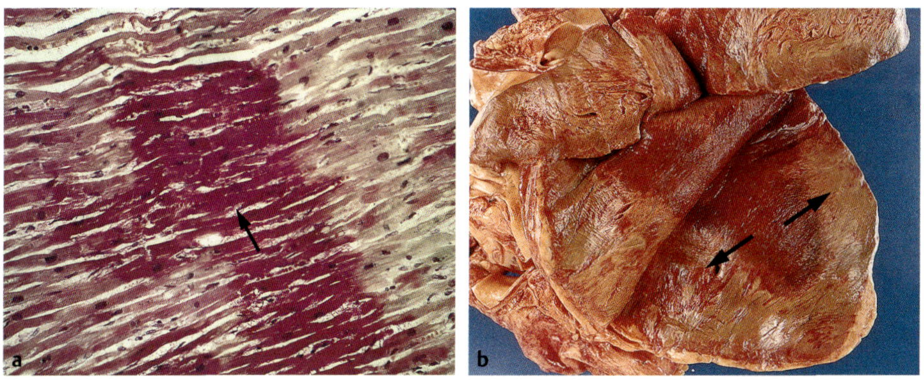

Abb. 5.1 **Pathologie eines frischen Myokardinfarkts.** **a** Umschriebene Nekrose (Pfeil), die Myozyten sind kernlos. **b** Frischer lehmgelber (Pfeile) Myokardinfarkt. [aus Riede, Werner, Schaefer, Allgemeine und spezielle Pathologie, Thieme, 2004]

die Beschwerden bei der stabilen Angina pectoris (> 15 min) und bessern sich nicht oder nur geringfügig durch Ruhe oder nach Gabe von Nitroglycerin. Typisch ist zudem ein **Ausstrahlen** der Schmerzen in die linke Schulter, den linken Arm (**Cave:** auch nach rechts!) sowie in Hals, Kiefer oder Oberbauch. Begleitend bestehen Dyspnoe, Schwäche, Angst (Vernichtungsgefühl, Todesangst), Schweißausbruch, Übelkeit und Erbrechen, Symptome einer Linksherzinsuffizienz (S. 18) oder Herzrhythmusstörungen (Gefahr Kammerflimmern). Kaltschweißigkeit, Blutdruckabfall, Herzfrequenzanstieg weisen auf einen beginnenden kardiogenen Schock hin. Häufig sind bereits in den letzten Wochen kardiale Prodromi aufgetreten. Nicht selten manifestieren sich Infarkte **frühmorgens**.

LERNTIPP !

Denken Sie auch an einen Herzinfarkt, wenn Patienten über Schmerzen in der Oberbauchgegend klagen, die von vegetativen Symptomen begleitet werden (Übelkeit/Unwohlsein) und frühmorgens begonnen haben. Die Ursache kann man nämlich leicht verkennen und die Symptome auf eine gastrointestinale Erkrankung schieben. In jedem Fall hilft ein EKG weiter, das Sie umgehend ableiten sollten.

PRAXIS Übrigens: Bei Menschen mit Diabetes und älteren Patienten verlaufen die Infarkte häufig auch schmerzfrei („stumme Infarkte") und können daher verkannt werden.

Komplikationen: Akutkomplikationen:
- Herzinsuffizienz
- Segelklappeninsuffizienz (meist Mitralklappe) durch Schädigung/Nekrose der Papillarmuskeln
- Herzrhythmusstörungen (wichtigste Frühkomplikation!): Extrasystolen, Tachykardien, Vorhof-/Kammerflimmern oder plötzlicher Herztod
- kardiogener Schock

Spätkomplikationen:
- Perikarditis (S. 74):
  - Pericarditis epistenocardica: früh nach Infarkt
  - Postmyokardinfarkt-Syndrom (sog. Dressler-Syndrom): 1–6 Wochen nach Infarkt.
- **Herzwandaneurysmen** (Abb. 5.2): (fast immer) asymptomatisch, bei Größenzunahme Linksherzinsuffizienz. Folgen: Thrombenbildung (Emboliequelle!) und Ruptur:
  - **wahres (funktionelles) Aneurysma:** Die Aneurysmawand bildet sich aus bindegewebigen Infarktnarben.
  - **falsches (Pseudo-)Aneurysma:** Bei gedeckter Myokardruptur bildet sich ein Hämatom zwischen Epi- und Perikard. Die Aneurysmawand bildet sich aus parietalem Perikard. Die Rupturgefahr ist hoch.
- **Ventrikelruptur:** 3–7 Tage nach Infarkt besteht die Gefahr der Myokardruptur (häufig am Ventrikelseptum). Folge: akute Volumenüberlastung oder Herzbeuteltamponade.

LERNTIPP !

Aneurysmen in der Herzwand und intrakardiale Thromben sind typische Komplikationen nach einem Herzinfarkt. Sie sollten in der Lage sein, einen kardialen Thrombus auf einem radiologischen Bild zu erkennen. Prägen Sie sich dazu am besten **Abb. 5.2** gut ein!

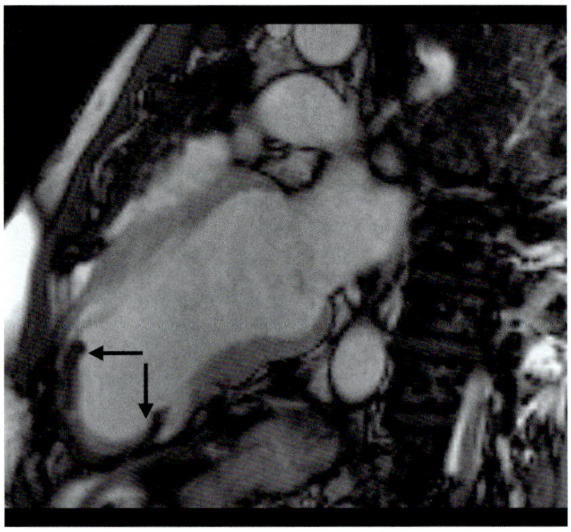

Abb. 5.2 **Aneurysmabildung nach Myokardinfarkt (MRT).** Nach einem Vorderwandinfarkt hat sich im linken Ventrikel an der Vorderwand ein Aneurysma gebildet. Im apikalen Aneurysmabereich erkennt man einen Thrombus (Pfeile), der sich als Kontrastmittelaussparung (dunkel) darstellt. [aus Claussen et al., Pareto-Reihe Radiologie Herz, Thieme, 2007]

5.3 Diagnostik

Notärztliche Diagnostik:
- **Anamnese:** Beginn und Auslöser der Symptome, Schmerzcharakter, Begleitsymptome (vegetative Symptomatik?), Risikofaktoren, Angina pectoris in der Vergangenheit
- **körperliche Untersuchung:** Inspektion und Palpation des Thorax, Auskultation des Herzens (Rhythmusstörung? Geräusche?)
- **Blutdruckmessung:** erhöhte Herzbelastung bei arterieller Hypertonie und regionale myokardiale Minderperfusion bei arterieller Hypotonie
- **(12-Kanal-)EKG** (vordringlichste Maßnahme bei V. a. Herzinfarkt!): Herzrhythmus, ST-Streckenveränderungen (bei signifikanter ST-Strecken-Hebungen umgehend Abklärung der Indikation zur Reperfusionstherapie), Linksschenkelblock (→ Hinweis Myokardinfarkt). Das 12-Kanal-EKG muss, mit valider Befundung, innerhalb von 10 min nach erstem medizinischem Kontakt erfolgt sein!
- **Pulsoxymetrie.**

LERNTIPP !

Ein akutes Koronarsyndrom ist ein Notfall und erfordert eine umgehende therapeutische Intervention. Der Verdacht muss also schnellstmöglich abgeklärt werden: Die wichtigsten notärztlichen Maßnahmen dazu sind die Blutdruckmessung (Kreislaufinsuffizienz?) und die Ableitung eines 12-Kanal-EKGs (Ischämiezeichen?).

EKG:
- Die typische Veränderung beim **STEMI** ist die monophasische ST-Strecken-Hebung (→ mit unmittelbarem Übergang in die T-Welle, **Abb. 5.4**). QRS-Komplex, ST-Strecke und T-Welle können häufig nicht mehr exakt voneinander abgegrenzt werden. Zudem sind pathologische Q-Zacken als Ausdruck der (transmuralen) myokardialen Nekrose nachweisbar (sog. **Pardée-Q**).
- Beim **NSTEMI** kommt es hingegen zu einer vorübergehenden ST-Strecken-Senkung und/oder einer gleichschenkelig **negativen** terminalen **T-Welle**. Pathologische Q-Zacken fehlen. EKG-Veränderungen können aber auch völlig fehlen. Definiert wird der

NSTEMI letztlich über eine dynamische Veränderung der kardialen Biomarker Troponin T bzw. I (Anstieg und/oder Abfall).

Ein Infarkt (STEMI) verläuft klassischerweise in verschiedenen Stadien ab (**Abb. 5.3**), deren Dauer deutlich variieren kann:

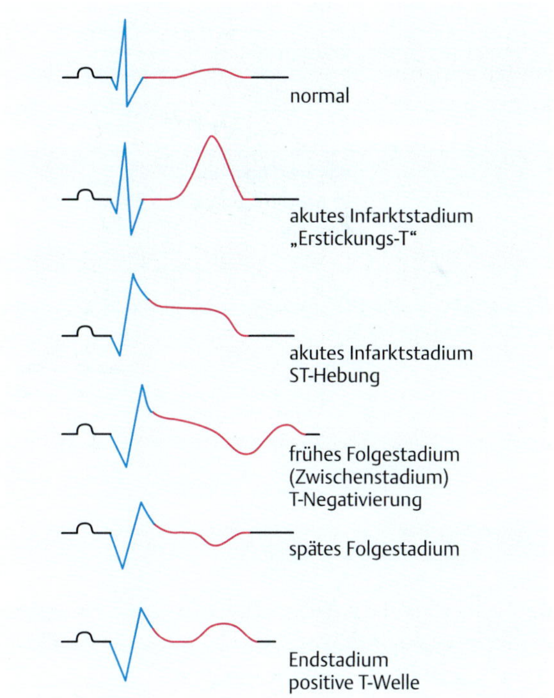

Abb. 5.3 **Stadien des ST-Hebungs-Infarkts (STEMI).** [aus Schuster, Trappe, EKG-Kurs für Isabel, Thieme, 2017]

- **Initialstadium** (Stadium 0): kennzeichnet die Zeit der ersten Minuten bis maximal ca. 6 h nach Infarkt. Selten im EKG fassbar, dafür aber äußerst charakteristisch ist das sog. „**Erstickungs-T**“ (spitze Erhöhung der T-Welle).
- **Stadium I** (akuter Infarkt): In den ersten paar Stunden bis Tagen nach Infarkt bildet sich die typische monophasische **ST-Strecken-Hebung** aus.
- **Stadium II** (Zwischenstadium): Die ST-Strecken-Hebung nimmt langsam ab und man erkennt einen sog. **R-Verlust** (→ die R-Zacke nimmt ab oder geht ganz verloren). Die Q-Zacke vergrößert sich als Ausdruck der eingetretenen Myokardnekrose (Pardée-Q ≥ 0,04 s, ≥ ¼ R). Darüber hinaus kommt es zu einer gleichschenkeligen spitzen **Negativierung der T-Welle**.
- **Stadium III** (Endstadium): Nach > 6 Monaten haben sich die ST-Veränderungen meist vollständig zurückgebildet, die Veränderungen des QRS-Komplexes bleiben jedoch bestehen. Auch die T-Welle kann sich wieder normalisieren. Die **pathologische Q-Zacke** (sog. Pardée-Q) bleibt i. d. R. lebenslang vorhanden, kann in ihrer Größe aber stark variieren.

PRAXIS Da sich die Veränderungen manchmal erst nach einiger Zeit zeigen, muss nach 2–6 (in der Regel 3) h ein weiteres EKG geschrieben werden. Bei 15 % der Patienten sind die EKG-Veränderungen nicht typisch, ein NSTEMI kann dann nur durch wiederholt gemessene negative Herzenzyme ausgeschlossen werden. Aufgrund der Verfügbarkeit hochsensitiver Troponine ist der sichere Ausschluss eines NSTEMI durch zwei Abnahmen innerhalb einer Stunde möglich.

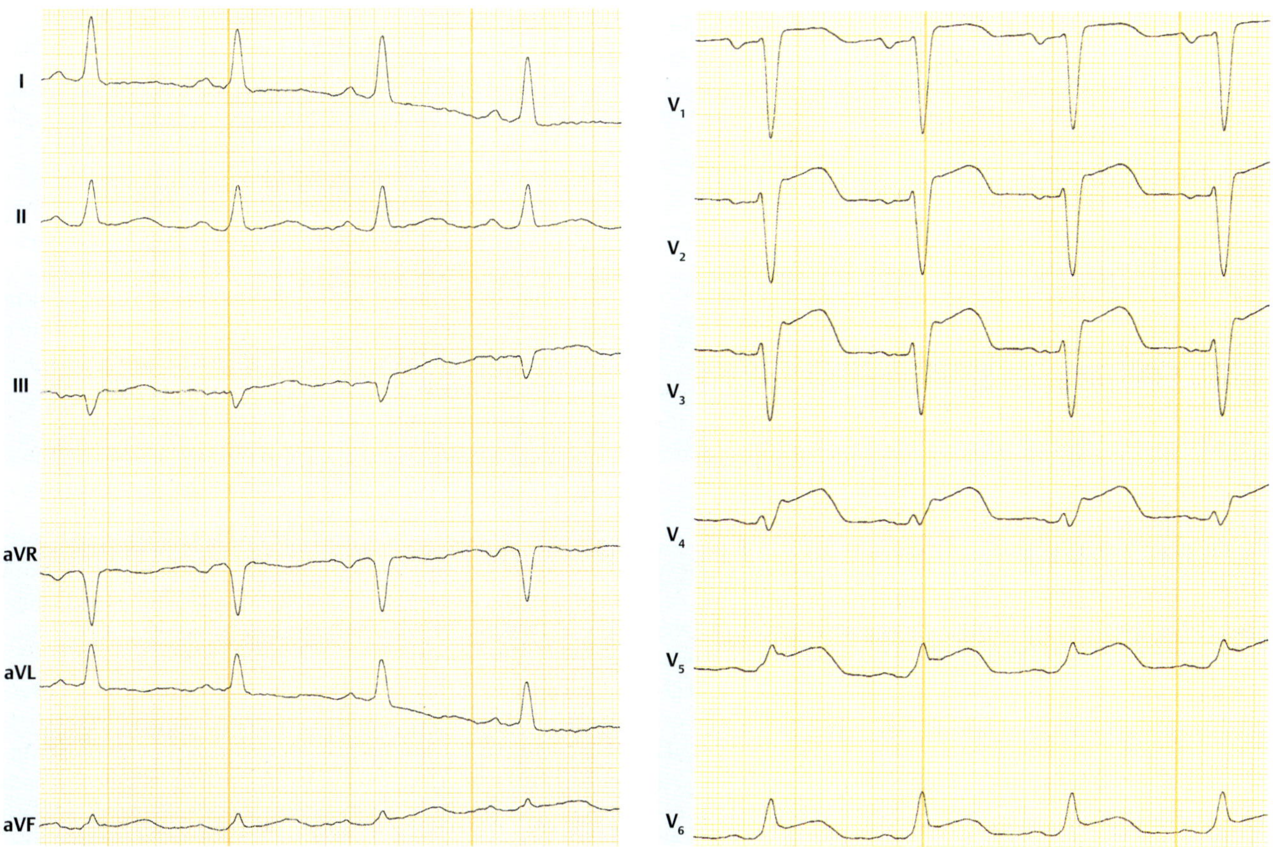

Abb. 5.4 **Akuter Vorderwandinfarkt.** In den Ableitungen V_1–V_6 zeigen sich die charakteristischen ST-Elevationen. [aus Schuster, Trappe, EKG-Kurs für Isabel, Thieme, 2017]

Tab. 5.1 **Verschiedene Infarktlokalisationen** mit den charakteristischen Veränderungen in den entsprechenden Ableitungen.

Infarktlokalisation	Ableitungen mit pathologischer Veränderung	betroffene Koronararterie
Vorderwandinfarkt		
(supra)apikal	V_1–V_3	RIVA (distal)
anteroseptal	V_1–V_4	
anterior, anterolateral	I, aVL, V_1–V_6	RIVA (proximal)
Hinterwandinfarkt (inferior, diaphragmal)	II, III, aVF	RCA oder RCX
Hinterwandinfarkt (posterior)	V_1, V_2 (indirekt → spiegelbildliche Zeichen)	Ramus posterolateralis dexter, RCX
lateraler Infarkt	I, aVL, V_5–V_6	Ramus diagonalis LCA
hoch lateral	I, aVL	R. posterolateralis RCX/RCA
inferolateral	II, III, aVL, aVF, V_5, V_6	RCX oder RCA
rechtsventrikulärer Infarkt	V_3R–V_6R	RCA

RIVA: Ramus interventricularis anterior, RCA: rechte Koronararterie, RCX: Ramus circumflexus, LCA: linke Koronararterie

LERNTIPP !

Prägen Sie sich die **Infarkt-Stadien** und Ihre typischen **EKG-Zeichen** gut ein! Im Examen werden Sie mit hoher Wahrscheinlichkeit ein EKG befunden müssen. Außerdem können Sie in der mündlichen Prüfung deutlich sicherer auftreten, wenn Sie die typischen Infarktbefunde im Kopf haben. Aber auch später im klinischen Alltag ist es unerlässlich, einen Herzinfarkt im EKG zu erkennen!

Infarktlokalisation: Die Ausdehnung eines Infarkts ist abhängig von der Lokalisation des Gefäßverschlusses, vom individuellen Versorgungstyp und vom Vorhandensein von Kollateralgefäßen. Im EKG sind in den unterschiedlichen Ableitungen charakteristische Veränderungen nachweisbar (**Tab. 5.1**). Aufgrund der diversen o. g. Einflüsse gelingt die genaue Lokalisation jedoch nur mithilfe der Angiografie.

PRAXIS Speziell bei Infarkten im Bereich der Herzhinterwand finden sich oft atypische Beschwerden wie Übelkeit, Erbrechen und ein epigastrisches Druckgefühl, die zu Fehldiagnosen (z. B. Gastritis) führen können (→ immer 12-Kanal-EKG ableiten!).

LERNTIPP !

Immer wieder tauchen Fragen zu den Infarktlokalisationen auf. Wichtig ist, dass Sie sich merken, **in welchen Ableitungen** Sie die **pathologischen Veränderungen** suchen müssen: Beim **Vorderwandinfarkt** finden sich diese z. B. in den Ableitungen aVL und V_1–V_6. Die betroffene Koronararterie ist der RIVA. Sind die inferioren Ableitungen II, III und aVF auffällig, handelt es sich um einen **Hinterwandinfarkt** (RCA oder RCX).

Labordiagnostik: Wegweisend für die Diagnosestellung und die weitere Prognose ist die Bestimmung der sog. Biomarker (**Herzenzyme**) (**Abb. 5.5**). Sie zeigen das Ausmaß der Myozytenschädigung an.

Goldstandard ist die Bestimmung der **Troponine T** und **I**, da sie die höchste Spezifität für Myozyten aufweisen. Sie sind 3 h nach dem Ereignis bei 70 %, nach 6 h bei 90 % der Patienten erhöht (obligate Zweitmessung bei initial negativem Befund). Ab dem 3. Tag lässt sich anhand der Troponinkonzentration die

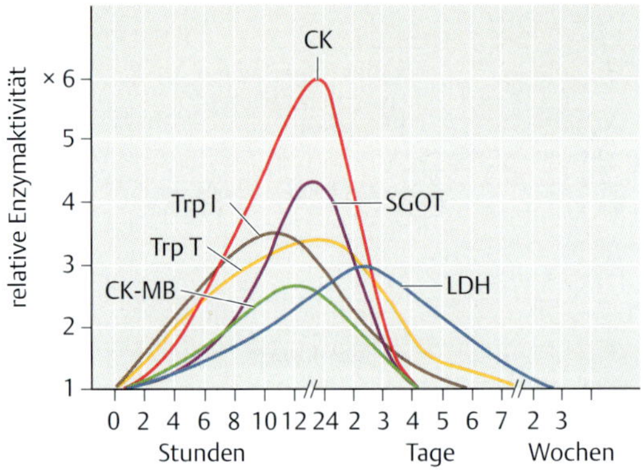

Abb. 5.5 **Anstieg der Herzenzyme bei Myokardinfarkt.** [aus Baenkler et al., Duale Reihe Innere Medizin, Thieme, 2018]

Menge der zerstörten Myozyten abschätzen. Sie normalisieren sich wieder nach 1–2 Wochen und können deshalb einen möglichen Re-Infarkt nicht sicher anzeigen (→ daher andere Marker kontrollieren). Positive Werte können sich auch bei Lungenembolie, akuter Herzinsuffizienz, Tachyarrhythmien, Myokarditis, Aortendissektion, hypertensiver Krise und Niereninsuffizienz zeigen (→ zur Beurteilung der Nierenfunktion immer Kreatinin mitbestimmen). Wichtig für die Definition des Infarktes ist nicht nur ein einmalig erhöhter Wert, sondern eine Dynamik im Sinne eines Anstiegs bzw. Abfalls.

PRAXIS Bei fehlenden EKG-Befunden kann Troponin T oder I der einzige Hinweis auf einen Infarkt sein!

Die Kreatinkinase (CK) sowie ihr Isoenzym CK-MB steigen erst 4 h nach Ischämiebeginn, können also in der Akutphase noch normal sein. CK ist erhöht bei sämtlichen Muskelzellschädigungen und bei Tumoren von ZNS, Prostata und Darm; **CK-MB** spezifisch bei Myokardinfarkt.

Myoglobin gilt als relativ unspezifischer Marker, steigt allerdings schon innerhalb der ersten Stunde nach Herz- und Skelettmuskelzellschädigung (**Cave:** auch nach starker körperlicher Anstrengung!) und bei Niereninsuffizienz. Es normalisiert sich nach 12–24 h wieder. Nach 4 h liegt die Sensitivität bei 90 %. Nach mehrmaligem negativem Ergebnis kann ein Infarkt fast ausgeschlossen werden.

GOT kommt sowohl im Herz- als auch im Skelettmuskel und in Leberzellen vor und steigt ca. 4 h nach Infarktbeginn. Zur Differenzierung wird die leberspezifische GPT mitbestimmt. **LDH** steigt erst spät an und ist als Langzeitmarker auch noch 14 Tage nach einem Infarkt erhöht (Maximum: nach 2–3 Tagen).

CRP steigt sehr schnell.

> **LERNTIPP** !
>
> Die spezifischen Infarktparameter sollten Sie unbedingt kennen. Prägen Sie sich v. a. gut ein, **welche Werte wann erhöht** und damit aussagekräftig sind. Es ist nämlich durchaus nicht jede Laborbestimmung zu jedem Zeitpunkt sinnvoll!

Bildgebende Verfahren: In der **Echokardiografie** zeigen sich Wandbewegungsstörungen sofort nach Gefäßverschluss. Sie erlaubt zudem die Beurteilung der verbliebenen rechts- bzw. linksventrikulären Funktion. Akutkomplikationen wie eine Mitralklappeninsuffizienz, eine Perikardtamponade oder ein Herzwandaneurysma können erkannt werden. Goldstandard der Diagnostik und Therapie ist die **Linksherzkatheteruntersuchung** mit Darstellung der Koronargefäße (**Koronarangiografie**, **Abb. 4.3**). Beim STEMI muss diese innerhalb von 90 min nach dem ersten (Not-)Arztkontakt durchgeführt werden. Zudem muss in diesem Zeitfenster auch die Reperfusion durch Drahtpassage des verschlossenen Gefäßsegmentes erzielt sein. Beim NSTEMI ist die Untersuchung je nach Risikoprofil innerhalb von 24–72 h sinnvoll.

Das diagnostische Vorgehen bei V. a. ein akutes Koronarsyndrom ist in **Abb. 5.6** zusammengefasst.

5.3.1 Differenzialdiagnosen

ST-Hebungen im EKG können auch anderer Ursachen haben und müssen vom Myokardinfarkt abgegrenzt werden (**Tab. 5.2**). Tiefe Q-Zacken können beispielsweise bei einer hypertrophischen Kardiomyopathie, einer Lungenembolie oder einem WPW-Syndrom auftreten. Andere Ursachen für die **Thoraxschmerzen** müssen ebenfalls ausgeschlossen werden (**Tab. 5.3**).

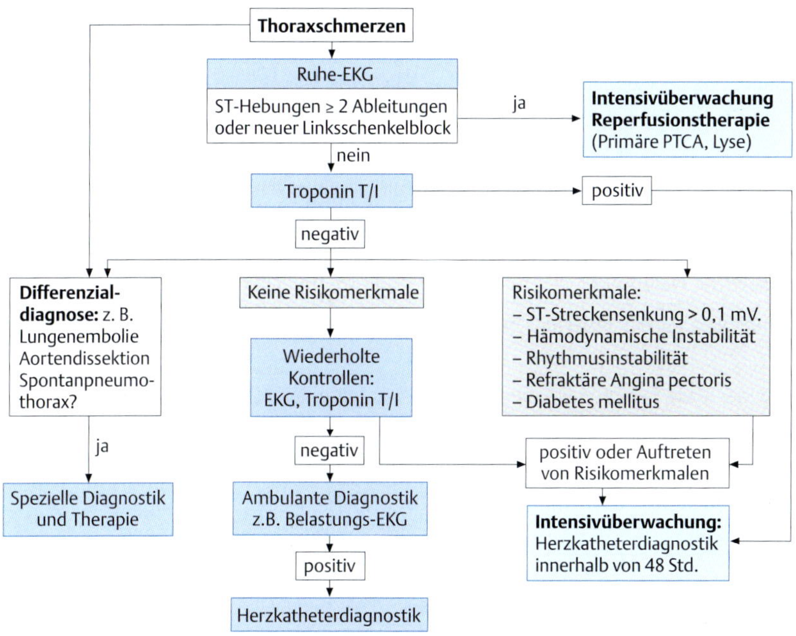

Abb. 5.6 **Diagnostisches Vorgehen bei akutem Koronarsyndrom.** [aus Hahn, Checkliste Innere Medizin, Thieme, 2010]

Tab. 5.2 **ST-Strecken-Hebung anderer Ursache**

Erkrankung	Charakteristika	Ableitung
Perikarditis	leichte ST-Hebung mit Beginn vom aufsteigenden Schenkel von S R normal PR-Absenkung	über allen Ableitungen außer aVR
Aneurysma nach Infarkt	R klein Q groß über Wochen gleichbleibend	über Aneurysma
Vagotonie	Anhebung des J-Punktes („early repolarization“)	V_2–V_5
Linksherzhypertrophie	ST-Hebung nicht monophasisch in Ableitung mit tiefer S-Zacke T positiv	III, V_1, V_2

Tab. 5.3 **Ursachen des Brustschmerzes**

Ursache	Begleitsymptome und Befunde	Diagnostik
kardiale Ursachen		
Aortenstenose	retrosternaler/linksthorakaler Schmerz, spindelförmiges Systolikum mit P. m. über der Aortenklappe, Fortleitung in die Karotiden	Auskultation, Echokardiografie
Aortendissektion	akuter, schneidender Vernichtungsschmerz, Ausstrahlung in die Schulterblätter, neu aufgetretenes Aorteninsuffizienzgeräusch, ggf. Schmerzen in Nierengegend und Beinen, Schock	Anamnese (Hypertonie!), Echokardiografie (TEE), Röntgen-Thorax, CT
Mitralklappenprolaps	Angina-pectoris-Beschwerden, mesosystolischer Klick, ventrikuläre Arrhythmie	Klinik, Auskultation, Echokardiografie
hypertrophe Kardiomyopathie (HCM, HOCM)	Synkope, Schwindel, Leistungsabfall, bei HOCM: Schmerzen werden stärker nach Nitroglyzerin-Gabe, spätsystolisches Geräusch mit P. m. über Erb, 4. HT	Auskultation (unter Valsalva-Manöver), EKG, Echokardiografie
Myokarditis	vorausgegangener Infekt, neu aufgetretene supra-/ventrikuläre Arrhythmien	Anamnese, Labor (Entzündungszeichen, CK/CK-MB ↑, ggf. Virustiter), EKG, u. U. Myokardbiopsie
Perikarditis	stechender linksthorakaler Schmerz mit Perikardreiben (bei Pericarditis sicca), zunehmender Erguss: Halsvenenstauung, abnehmende Schmerzen, Tachykardie, Dyspnoe, konkav-bogige ST-Hebungen	Klinik, EKG, Echokardiografie, Röntgen-Thorax, Perikardpunktion
nichtkardiale Ursachen		
Lungenembolie	plötzliche Dyspnoe, Tachypnoe, Hämoptysen, atemabhängiger Thoraxschmerz, zentrale Zyanose, Rechtsherzbelastung	Klinik, Auskultation (Pleurareiben, Atelektasen, gespaltener 2. HT), CT, Ventilations-Perfusions-Szintigrafie
Pneumothorax	plötzlicher Schmerz mit Dyspnoe, ggf. kurzer Husten, asymmetrische Atemexkursionen	Auskultation (einseitig abgeschwächtes oder fehlendes Atemgeräusch), Röntgen-Thorax (in Exspiration)
Pleuritis sicca	atemabhängiger Thoraxschmerz mit Pleurareiben	Klinik, Röntgen-Thorax
epidemische Pleurodynie (Bornholm-Krankheit)	Infektion mit Coxsackie B, atemabhängige Schmerzen, Fieber, Myalgie	Klinik, Virusnachweis
Mediastinitis	starker Thoraxschmerz, Dyspnoe, akute Symptomatik bei Ösophagusperforation, Fieber	Anamnese, Klinik, Röntgen-Thorax
hypertensive Krise	Kopfschmerzen, Angst, Sehstörungen, Bewusstseinsstörungen	Blutdruck > 210/110 mmHg
Boerhaave-Syndrom	spontane Ösophagusperforation nach massivem Erbrechen, Alkoholabusus, Hautemphysem	Anamnese, Klinik, ÖGD, Röntgen-Thorax
muskuloskelettale Thoraxschmerzen, z. B.		
• vertebragene Ursachen • funktionelle Thoraxschmerzen (Da-Costa-Syndrom)	• Schmerzen sind bewegungs- und atemabhängig • Ruheschmerzen mit Besserung bei Belastung, oft umschrieben	• Anamnese, Röntgen der HWS und BWS • Anamnese, Ausschlussdiagnose
Gallenkolik	Cholelithiasis	Sonografie
peptisches Ulkus	Ruheschmerz und/oder epigastrischer Schmerz unmittelbar (Ulcus ventriculi) oder 1–4 h (Ulcus duodeni) nach Nahrungsaufnahme, Hämatemesis, Teerstuhl	Anamnese (NSAR-Einnahme, Helicobacter-pylori-Infektion), Gastroskopie

5.4 Therapie und Prognose

Besteht der Verdacht auf ein akutes Koronarsyndrom, muss der Patient umgehend (über den Notarzt) in ein Krankenhaus eingewiesen werden. Die Therapie setzt sich grundsätzlich zusammen aus: notfallmäßiger Initialtherapie (prästationär), Reperfusionstherapie, Prophylaxe einer neuerlichen Stenose und Behandlung der Komplikationen.

Notfalltherapie: Notfallmäßig wird in ständiger Defibrillationsbereitschaft ein 12-Kanal-EKG abgeleitet und der Herzrhythmus überwacht. Frühzeitig ist ein stabiler **intravenöser Zugang** zu legen. Intramuskuläre Injektionen sind kontraindiziert, da sie eine spätere Lysetherapie unmöglich machen und die CK-Werte unspezifisch ansteigen lassen. Zudem wird der kreislaufstabile Patient mit erhöhtem Oberkörper gelagert und bekommt bei Hypoxämie Sauerstoff über eine Nasensonde (mindestens 4 l/min).

> **LERNTIPP** !
>
> Denken Sie daran: Bei Verdacht auf ein akutes Koronarsyndrom dürfen Sie keine Injektionen i. m. geben! Sonst wäre eine anschließende Lysetherapie nicht mehr möglich, außerdem würden die CK-Werte ansteigen, was u. U. zusätzlich zur falschen Interpretation der Laborwerte führen könnte.

Bei Patienten, die reanimiert werden mussten, sollte im Anschluss die Körperkerntemperatur für 12–24 h auf 32–36 °C gekühlt werden, da sich dadurch das Outcome verbessert.

Medikamentöse Therapie:

- **Nitrate** verringern die Vorlast, vermindern die enddiastolische Wandspannung und verbessern auch die Koronardurchblutung. Kontraindikation sind systolische Blutdruckwerte < 90 mmHg und eine Sildenafil-Einnahme. Nitroglyzerin wird initial s. l. als Zerbeißkapsel (0,8 mg) oder Spray (2–4 Hübe) verabreicht, stationär i. v. mit Perfusor.
- **Sedierung** und **Analgesie** mit Morphin (2–10 mg langsam i. v., alle 5–30 min) bzw. bei starker Unruhe des Patienten mit Benzodiazepinen (z. B. Diazepam, Midazolam). Hierdurch wird der kardiale O_2-Bedarf, der stressbedingt stark gesteigert ist, gesenkt.
- **Antiemetikum**, z. B. Dimenhydrinat
- **Heparin:** bei STEMI: 5000 IE von unfraktioniertem Heparin (UFH) i. v. oder 1 mg/kg Enoxaparin (niedermolekulares Heparin, NMH); bei NSTEMI 2,5 mg Fondaparinux s. c. injizieren, bei PTCA gibt man UFH im Bolus; falls Fondaparinux nicht verfügbar, NMH. **Cave:** Je höher die Nitratdosis, desto niedriger die Wirkung von UFH! UFH werden bei anschließender PTCA bevorzugt, NMH oder das Heparin-Analogon Fondaparinux bei Thrombolyse.
- Duale Thrombozytenaggregationshemmung für alle Patienten mit **ASS** (160–325 mg) und einem weiteren Präparat, wie Ticagrelor (180 mg als Initialdosis [Loading Dose], dann 2 × 90 mg tgl.; v. a. bei NSTEMI), Prasugrel (60 mg als Loading Dose, dann 5–10 mg einmal tgl.; v. a. bei STEMI, Gabe erst nach Kenntnis des Koronarbefundes) oder **Clopidogrel** (600 mg als Loading Dose bei unmittelbar geplanter Koronarintervention, 300 mg als Loading Dose bei geplanter Koronarintervention mit zeitlicher Latenz; dann 75 mg einmal tgl.). Durch die initiale Gabe von ASS kann die Letalität um knapp 30 % gesenkt werden. Als besonders vorteilhaft hat sich bei STEMI und NSTEMI zudem die Kombination von ASS mit Ticagrelor/Prasugrel/Clopidogrel erwiesen, da hierdurch die Komplikationsrate eines anschließenden interventionellen Eingriffs deutlich gesenkt werden kann (Therapiedauer: 12 Monate).
- **β-Blocker:** Sie senken die Letalität um rund 25–50 % und reduzieren das Arrhythmierisiko. Sofern keine Kontraindikationen (z. B. arterielle Hypotonie, Bradykardie) bestehen, sollten sie verabreicht werden (keine routinemäßige i. v.-Gabe beim STEMI).
- **Flüssigkeitsbilanzierung** und **Elektrolytkontrolle** (K^+-Spiegel sollte nicht unter 4,5 mmol/l liegen).

> **LERNTIPP** !
>
> Mit MONA merken Sie sich die Soforttherapie ganz einfach: M (**Morphin**), O (**Sauerstoffgabe** und **Oberkörperhochlagerung**), N (**Nitrate**) und A (**Antikoagulation** und **Thrombozytenaggregationshemmung**).

Reperfusionstherapie (Abb. 5.7): Sie sollte immer versucht werden mittels

- **Akut-PTCA** (S. 48): **Therapie der Wahl** → sofortige Durchführung innerhalb von 90 min nach dem ersten (Not-)Arztkontakt beim frischen STEMI
- Thrombolyse (konservativ)
- Bypass-Operation (S. 49).

Eine **Thrombolyse** (Fibrinolyse) wird empfohlen, wenn die PTCA (= Therapie der Wahl) nicht binnen 90 min durchgeführt werden kann und der Beschwerdebeginn weniger als 6 h zurückliegt. Bei **Blutungsgefahr** (z. B. Magengeschwüre, Operationen in den letzten 2 Wochen, Insulte in den letzten 2 Monaten) ist sie kontraindiziert. Als **Thrombolytika** dienen Tenecteplase, Alteplase (rt-PA, recombined tissue plasminogen activator), Urokinase oder Streptokinase (**Cave:** allergische Reaktionen). Die Erfolgsaussichten sind umso größer, je früher die Lyse durchgeführt wird. Die Letalität im ersten Monat nach Infarkt kann etwa um die Hälfte gesenkt werden.

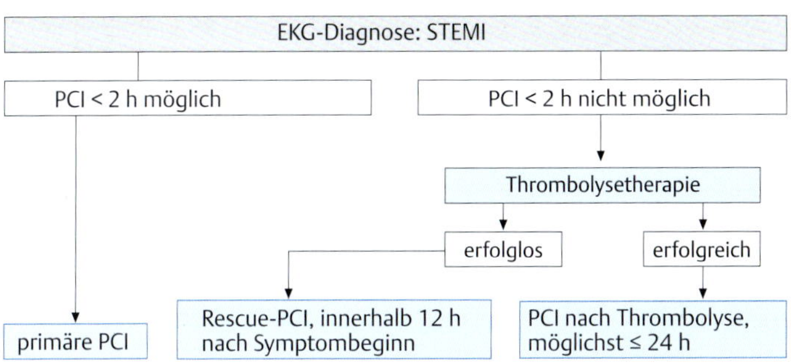

Abb. 5.7 **Therapeutische Strategie.** Die primäre PCI (PTCA) sollte so rasch wie möglich und maximal 2 h nach der EKG-Diagnose STEMI in einer Klinik mit durchgehender PCI-Bereitschaft (24/7) erfolgen (bei großem Vorderwandinfarkt beträgt das Zeitfenster 90 min). Ist eine primäre PCI nicht möglich, sollte sofort eine Fibrinolyse eingeleitet werden (präklinisch oder in einer Klinik ohne PCI-Bereitschaft). War die Fibrinolyse erfolglos, sollte innerhalb von 12 h eine Rescue-PCI in einer PCI-Klinik durchgeführt werden. Bei erfolgreicher Lysetherapie sollte trotzdem 3–24 h nach Lysebeginn eine Koronarangiografie in PCI-Bereitschaft erfolgen. [aus AllEx – Alles fürs Examen, Thieme, 2014]

Bei V. a. Blutungskomplikationen (Abfall von Hk, Hb) muss die Blutungsquelle umgehend festgestellt werden (z. B. Sonografie von Pleura und Abdomen).

Die Bestimmung der Parameter Myoglobin, CK-MB und Troponin hilft bei der Beurteilung der koronaren Reperfusion. Ischämisches, aber noch vitales Myokard (reduzierte Kontraktilität, aber keine Fibrose) kann sich, bei rechtzeitig wiederhergestellter Durchblutung, vollständig erholen (sog. „hibernating myocardium", **Myokard im Winterschlaf**). Die Vitalität kann mittels PET verifiziert werden.

Dauertherapie: In den ersten Tagen nach Infarkt wird die Akuttherapie in reduzierter Form weitergeführt. Die medikamentöse Dauertherapie entspricht der Behandlung einer stabilen Angina pectoris:

- Sekundärprophylaxe mit Reduktion der Risikofaktoren
- ASS (75–100 mg/d) und additiv Clopidogrel (75 mg/d), Prasugrel (5–10 mg/d) oder Ticagrelor (2 × 90 mg/d)
- Rivaroxaban (2-mal täglich 2,5 mg): ist in Kombination mit der Standardtherapie aus Plättchenaggregationshemmung seit 2013 bei Patienten mit stattgehabtem akutem Koronarsyndrom und erhöhten Biomarkern in Hochrisikokonstellationen zugelassen.
- ACE-Hemmer oder AT_1-Rezeptor-Antagonisten
- β-Blocker
- Statine mit Ziel-LDL < 55 mg/dl.

Behandlung der Komplikationen:

Herzwandaneurysmen und Ventrikelperforation: Operationsindikationen:

- Symptomatik (NYHA II–III)
- 35–40 % des linksventrikulären Umfangs asynergistisch
- EF < 35 %
- Pseudoaneurysma.

OP-TECHNIK

Nach einer medianen Sternotomie wird der Patient an die Herz-Lungen-Maschine angeschlossen und das Aneurysma dargestellt. Das Narbengewebe bzw. der Aneurysmasack werden reseziert und wandständige Thrombosen mit dem scharfen Löffel entfernt. Der Ventrikel wird anschließend mittels Tabaksbeutel- und U-Naht verschlossen. Kommt es zu einer stärkeren Veränderung der Ventrikelarchitektur durch dieses Verfahren, kann der Verschluss auch mit einem Dacronpatch durchgeführt werden.

10 % Letalität nach Resektion. Die 5-Jahre-Überlebensrate liegt bei ca. 60–70 %.

Ischämischer Septumdefekt: medikamentöse Reduktion der Nachlast, evtl. Anlage einer intraaortalen Ballonpumpe (IABP). Stabilisiert sich die hämodynamische Situation, kann mit dem Verschluss des Ventrikelseptumdefekts (VSD) noch zugewartet werden (bessere Prognose außerhalb des akuten Infarktgeschehens).

5.5 Prognose

Die Prognose hängt von der Größe des Infarktareals und dem Ausmaß der dadurch beeinträchtigten Herzfunktion ab. Wichtigster prognostischer Faktor ist die linksventrikuläre Ejektionsfraktion (LVEF): die 1-Jahres-Mortalität liegt < 5 % bei einer LVEF > 40 % und bei ca. 50 % bei einer LVEF < 20 %.

Prognoseverbessernd wirken **ASS** und **β-Blocker** (unbegrenzte Einnahme), **Statine** und **ACE-Hemmer** sowie in speziellen Situationen auch Cumarine (bei Vorhofflimmern, Thrombosen oder Embolien).

PRÜFUNGSHIGHLIGHTS

Nicht nur das IMPP stellt regelmäßig Fragen zu den Themen **Herzinfarkt** und **akutes Koronarsyndrom**, auch im klinischen Alltag und in der Notfallmedizin bekommt man es mit diesem Krankheitsbild zu tun. Besonders beliebte Themen sind:

- ! Das **akute Koronarsyndrom** umfasst die unmittelbar lebensbedrohlichen Phasen der koronaren Herzkrankheit (instabile Angina pectoris, Myokardinfarkt [Nicht-ST-Strecken-Hebungsinfarkt und ST-Strecken-Hebungsinfarkt], plötzlicher Herztod).
- !! Definition: Ein NSTEMI ist ein Myokardinfarkt ohne ST-Streckenhebung im Ruhe-EKG mit dynamischer Veränderung der kardialen Biomarker Troponin T bzw. I (Anstieg und/oder Abfall).
- !! Pathologie
- !!! Symptome
- ! Diagnostik
  - !!! (12-Kanal-)EKG
  - !! Infarktlokalisation
  - ! Bildgebende Diagnostik (Abbildung eines Herzthrombus, Koronarangiografie)
  - !!! Enzymdiagnostik
- !! Komplikationen
- !!! Therapie (allgemeines Vorgehen, Pharmakotherapie, Sekundärprophylaxe).

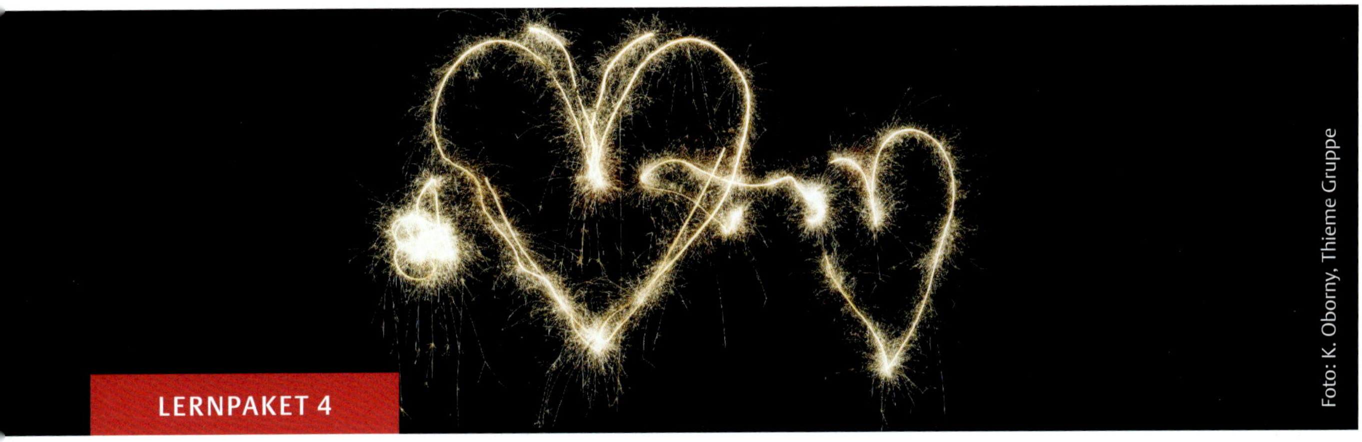

6 Herzfehler

6.1 Angeborene Herzfehler

Aufgrund der verbesserten diagnostischen und therapeutischen Methoden erreichen heutzutage immer mehr Kinder mit angeborenen Herzfehlern das Erwachsenenalter. An dieser Stelle werden allerdings nur diejenigen angeborenen Herzfehler besprochen, die häufig erst im Erwachsenenalter auffällig werden. Alle übrigen angeborenen Herzfehler finden Sie im Skript Pädiatrie.

6.1.1 Ventrikelseptumdefekt (VSD)

Epidemiologie: häufigster angeborener Herzfehler (30–35 %).

Einteilung: Nach der Lokalisation unterscheidet man (**Abb. 6.1**):

- Typ I: infundibulärer/bulbärer VSD (5 %)
- **Typ II: perimembranöser VSD** (80 %)
- Typ III: AV-Kanal-Typ/atrioventrikuloseptaler Defekt (AVSD, 11 %)
- Typ IV: muskulärer VSD (2–7 %); mehrere Defekte sind möglich (sog. „**Swiss-Cheese-VSD**").

Pathogenese: Durch die pathologische Shuntverbindung zwischen den beiden Herzkammern entwickelt sich nach dem postpartalen Abfall des Lungenwiderstands ein **Links-rechts-Shunt** zwischen den Herzkammern (**Abb. 6.2**). Dadurch kommt es zu einer Rezirkulation des Blutes durch die pulmonalen Gefäße.

Das Shuntvolumen ist von der Größe des VSD und dem Verhältnis der Strömungswiderstände zwischen großem und kleinem Kreislauf abhängig. Bei größeren Defekten ist auch das Rezirkulationsvolumen größer, was eine Druck- und Volumenbelastung des rechten Herzens und eine Volumenbelastung des linken Herzens verursachen kann. Übersteigt der Druck im rechten Ventrikel denjenigen des linken Ventrikels, kommt es zur **Shuntumkehr** (Rechts-links-Shunt) und damit zur zentralen Zyanose (sog. **Eisenmenger-Reaktion**). Bei unbehandelten großen Defekten entwickelt sich infolge der pulmonalen Widerstandserhöhung (Vasokonstriktion der Arteriolen im Lungenkreislauf) bereits im 2. Lebensjahr eine sekundäre pulmonale Hypertonie. Eine Eisenmenger-Reaktion mit fixierter pulmonaler Hypertonie ist **irreversibel**.

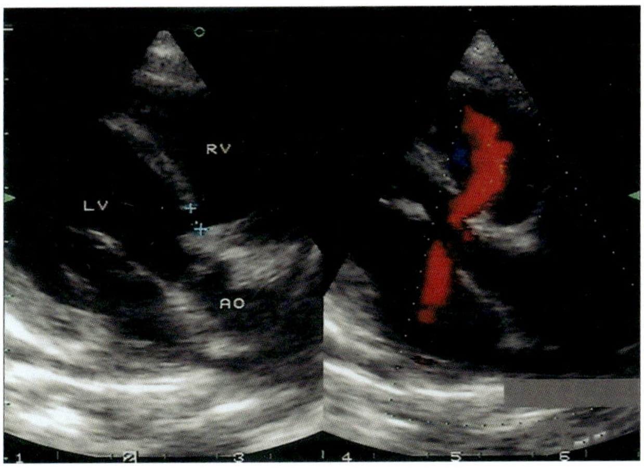

Abb. 6.2 **Perimembranöser Ventrikelseptumdefekt.** Links-rechts-Shunt auf Kammerebene. RV = rechter Ventrikel, LV = linker Ventrikel, Ao = Aorta. [aus Gortner, Meyer, Sitzmann, Duale Reihe Pädiatrie, Thieme, 2018]

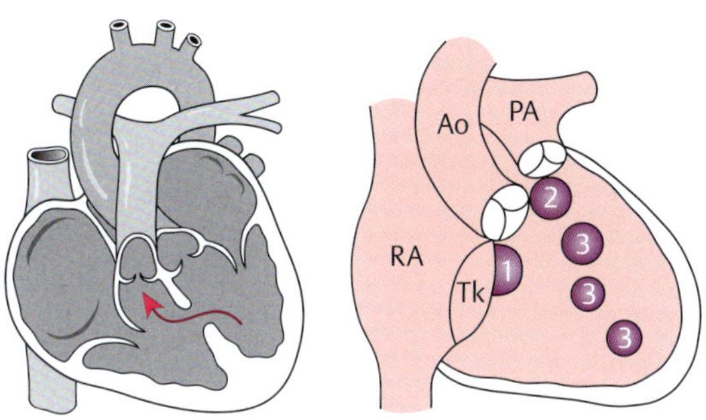

RA rechter Vorhof
Tk Trikuspidalklappe
Ao Aorta
PA Pulmonalarterie
1 VSD vom Inlet-Typ
2 perimembranöser VSD
3 muskuläre Defekte

Abb. 6.1 **Einteilung von Ventrikelseptumdefekten nach ihrer Lokalisation.** [aus Gortner, Meyer, Sitzmann, Duale Reihe Pädiatrie, Thieme, 2018]

Klinik: Kleine, hämodynamisch unbedeutende Ventrikelseptumdefekte verursachen i. d. R. keine Symptome. Die Patienten können durch eingeschränkte Belastbarkeit, rezidivierende bronchopulmonale Infekte, Palpitationen oder Zeichen einer Herzinsuffizienz auffällig werden. Eine Zyanose tritt erst bei einer Eisenmenger-Reaktion auf (Trommelschlägelfinger, Uhrglasnägel, Dyspnoe, Herzinsuffizienz, Synkopen, Hirnabszesse).

Diagnostik:
- **Auskultation:** mittellautes, hochfrequentes, raues **Holosystolikum** mit PM über dem 3.–4. ICR links; bei ansteigendem pulmonalem Widerstand nimmt das Systolikum einen spindelförmigen Charakter an und der 2. Herzton wird lauter.
- **EKG:** bei kleinem VSD unauffällig, bei mittelgroßem Defekt Steil- bis Linkstyp
- **Echokardiografie:** Bestimmung von Lage, Größe und hämodynamischer Relevanz des VSD, bei infundibulärem VSD sollte eine Beteiligung von Aorten- oder Pulmonalklappe (Prolaps durch den VSD) ausgeschlossen werden. Dopplerfunktion: Bestimmung von Shuntrichtung und -volumen sowie des Druckgradienten zwischen den Ventrikeln.
- **Röntgen-Thorax:** ab einem mittelgroßen Defekt Kardiomegalie, vermehrte Lungengefäßzeichnung und eine prominente A. pulmonalis
- **Herzkatheter.**

PRAXIS Das Geräusch ist bei kleineren Defekten lauter („Viel Lärm um nichts").

Therapie: Im Erwachsenenalter bestehende VSD sind meist klein und bedürfen keiner zwingenden Therapie. Manchmal können sich aber auch Probleme eines in der Kindheit behandelten VSD zeigen, z. B. Restshunt, linksventrikuläre Funktionsstörung oder erhöhter pulmonal-arterieller Widerstand. OP-Indikationen sind shuntbedingte Beschwerden, linksventrikuläre Funktionsstörungen, restshuntbedingte pulmonal-arterielle Hypertonie oder Z. n. infektiöser Endokarditis.

OP-TECHNIK

Vorgehen:
- Katheterintervention: bei perimembranösem und muskulärem VSD
- OP: mediane Sternotomie und Anschluss an die Herz-Lungen-Maschine, Patchverschluss transatrial über die Trikuspidalklappe
- Herz-/Lungentransplantation: Ultima Ratio bei Eisenmenger-Reaktion.

Bei persistierendem Restshunt ist eine Endokarditisprophylaxe notwendig.

6.1.2 Vorhofseptumdefekt (ASD)

Epidemiologie: 10 % aller angeborenen Herzfehler.

Einteilung (Abb. 6.3):
- **Ostium-primum-Defekt** (**ASD I**, ca. 30 %): im unteren Bereich des Vorhofs nahe der AV-Klappenebene gelegen. Häufig in Kombination mit einer Mitralklappenspalte. Assoziation mit AVSD (atrioventrikulärer Septumdefekt).
- **Ostium-secundum-Defekt** (**ASD II**, ca. 60–70 %): zentral in der Fossa ovalis gelegen
- **Sinus-venosus-Defekt** (ca. 5 %): nahe der Einmündung der V. cava superior oder inferior. Assoziation von ASD II und Sinus-venosus-Defekt mit Lungenvenenfehlmündungen.

Pathogenese: Die pathologische Shuntverbindung auf Vorhofebene führt zum **Links-rechts-Shunt**, da der Druck im linken Vorhof höher ist als der Druck im rechten Vorhof. Dadurch kommt es zur Rezirkulation des Blutes durch die Lungenstrombahn mit einer rechtsatrialen und **rechtsventrikulären Volumenbelastung**. Infolge eines ASD kann eine **pulmonale Hypertonie** entstehen.

Klinik: Im Erwachsenenalter können kleine ASD mit eingeschränkter körperlicher Belastbarkeit, **Palpitationen** (supraventrikuläre Rhythmusstörungen bis **Vorhofflimmern**), erhöhte Anfälligkeit für bronchopulmonale Infekte, Thoraxschmerzen oder Rechtsherzinsuffizienz einhergehen. Über den ASD können **paradoxe Embolien** auftreten (zerebrale Embolie bei tiefer Beinvenenthrombose), die u. U. letal enden. Bei assoziiertem Mitralklappendefekt sind infektiöse Endokarditiden häufig. Eine Zyanose besteht nicht.

Diagnostik:
- **Auskultation:** Der ASD selbst verursacht kein Geräusch, lediglich der gesteigerte Blutstrom führt zu einem uncharakteristischen **Systolikum** im 2.–3. ICR links parasternal, evtl. mit Fortleitung in den Rücken. Diagnostisch wegweisend ist der **fixiert gespaltene 2. Herzton**.
- **EKG:**
  - ASD II: P-dextroatriale (bei großem ASD ein P-biatriale), **Rechtstyp** (Volumenbelastung des rechten Ventrikels), evtl. inkompletter Rechtsschenkelblock
  - ASD I: Linkstyp
- **Echokardiografie** (Abb. 6.4): **vergrößerter rechter Vorhof** und **Ventrikel**, Defekt im Vorhofseptum, paradoxe Septumbewegung, Beurteilung des Shuntvolumens
- **Röntgen-Thorax: prominenter Truncus pulmonalis** und verstärkte Lungengefäßzeichnung
- **Herzkatheter:** bei gleichzeitigem interventionellem ASD-Verschluss.

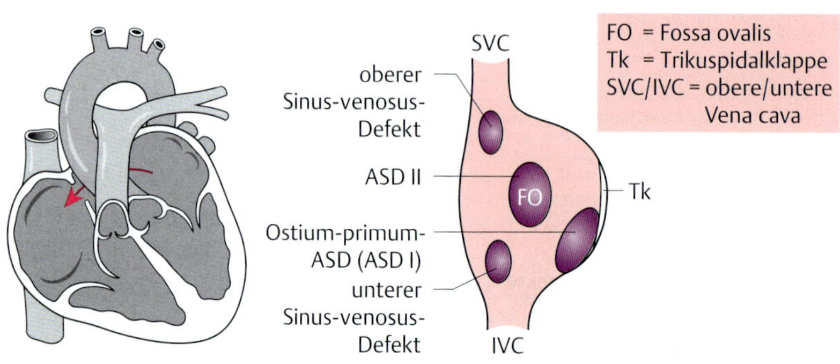

Abb. 6.3 **Lokalisation von Atriumseptumdefekten.** [aus Gortner, Meyer, Sitzmann, Duale Reihe Pädiatrie, Thieme, 2018]

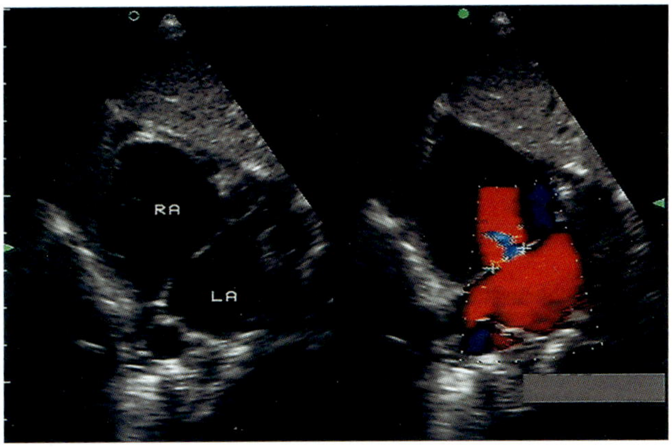

Abb. 6.4 **Atriumseptumdefekt in Secundum-Position.** Links-rechts-Shunt auf Vorhofebene. RA = rechter Vorhof, LA = linker Vorhof. [aus Gortner, Meyer, Sitzmann, Duale Reihe Pädiatrie, Thieme, 2018]

Therapie: Therapieindikationen sind ein symptomatischer ASD, eine Rechtsherzhypertrophie, Prophylaxe einer paradoxen Embolie sowie bei Frauen evtl. vor einer geplanten Schwangerschaft.

OP-TECHNIK

Vorgehen:
- Kleinere Defekte vom Typ **ASD II** werden i. d. R. **interventionell mittels Okkluder-Systemen** verschlossen.
- Große ASD II sollten dagegen frühzeitig chirurgisch versorgt werden, insbesondere wenn eine Herzinsuffizienz auftritt. Wegen ihrer Lage können ASD-I- und Sinus-venosus-Defekte nur operativ verschlossen werden.

Patienten nach ASD-Verschluss erhalten über 6 Monate eine Endokarditisprophylaxe.

6.1.3 Aortenisthmusstenose

Synonym: Coarctatio aortae (CoA)

DEFINITION Pathologische Verengung am Isthmus aortae, die im Erwachsenenalter manifest wird. Die Stenose liegt nach dem Abgang des Ductus arteriosus (früher: postduktale Form).

Epidemiologie: Die Aortenisthmusstenose macht rund 7 % aller angeborenen Herzfehler aus. Männer sind doppelt so häufig betroffen wie Frauen.

Pathogenese: Durch die Stenose entwickelt sich eine Druckdifferenz vor und hinter dem eingeengten Gefäßabschnitt.
- Stenose distal des Abgangs der A. subclavia sinistra:
  - Hypertonie im Bereich der gesamten oberen Extremität und des Kopfes
  - Hypotonie der unteren Extremität
- Stenose proximal des Abgangs der A. subclavia sinistra:
  - Blutdruckdifferenz zwischen den beiden Armen.

Klinik: Die klinischen Beschwerden sind auf den **hohen Blutdruck** zurückzuführen: Kopfschmerzen, Nasenbluten, Schwindel, Tinnitus, warme Hände durch die Hypertonie der oberen Körperhälfte sowie kalte Füße bzw. Claudicatio-intermittens-Symptome durch die Hypotonie der unteren Körperhälfte. Die Pulse der unteren Extremität sind meist schwach bis nicht tastbar und stark an der oberen Extremität.

LERNTIPP !

Eine **Blutdruckdifferenz** zwischen der oberen und unteren Extremität tritt bei einer Aortenisthmusstenose distal des Abgangs der A. subclavia sinistra auf.

Komplikationen: Schlaganfall und Herzinfarkt, Aneurysmarupturen, frühzeitige Arteriosklerose und die Linksherzinsuffizienz.

Diagnostik:
- **Blutdruckmessung: Blutdruckdifferenz von > 20 mmHg** zwischen der oberen und unteren Körperhälfte. Liegt der Abgang der A. subclavia sinistra noch vor der Stenose, ist der Blutdruck der gesamten oberen Extremität erhöht. Liegt er dahinter, besteht eine Seitendifferenz zwischen dem rechten (Hypertonie) und linken (Hypotonie) Arm.
- **Auskultation:** frühsystolischer Klick, mesosystolisches Geräusch mit P. m. über dem 3.–4. ICR links parasternal (**Abb. 6.5**), bei zusätzlicher Aortenklappeninsuffizienz zusätzliches diastolisches Decrescendogeräusch (meist bei bikuspider Aortenklappe)

PRAXIS Der Blutdruck muss immer **beidseits** gemessen werden!

LERNPAKET 4

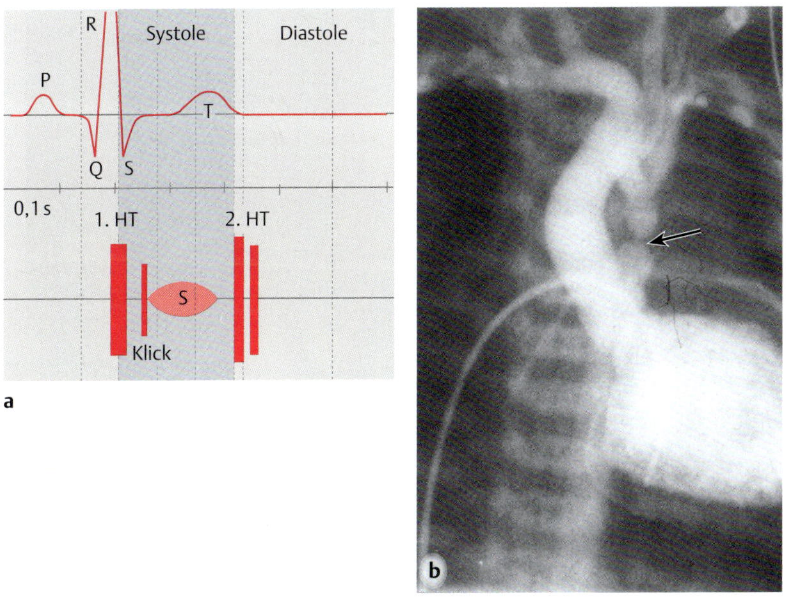

Abb. 6.5 **Befunde einer Aortenisthmusstenose.** **a** Auskultationsbefund. **b** Herzkatheteruntersuchung: Der Pfeil deutet auf die Engstelle. [a: aus Baenkler et al., Duale Reihe Innere Medizin, Thieme, 2018; b: aus Gortner, Meyer, Sitzmann, Duale Reihe Pädiatrie, Thieme, 2012]

- **Röntgen-Thoraxaufnahme: Rippenusuren** (→ Kollateralenbildung), prominente Aorta ascendens und Aorta descendens mit Einziehungen, Knickbildungen oder Doppelkonturen
- **Echokardiografie:** bei Kindern zur Darstellung des Aortenisthmus, bei Erwachsenen Nachweis der linksventrikulären Hypertrophie
- **weitere:** Doppleruntersuchung (Druckgradient?), MRT, CT, DSA, Herzkatheteruntersuchung und Aortografie (Darstellung der Stenose).

Therapie: Eine Operation ist angezeigt bei:
- einem systolischen Spitzendruck-Gradienten zwischen oberer und unterer Körperhälfte von > 20 mmHg
- einem Gradienten < 20 mmHg, aber morphologisch signifikanter Stenose mit Kollateralen
- einer arteriellen Hypertonie.

Die Aortenisthmusstenose bei Erwachsenen sollte möglichst früh nach Diagnosestellung operiert werden. Die chirurgischen Möglichkeiten umfassen die Resektion mit End-zu-End-Anastomose oder Protheseninterposition, eine Isthmusplastik, die Anlage einer Bypass-Prothese sowie eine Subklaviaplastik. Die **Ballondilatation** wird selten allein, häufiger in Kombination mit einer Stenteinlage durchgeführt oder wenn Kontraindikationen für eine Operation bestehen.

Prognose: Die 10-Jahres-Überlebensrate liegt nach operativer Korrektur bei ca. 90 %, ohne Operation versterben die Patienten mit einer mittleren Aortenisthmusstenose durchschnittlich zwischen dem 30. und 35. Lebensjahr. Unter Umständen kann die Hypertonie auch nach der Korrektur lebenslang bestehen bleiben (v. a. wenn erst nach dem Kleinkindalter operiert wird).

PRÜFUNGSHIGHLIGHTS

- ! Klinik der **Aortenisthmusstenose**
- ! Liegt die **Stenose distal** des Abgangs der A. subclavia sinistra, ist der **Blutdruck erhöht** an der **oberen Extremität** und erniedrigt an der unteren.
- !!! Im **Röntgenbild** können bei ausgeprägter Kollateralenbildung über die Interkostalarterien **Rippenusuren** sichtbar sein.

6.2 Erworbene Herzklappenfehler

LERNTIPP

Prägen Sie sich v. a. die Auskultationsbefunde bei den verschiedenen Herzfehlern ein, danach fragt das IMPP gerne. Aber auch in der mündlichen Prüfung sollten Sie diese sicher voneinander unterscheiden können. Hören Sie sich dazu am besten parallel auch Audiobeispiele an, dann bekommen Sie nämlich eine bessere Vorstellung und können sich die Befunde länger merken als beim reinen Auswendiglernen.

6.2.1 Pathophysiologie

Erworbene Herzklappenfehler können sich als **Stenose** oder als **Insuffizienz** manifestieren (auch kombinierte Klappenvitien sind möglich) und sind größtenteils auf degenerative oder entzündliche Veränderungen am Klappengewebe zurückzuführen. Nach ihrer Lokalisation werden Vitien des rechten (eher selten, an i. v. Drogenabusus denken) sowie des linken Herzens (häufig → hohe Druckbeanspruchung) unterschieden, die entweder akut oder chronisch verlaufen können. Bei der Insuffizienz wird der betreffende Herzteil durch das Pendelblutvolumen belastet, bei der Stenose durch den erhöhten Druck, gegen den das Blut befördert werden muss. Eine relative Klappeninsuffizienz entsteht sekundär infolge Überdehnung des Klappenansatzringes – beispielsweise bei erhöhtem pulmonal-arteriellem Druck (Pulmonalisinsuffizienz) oder rechtsventrikulärer Dilatation (Trikuspidalinsuffizienz).

6.2.2 Therapie

Therapeutisch wird in Abhängigkeit von Ausmaß und Mechanismus der Schädigung eine **klappenerhaltende Rekonstruktion** (z. B. Kommissurotomie, Plastiken von Ring, Segel oder Sehnenfäden) angestrebt. Wenn dies nicht machbar ist, muss ein Klappenersatz erfolgen.

Die Position der Herzklappen im Röntgen-Thoraxbild zeigt Abb. 6.6.

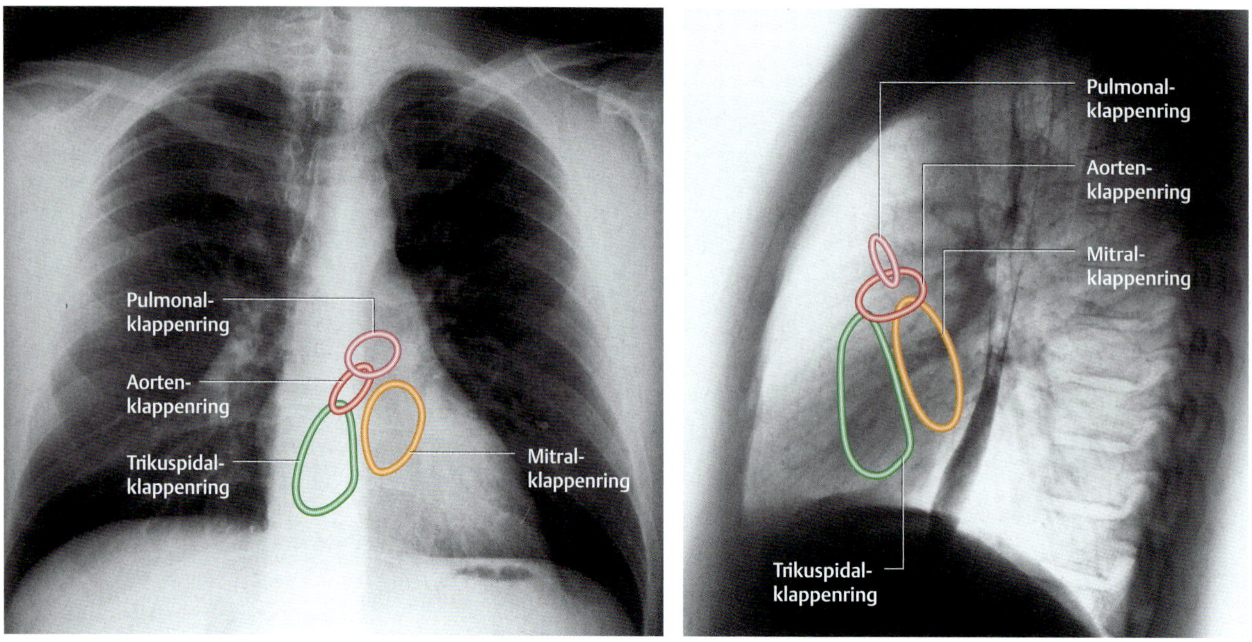

Abb. 6.6 **Herzklappenpositionen** im Thoraxröntgen in 2 Ebenen. [aus Greten, Rinninger, Greten, Innere Medizin, Thieme, 2010]

OP-TECHNIK

Klappenerhaltende Verfahren

Je nach Diagnose und Krankheitsbild steht eine Reihe von klappenerhaltenden Verfahren zur Verfügung:

- **Rekonstruktion der Aortenklappe:** Bei Defekten an der Aortenwurzel und morphologisch noch intakter Klappe kann das vorhandene Klappenmaterial in der Technik nach David oder Yacoub rekonstruiert werden. Die im Klappenbereich erweiterte Aorta wird entfernt und dadurch die damit verbundene passive Klappendilatation behoben. Auch die Rekonstruktion einzelner Klappentaschen ist mit speziellen Nahttechniken möglich.
- **Rekonstruktion der Mitralklappe:** Bei Mitralklappeninsuffizienz, -prolaps oder verminderter Beweglichkeit (dann zusätzliche Kommissurotomie, s. u.) kann eine Mitralklappenanuloplastik (nach Carpentier) mit einem Kunststoffring durchgeführt werden.
- **plastische Rekonstruktionen:** Bei Klappeninsuffizienzen kann auch vorhandenes Klappenmaterial zur Rekonstruktion verwendet werden (günstigere Prognose als bei Kunstklappenverfahren).
- **Kommissurotomie:** Durchtrennung verschmolzener Kommissuren (z. B. in der Kinderherzchirurgie).

OP-TECHNIK

Klappenersatz

Für den Klappenersatz stehen mechanische und biologische Prothesen zur Verfügung (Tab. 6.1, Abb. 6.7). Die **Wahl** der Prothese ist abhängig vom **Patientenalter**, von der **Haltbarkeit** der Prothese und der notwendigen **Antikoagulanzientherapie.**

Vorteil der **mechanischen Kunststoffprothesen** ist ihre sehr lange Haltbarkeit, Nachteil die aufgrund des hohen Thromboembolierisikos lebenslang notwendige Antikoagulation. Sie wird unmittelbar postoperativ mit Heparin begonnen, dann lebenslang mit Cumarinen fortgesetzt (INR-Zielwert: 2,5–3,5). Zudem kann es an der Klappe zur mechanischen Hämolyse kommen (LDH ↑).

Biologische Klappen entstammen entweder tierischem (Schweine- bzw. Rinderherz, sog. **Xenograft**) oder menschlichem Gewebe (verstorbene Organspender, sog. **Homografts**) und erfordern in den meisten Fällen ab dem 3. postoperativen Monat keine weitere Antikoagulation mehr. Eine Immunsuppression ist ebenfalls nicht notwendig. Nachteilig ist jedoch ihre statistisch nur begrenzte Lebensdauer (10–15 Jahre). Eine Sonderform ist die sog. **Ross-Operation**, bei der die Aortenklappe durch die eigene Pulmonalklappe ersetzt wird (= **Autograft**). An die Stelle der ursprünglichen Pulmonalklappe wird ein Homograft implantiert (→ die mechanische Belastung an der Pulmonalklappe ist geringer als an der Aortenklappe). Prinzipiell gilt aber:

- Auto- und Homografts werden bevorzugt bei Kindern eingesetzt,
- Xenografts bei Patienten > 65 Jahre, bei Kontraindikationen für eine Antikoagulation sowie bei Frauen mit Kinderwunsch.

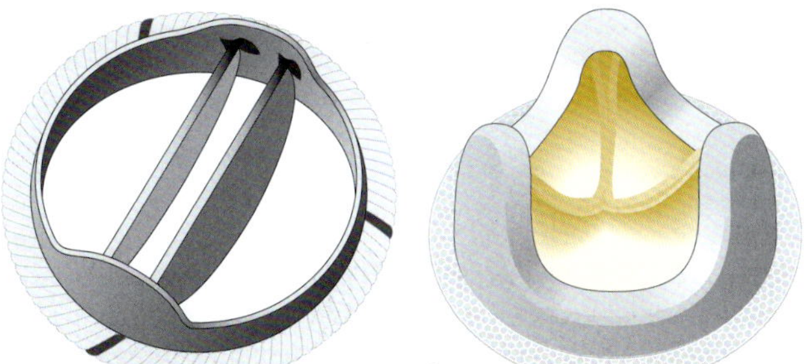

Abb. 6.7 **Herzklappenprothesen. a** Doppelflügelprothese. **b** Xenograft mit Stentgerüst.

Komplikationen von Klappenprothesen:

- Klappendysfunktion: z. B. bedingt durch partiellen Ausriss
- Prothesenendokarditis: eher selten, aber hohe Letalität (70 %), wichtig ist eine Endokarditisprophylaxe bei entsprechender Risikokonstellation.
- AV-Block: bei intraoperativer Läsion des His-Bündels
- neurologische Komplikationen: als Folge von Kalk- oder Luftembolien, heute sehr selten (< 1 %).
- Klappenthrombosierung: v. a. bei mechanischen Prothesen (daher Antikoagulation)
- Blutungskomplikation bei Antikoagulation
- Klappendehiszenz: Ablösung der Prothesenzirkumferenz von der Prothesenbasis. In der Echokardiografie bewegt sich die gesamte Prothese inklusive ihres Nahtbettes herzsynchron.

PRÜFUNGSHIGHLIGHTS

- ! Aussehen einer **Doppelflügelprothese**
- ! **Herzklappenpositionen** im Thoraxröntgen
- !! Bei mechanischen Herzklappen ist eine **lebenslange Antikoagulation** erforderlich.
- ! Biologische Prothesen haben eine **kürzere Lebensdauer**.
- ! Auch bei biologischen Prothesen ist **keine Immunsuppression** notwendig.
- ! **Endokarditisprophylaxe** bei Patienten mit künstlicher Herzklappe.

Tab. 6.1 **Herzklappenersatz**

Prothesentyp	Material	Vorteile	Nachteile
mechanische Prothesen (z. B. Kippscheibenprothesen, Doppelflügelprothesen)	Graphitkern mit Polycarbon-Beschichtung	hohe Haltbarkeit	Thrombogenität, lebenslange Antikoagulation
biologische Prothesen	**Xenograft**: Rinder-/Schweineperikard, Schweineklappen	physiologische Strömungseigenschaften	Haltbarkeit begrenzt (10–15 Jahre)
	Homograft (Allograft): Herzklappe eines Organspenders	höhere Haltbarkeit als Xenograft	aufwendigere Operation, Verfügbarkeit
	Autograft: autologe (körpereigene) Pulmonalklappe als Aortenersatz (Ross-Operation)	Mitwachsen des Autografts	aufwendigere Operation, Miteinbeziehung der gesunden Pulmonalklappe

6.2.3 Aortenklappenstenose

DEFINITION Verengung der Ausflussbahn des linken Ventrikels.

Ätiologie: Aortenstenosen (**Abb. 6.9**) können valvulär, subvalvulär (selten) und supravalvulär (sehr selten) gelegen sein.

- **valvuläre Aortenklappenstenose** (häufigste Form): altersbedingte **Klappenverkalkung** (Patienten > 55 Jahre), seltener **postrheumatisch** oder **degenerativ** durch eine Verschmelzung und Fibrosierung der Klappentaschen (Manifestationsalter 40.–60. Lebensjahr); bei angeborenen bikuspiden Klappen auch früher manifestierend
- **subvalvuläre Stenosen:** Verdickung des Septums (bei hypertroph-obstruktiver Kardiomyopathie) oder bindegewebiger Ring, der die linksventrikuläre Ausflussbahn behindert.
- **supravalvuläre Stenose:** Sie tritt im Rahmen einer Kalzium-Stoffwechselstörung auf (sog. Williams-Beuren-Syndrom), bei der die Aorta ascendens wie eine Sanduhr eingeengt ist (→ zusätzlich auch vorzeitige Koronarsklerose durch den erhöhten Druck im linken Ventrikel).

Pathophysiologie: Die Obstruktion führt zur erhöhten Druckbelastung des linken Ventrikels, sodass dieser konzentrisch hypertrophiert. Hierdurch kann zwar die systolische Funktion eine gewisse Zeit lang aufrechterhalten werden, die Anpassungserscheinungen gehen jedoch auf Kosten der diastolischen Füllung (erhöhter enddiastolischer Druck). Bei weiterhin fortbestehender Stenose kommt es zur Dekompensation mit Dilatation des linken Ventrikels. Siehe auch Pathophysiologie der Herzinsuffizienz (S. 18).

Klinik: Insbesondere Patienten mit leichter Aortenstenose sind lange Zeit beschwerdefrei. Gelegentlich bestehen Palpitationen. Die Leistungsfähigkeit ist eingeschränkt, und die Patienten ermüden schnell. **Angina-pectoris-artige Beschwerden, Belastungsdyspnoe und Synkopen** sind typisch für höhergradige Aortenstenosen. Die Angina pectoris ist dabei häufig auf eine relative Myokardischämie zurückzuführen.

LERNTIPP !

Patienten mit Aortenstenose sind nur eingeschränkt belastbar. Vor allem bei ungewohnten körperlichen Anstrengungen leiden sie schnell an Atemnot und können kurzzeitig das Bewusstsein verlieren (Synkope).

Diagnostik: Bei der körperlichen Untersuchung lässt sich ein Pulsus parvus et tardus feststellen. Der Herzspitzenstoß ist hebend und bei linksventrikulärer Dilatation lateral der Medioklavikularlinie tastbar. Nimmt das Schlagvolumen ab, sind arterieller Blutdruck und Blutdruckamplitude vermindert. Bei der Auskultation (**Abb. 6.8 a**) zeigt sich typischerweise ein spindelförmiges **Systolikum mit P. m. über der Aortenklappe** (2. ICR rechts), das in die Karotiden fortgeleitet wird. Der Aortenklappenschlusston ist bei signifikanter Stenose abgeschwächt, der 2. HT kann deutlich – evtl. paradox – gespalten erscheinen. Bei höhergradigen Stenosen ist häufig ein 4. HT hörbar (Zeichen des erhöhten Füllungsdrucks).

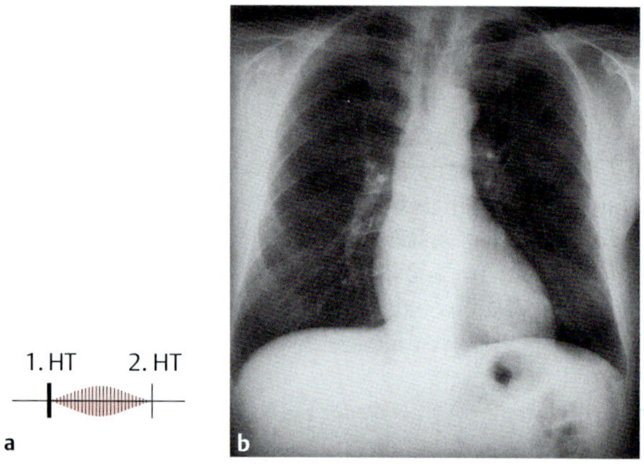

Abb. 6.8 **Aortenklappenstenose. a** Auskultationsbefund. **b** Röntgen-Thoraxaufnahme: Prominente linke Herzkontur bei dilatierter Aorta ascendens. [a: aus Block, POL-Leitsymptome Herz-Kreislauf-System, Thieme, 2006; b: aus Greten, Rinninger, Greten, Innere Medizin, Thieme, 2010]

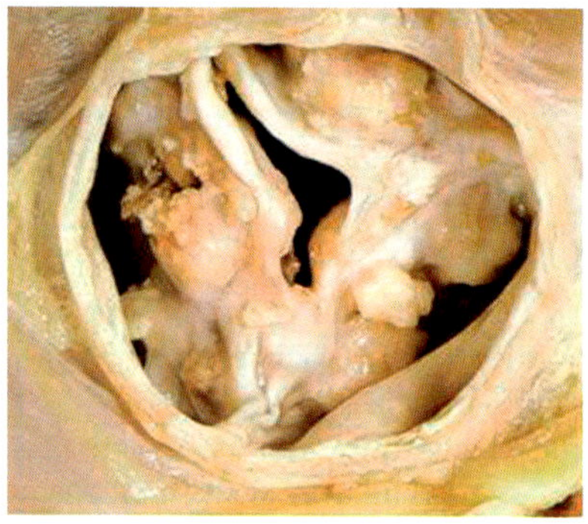

Abb. 6.9 **Makroskopischer Befund bei Aortenklappenstenose.** [aus Henne-Bruns et al., Duale Reihe Chirurgie, Thieme, 2012]

LERNTIPP !

Merken Sie sich das Systolikum im 2. ICR rechts, das in die Karotiden fortgeleitet wird!

Im **EKG** können sich Zeichen der **linksventrikulären Hypertrophie** zeigen (Sokolow-Lyon-Index > 3,5 mV), die bei fortgeschrittener Erkrankung oft von Repolarisationsstörungen („strain") und/oder Vorhofflimmern begleitet werden. Im **Röntgen-Thorax** zeigen sich evtl. Klappenverkalkungen und eine erweiterte Aorta ascendens als Zeichen einer poststenotischen Dilatation (**Abb. 6.8 b**). Mithilfe der **Echokardiografie** (Goldstandard!) lassen sich Stenosegrad (s. u.) sowie Vorhof-/Ventrikelfunktion bzw. -größe beurteilen und die Druckverhältnisse im Pulmonalkreislauf abschätzen (**Abb. 6.10**):

- **maximaler Gradient:** größter systolischer Druckgradient zwischen Aorta und linkem Ventrikel, der zum selben Zeitpunkt gemessen wurde.
- **mittlerer Gradient** (klinisch am bedeutendsten): mittlere Druckdifferenz, die während des systolischen Auswurfs gemessen wird
- **Peak-to-Peak-Gradient:** Differenz der maximal gemessenen Druckwerte in der Aorta und dem linken Ventrikel. Die Messung muss dabei nicht zum selben Zeitpunkt erfolgt sein.
- maximale und mittlere Flussgeschwindigkeit über der Klappe
- Klappenöffnungsfläche.

Tab. 6.2 **Einteilung der Schweregrade einer Aortenstenose**

	Aortenklappenöffnungsfläche (cm^2)	Flussgeschwindigkeit (m/s)	mittlerer Druckgradient (mmHg)
leichte Stenose	>1,5	<3	<25
mittelgradige Stenose	1–1,5	3–4	25–40
schwere Stenose	<1	>4	>40

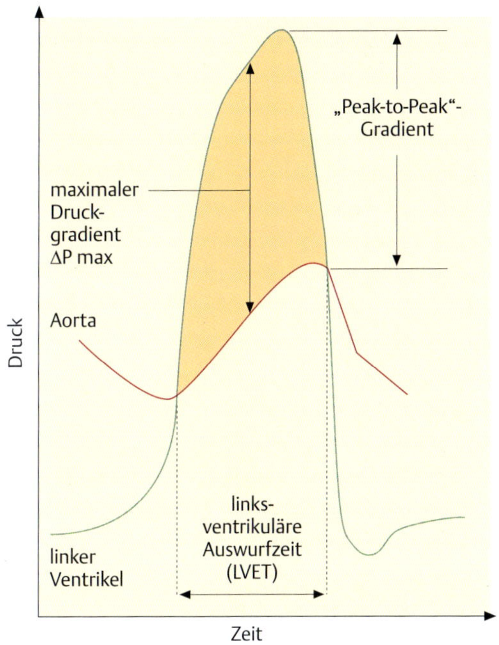

Abb. 6.10 **Druckgradient bei Aortenklappenstenose.** Der maximale und mittlere Druckgradient können in der Herzkatheteruntersuchung und mittels Dopplerechokardiografie angegeben werden. Der Peak-to-Peak-Gradient wird ausschließlich mittels Herzkatheteruntersuchung bestimmt. Der mittlere Druckgradient ist klinisch am bedeutendsten. [aus Greten, Rinninger, Greten, Innere Medizin, Thieme, 2010]

In der Echokardiografie können zudem andere Ursachen eines Systolikums (Mitralinsuffizienz, HOCM, VSD, Aortenisthmusstenose) abgegrenzt werden. Sie ist der diagnostische **Goldstandard**. Vor invasiven Eingriffen sollte eine **Koronarangiografie** (invasiv oder als CT-Angiografie) zum Nachweis bzw. Ausschluss einer begleitenden KHK erfolgen.

Die Klassifikation der Schweregrade einer Aortenstenose ist in Tab. 6.2 dargestellt.

PRAXIS Ist die Pumpfunktion des linken Ventrikels eingeschränkt, schließt ein niedriger transvalvulärer Druckgradient allerdings eine höhergradige Stenose nicht aus (sog. „Low flow"-, „Low gradient"-Stenose). In diesem Fall kann die Klappenöffnungsfläche unter Dobutaminbelastung bestimmt werden (→ deutlicher Anstieg bei geringer Stenose).

Komplikationen: Linksherzinsuffizienz, Synkopen, Rhythmusstörungen wie Vorhofflimmern (u. U. mit plötzlichem Herztod) oder AV-Blockierungen sowie Bildung von Mikrothromben.

Therapie und Prognose:

- **chirurgischer Aortenklappenersatz:** effektive Therapie. Indikation sind schwere symptomatische Stenosen. Vorgehen: Zugang mittels querer Aortotomie oberhalb des Anulus, anschließend Resektion der defekten Klappe und Einsatz der Prothese, Alternative: Ross-Prozedur.
- **perkutane Ballonvalvulotomie:** i. d. R. zur vorübergehenden Stabilisierung bis zum endgültigen Klappenersatz (hohe Restenosierungsrate)
- **perkutane Klappenersatztechniken** (TAVI „transcatheter aortic valve implantation"): Einsatz bei Patienten mit einem (gering bis erheblich) erhöhten perioperativen Risiko bei einer konventionellen OP; Vorgehen: Einbringen einer Klappenprothese, die auf einen Katheter montiert ist und entweder transfemoral oder transapikal (direkte Punktion der Spitze des linken Ventrikels) eingebracht wird. Dieses Verfahren hat in den letzten Jahren extrem an Bedeutung gewonnen und wird auch zunehmend bei Patienten mit nicht erheblich erhöhtem OP-Risiko eingesetzt.

Asymptomatische Aortenstenosen haben eine sehr gute Prognose und bedürfen meist noch keiner Therapie, müssen aber regelmäßig echokardiografisch überwacht werden.

PRÜFUNGSHIGHLIGHTS

Aortenklappenstenose

- ! **Klinik:** Angina pectoris, Belastungsdyspnoe und Synkopen
- !!! **Diagnostik:** hebender Herzspitzenstoß, Systolikum im 2. ICR mit Fortleitung in die Karotiden, Röntgen-Thorax: prominente linke Herzkontur, **Echokardiografie**: erweiterte Aorta ascendens und konzentrische Linksherzhypertrophie
- ! **Therapie:** Bei Patienten mit einem erhöhten OP-Risiko ist die **kathetergestützte Aortenklappenimplantation (TAVI)** eine geeignete Therapieoption.

6.2.4 Aortenklappeninsuffizienz

DEFINITION Diastolischer Reflux aus der Aorta in den linken Ventrikel aufgrund einer schlussunfähigen Aortenklappe.

Ätiologie:

- **akute Aortenklappeninsuffizienz:** Aneurysma/Dissektion der proximalen Aorta, Thoraxtrauma (→ plötzlicher intrathorakaler Druckanstieg), Komplikation einer akuten Endokarditis
- **chronische Aortenklappeninsuffizienz:** organische Ursachen (bikuspidale Klappe, Veränderungen der Klappenstruktur infolge rheumatischen Fiebers, bakterieller Endokarditis etc.) oder funktionell bedingt durch Dilatation des Aortenklappenrings (arterielle Hypertonie, Aortenaneurysma, Bindegewebsschwäche, Syphilis etc.).

Pathophysiologie:

- **akute Insuffizienz:** plötzlich vermehrte Volumenbelastung → diastolischer Druck im linken Ventrikel ↑↑↑ → Mitralklappe wird vorzeitig geschlossen → Druck im Pulmonalkreislauf ↑ → Lungenödem.

LERNPAKET 4

- **chronische Insuffizienz:** jahrelange Kompensation der **vermehrten Volumenbelastung**: Schlagvolumen ↑ → Dilatation des linken Ventrikels und Zunahme der Wanddicke (**exzentrische Hypertrophie**) → Perfusion der Koronararterien ↓ (relative Myokardischämie infolge des verminderten diastolischen Perfusionsdrucks) → Angina pectoris → linksventrikuläre Ejektionsfraktion ↓ → Herzinsuffizienz.

Klinik:
- **akute Aortenklappeninsuffizienz:** rasch eintretende Linksherzinsuffizienz mit Lungenödem und kardiogenem Schock
- **chronische Aortenklappeninsuffizienz:** kann über Jahre asymptomatisch bleiben. Mit der Dekompensation kommt es zu Angina-pectoris-Symptomatik und Belastungsdyspnoe.

Diagnostik: Bei der klinischen Untersuchung ist eine **große Blutdruckamplitude mit isolierter systolischer Hypertonie** charakteristisch (→ entsteht infolge des erhöhten Schlagvolumens und des niedrigen diastolischen Druckes). Der Puls steigt schnell an und fällt dann plötzlich wieder ab (Pulsus celer et altus, sog. „Wasserhammerpuls“). Typisch für die Aorteninsuffizienz sind zudem das **sichtbare Pulsieren** der Karotiden, das pulssynchrone Kopfnicken (Musset-Zeichen) und der sichtbare Kapillarpuls nach leichtem Druck auf den Fingernagel (Quincke-Zeichen). Die Haut ist blass und die Patienten klagen häufig über ein pulssynchrones Dröhnen im Kopf. Bei der akuten Aorteninsuffizienz besteht eine Tachykardie.

Auskultatorisch ist ein hochfrequentes, gießend-fließendes („hauchendes“), häufig holodiastolisches **Decrescendogeräusch** (unmittelbar im Anschluss an den 2. HT) über dem **Erb'schen Punkt** bzw. der Aortenklappe hörbar. Tipp: Man hört das Geräusch am besten, wenn sich der Patient vornüberbeugt und dabei ausatmet. Ein Systolikum (→ relative Aortenstenose infolge des gesteigerten Schlagvolumens) bzw. ein rumpelndes, spätdiastolisches Geräusch mit Punctum maximum über der Mitralklappe (→ refluxbedingte Behinderung des vorderen Mitralsegels, sog. **Austin-Flint-Geräusch**) können ebenso auftreten (**Abb. 6.11a**). Meist ist der 2. HT abgeschwächt und ein 3. HT vorhanden. Der Herzspitzenstoß ist nach kaudal und lateral verlagert. Im EKG lassen sich die typischen **Zeichen einer Linksherzhypertrophie** (S.11) nachweisen. Negative T-Wellen sind Folge einer Druckhypertrophie und daher bei Aorteninsuffizienz erst später im Verlauf vorhanden (dafür betonte Q-Zacke als Zeichen der Volumenhypertrophie).

LERNTIPP !

Denken Sie bei einer großen Blutdruckamplitude, systolischer Hypertonie, sichtbarem Pulsieren und einem hauchenden holodiastolischen Decrescendogeräusch an eine Aortenklappeninsuffizienz!

Im Röntgenbild ist eine **Kardiomegalie** („Schuhform des Herzens“) erkennbar, ebenfalls können die Aorta ascendens und der Aortenknopf durch das Pendelblut aufgeweitet sein (**Abb. 6.11b**). Diagnosemethode der Wahl ist die **Echokardiografie**.

Therapie und Prognose: Der schnelle **Klappenersatz** ist noch immer die Therapie der Wahl bei:
- akuter oder chronischer symptomatischer Aorteninsuffizienz
- herabgesetzter linksventrikulärer Ejektionsfraktion (< 55 %)
- linksventrikulärer Dilatation (Durchmesser enddiastolisch > 75 mm, endsystolisch > 55 mm).

Vorgehen wie bei Aortenklappenstenose.

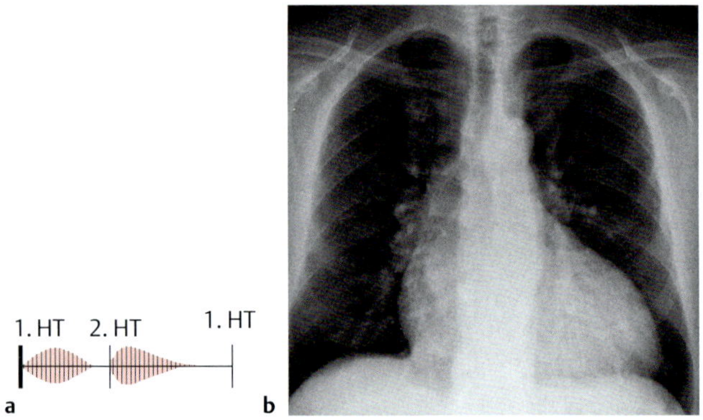

Abb. 6.11 Aorteninsuffizienz. a Auskultation. **b** Röntgen-Thoraxaufnahme: Schwere Aorteninsuffizienz mit Dilatation des linken Ventrikels und Lungenstauung. [a: aus Block, POL-Leitsymptome Herz-Kreislauf-System, Thieme, 2006; b: aus Greten, Rinninger, Greten, Innere Medizin, Thieme, 2010]

Ist eine Dilatation der Aorta ascendens Ursache der Klappeninsuffizienz und die Klappe morphologisch noch intakt, wird die Aorta ascendens entfernt und eine klappentragende Prothese eingesetzt oder die Aortenwurzel klappenerhaltend ersetzt (nach David oder Yacoub).

Medikamentös können die Nachlast senkende Vasodilatatoren (z. B. ACE-Hemmer, Nifedipin, Kalziumantagonisten) eingesetzt werden. Die Notwendigkeit der Operation bleibt bei symptomatischen Patienten allerdings dennoch bestehen.

PRÜFUNGSHIGHLIGHTS

- ! **Pathophysiologie:** zunächst vermehrte Volumenbelastung
- **Diagnostik:**
  - ! große Blutdruckamplitude mit isolierter systolischer Hypertonie
  - !! hochfrequentes, gießend-fließendes („hauchendes“), häufig holodiastolisches Decrescendogeräusch über dem Erb'schen Punkt
  - ! infolge des gesteigerten Schlagvolumens zusätzliches Systolikum (→ relative Aortenstenose).

6.2.5 Mitralklappenstenose

DEFINITION Verengung der Mitralklappe infolge struktureller Veränderungen, die die Füllung des linken Ventrikels behindert.

Ätiologie: Hauptursache ist das rheumatische Fieber (S.80). Die Erkrankung kann Jahre zurückliegen und induziert eine Valvulitis insbesondere der Klappenränder, die sich im Laufe von Jahrzehnten verdicken, verkalken und verschmelzen (Endokarditis verrucosa rheumatica). Angeborene Mitralklappenstenosen sind selten.

Pathophysiologie: Die Stenose behindert den Bluteinstrom in den linken Ventrikel, was in der Folge zu einer Druckerhöhung erst im linken Vorhof und in den Pulmonalvenen, später auch im rechten Herzen führt (→ Gefahr der Rechtsherzinsuffizienz). Aufgrund der Überdehnung des linken Vorhofes tritt gehäuft Vorhofflimmern auf, darüber hinaus besteht die Gefahr der Thrombenbildung im Vorhof. Die dabei fehlende Vorhofkontraktion stört die Ventrikelfüllung zusätzlich, sodass das **Herzzeitvolumen** weiter **sinkt**.

Klinik: Ist die Öffnungsfläche der Mitralklappe (MÖF) auf < 2 cm^2 reduziert (normal: 4–6 cm^2), treten klinische Symptome unter Belastung auf (bei < 1,5 cm^2 auch in Ruhe). Klinisch imponieren ein schleichender Leistungsabfall und Müdigkeit infolge des abnehmenden Herzzeitvolumens. Die Patienten weisen durch die Zyanose und die vermehrte Bildung von Teleangiektasien an den Wangen einen charakteristischen Aspekt (**Facies mitralis**) auf. Stauungsbedingt kommt es zu Dyspnoe (Lunge), Appetitlosigkeit und Meteorismus (Leber, Splanchnikus-Gebiet), Proteinurie (Niere) oder peripheren Ödemen. Eine Dekompensation kann durch erhöhten Volumenbedarf z. B. bei Infektion oder Schwangerschaft ausgelöst werden.

Diagnostik: Auskultatorisch finden sich folgende Befunde (**Abb. 6.12 a**):

- niederfrequentes, leicht schnurrendes, diastolisches Decrescendogeräusch mit P. m. über der Herzspitze
- paukender 1. HT
- gespaltener 2. HT (mit betontem Schluss der Pulmonalklappe bei pulmonaler Hypertonie)
- Mitralöffnungston
- präsystolisches Crescendogeräusch bei erhaltenem Sinusrhythmus
- Graham-Steell-Geräusch bei Pulmonalinsuffizienz
- ggf. auch bandförmiges, holosystolisches Geräusch bei Trikuspidalinsuffizienz.

Im **EKG** zeigen sich ein verbreitertes und doppelgipfeliges P-sinistroatriale in Ableitung I (Dilatation des linken Vorhofs), Rechtsherzhypertrophiezeichen (Sokolow-Lyon-Index > 1,05 mv), ein Rechtstyp sowie ein Rechtsschenkelblock.

Im **Röntgen** sind eine verstrichene Herztaille, ein vergrößerter linker Vorhof (prominentes linkes Herzohr), eine Vergrößerung des rechten Herzens (mitrale Konfiguration), ein angehobener linker Hauptbronchus, ein vergrößerter Karinawinkel, pulmonalvenöse Stauungszeichen und eine kalzifizierte Mitralklappe erkennbar (**Abb. 6.12c**). Entscheidend für die Diagnosesicherung sowie die Beurteilung zusätzlich vorliegender Veränderungen ist die **Echokardiografie** (**Abb. 6.12b**). Hiermit können die verdickten und verkalkten Mitralsegel, die in ihren Bewegungen stark eingeschränkt sind, gut dargestellt werden.

Therapie und Prognose: Symptomatisch werden bei Stauungszeichen Diuretika eingesetzt. Bei Vorhofflimmern kann die Herzfrequenz mit β-Blockern, Kalziumantagonisten oder Digoxin gesenkt werden, zudem ist aufgrund des Thromboembolierisikos auch eine Antikoagulation erforderlich.

OP-Indikationen: mittlere bis schwere Stenose (MÖF ≤ 1,5 cm^2), rezidivierende Dekompensation, NYHA III und IV.

Bei mittlerer bis schwerer Stenose und geeigneter Mitralklappenmorphologie kann die Stenose mittels **perkutaner Ballonvalvulotomie** (**Abb. 6.13**) aufgeweitet bzw. gesprengt werden. Ansonsten besteht noch die Möglichkeit der chirurgischen Kommissurotomie oder – bei ausgeprägter Verkalkung – auch des Klappenersatzes. Der Zugang zur Mitralklappe erfolgt dabei über den linken Vorhof. Das posteriore Mitralklappensegel wird meistens erhalten und die Prothese am Anulus vernäht. Bei begleitender Trikuspidalinsuffizienz wird die Trikuspidalklappe ggf. auch rekonstruiert.

Über die Hälfte der Patienten bleibt asymptomatisch. Bei symptomatischen Patienten verschlechtert sich die Herzfunktion progedient, speziell bei pulmonaler Hypertonie beträgt die 10-Jahres-Überlebensrate nur 10 %.

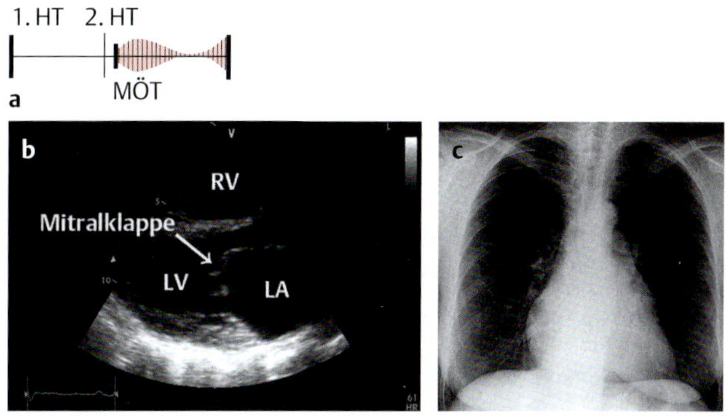

Abb. 6.12 **Mitralstenose. a** Auskultationsbefund. **b** Echokardiografie: Man sieht den linken Ventrikel im Längsschnitt. Der Pfeil deutet auf das verdickte Mitralsegel. **c** Röntgen-Thorax (p.-a.): Der linke Vorhof ist vergrößert, die Herztaille verstrichen und das Pulmonalissegment prominent. [a: aus Baenkler et al., Kurzlehrbuch Innere Medizin, Thieme, 2015; b und c: aus Reiser, Kuhn, Debus, Duale Reihe Radiologie, Thieme, 2017]

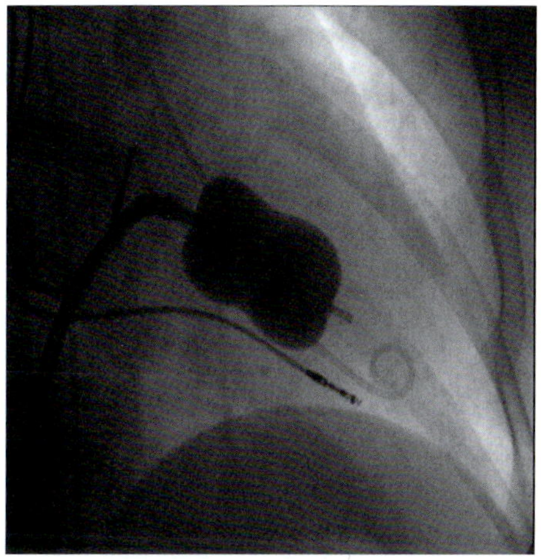

Abb. 6.13 **Mitralklappenvalvuloplastie bei Mitralstenose.** Die Segel der Mitralklappe liegen im Bereich der Taille des Ballons, die Klappe wurde durch mehrfache Insufflation gedehnt. **Technik:** Ein Führungsdraht wird in den linken Vorhof geführt und die Punktionsstelle im Vorhofseptum aufgedehnt, damit im Anschluss der Ballonkatheter über den Führungsdraht durch das Septum in den linken Vorhof geschoben werden kann. Ein sog. Stilett dient als Steuerungshilfe für das weitere Vorschieben in den linken Ventrikel. Danach wird der distale Ballonanteil langsam gedehnt und der Katheter zurück in Richtung Mitralklappenebene geführt. Im Anschluss wird der Ballon komplett gedehnt und so die Klappe geweitet. [aus Baenkler et al., Duale Reihe Innere Medizin, Thieme, 2018]

PRÜFUNGSHIGHLIGHTS

- ! **Ätiologie:** Die häufigste Ursache ist die rheumatische Endokarditis
- !! **Auskultationsbefund:** niederfrequentes, leise schnurrendes Decrescendo-Geräusch mit P. m. über der Herzspitze und präsystolischem Crescendo
- !! **Röntgen-Thorax:** verstrichene Herztaille, vergrößerter linker Vorhof, prominentes linkes Herzohr, Vergrößerung des rechten Herzens (mitrale Konfiguration), angehobener linker Hauptbronchus und Karinawinkel > 60°
- ! **OP-Indikation** besteht bei **MÖF ≤ 1,5 cm^2**
- ! Bei begleitender **Trikuspidalinsuffizienz** wird die Trikuspidalklappe ggf. auch **rekonstruiert**.

6.2.6 Mitralklappeninsuffizienz

DEFINITION Systolischer Reflux in den linken Vorhof aufgrund einer schlussunfähigen Mitralklappe.

Ätiopathogenese: Man unterscheidet 2 Formen:
- **primäre Mitralinsuffizienz:** organische Mitralinsuffizienz
- **sekundäre (relative) Mitralinsuffizienz:** anatomisch unauffällige Klappe, die im Rahmen verschiedener Prozesse (z. B. Vergrößerung des linken Ventrikels) sekundär schlussunfähig wird.

Akute Mitralinsuffizienz:
- **typische Ursachen:** Sehnenfaden- oder Papillarmuskelabrisse (z. B. Myokardinfarkt), rheumatische oder bakterielle Endokarditis.
- **Pathophysiologie:** Aufgrund des akuten Refluxes vermindert sich die Auswurfmenge, der linke Vorhof dilatiert und das Blut staut sich in die Lunge zurück mit dem Bild eines Lungenödems bis kardiogenen Schocks.

Chronische Mitralinsuffizienz (zweithäufigste erworbene Klappenerkrankung nach der Aortenstenose):
- **typische Ursachen:** Primär: chronisch-degenerative Veränderungen am Klappenapparat, Verkalkungen, eine KHK, Kardiomyopathien, Autoimmun- oder Kollagenerkrankungen, angeborene Klappenveränderungen (myxomatöse Degeneration mit Mitralklappenprolaps). Sekundär: Gefügedilatation bei Ventrikelvergrößerung z. B. bei dilatativer oder ischämischer Kardiomyopathie.
- **Pathophysiologie:** Ein Teil des Herzzeitvolumens gelangt während der Systole retrograd in den linken Vorhof und weiter über die Lungenvenen in die Lunge bzw. das rechte Herz (→ Rechtsherzbelastung) → Volumenbelastung ↑ ↑ → **exzentrische Hypertrophie** des linken Ventrikels → Kontraktionskraft des linken Ventrikels ↓ → die initial erhöhte Auswurffraktion (→ anfangs **gesteigertes Schlagvolumen**) nimmt ab → Ventrikel und Vorhof **dilatieren** → Dekompensation mit Lungenstau.

Klinik: Bei der akuten Mitralinsuffizienz entwickeln sich sehr rasch Zeichen der akuten Herzinsuffizienz (S. 19) mit Lungenödem und u. U. kardiogenem Schock.

Patienten mit chronischer Mitralinsuffizienz können über Jahre hinweg beschwerdefrei sein und klagen meist nur gelegentlich über Müdigkeit und Belastungsdyspnoe. Schwerwiegende Symptome zeigen sich erst im Stadium der Dekompensation (Ruhedyspnoe, Orthopnoe, Palpitationen, Rechtsherzinsuffizienz, Vorhofflimmern).

LERNTIPP !

Treten bei einem Patienten mit Z. n. Mitralklappenersatz zunehmende Luftnot, Ödeme und gestaute Halsvenen auf, sollte man an eine Klappendysfunktion mit sekundärer Rechtsherzdekompensation denken. Der erste diagnostische Schritt, um die Klappenfunktion zu beurteilen, ist die transösophageale Echokardiografie.

Diagnostik: Es lässt sich ein bandförmiges **Systolikum** mit P. m. über der Herzspitze auskultieren, das regelmäßig in die **Axilla** fortgeleitet wird (Abb. 6.14 a). Der 1. HT ist leise, bei pulmonaler Hypertonie ist der Pulmonalschlusston betont. Eventuell ist auch ein 3. HT hörbar. Bei höhergradiger Insuffizienz kann während der raschen Ventrikelfüllung auch ein kurzes Diastolikum hinzutreten.

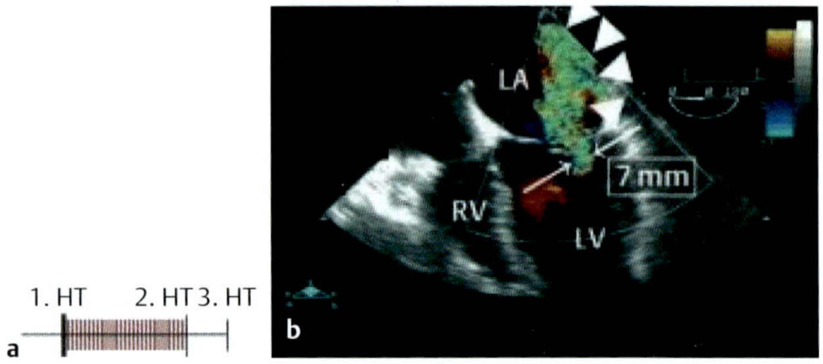

Abb. 6.14 **Befunde bei Mitralinsuffizienz. a** Auskultationsbefund. **b** Echokardiografie: Die Farbdopplerechokardiografie zeigt einen exzentrischen Insuffizienzjet in den linken Vorhof (Pfeilspitzen). Der Schweregrad der Mitralinsuffizienz kann über die engste Stelle des Jets, die sog. Vena contracta (Pfeile), festgestellt werden. [a: aus Block, POL-Leitsymptome Herz-Kreislauf-System, Thieme, 2006; b: aus Baenkler et al., Duale Reihe Innere Medizin, Thieme, 2018]

LERNTIPP !

Das bandförmige Systolikum mit P. m. über der Herzspitze mit Fortleitung in die Axilla müssen Sie sich gut merken!

Die Befunde im **EKG** sind eher unspezifisch: anfangs doppelgipfliges P-sinistroatriale, später auch P-dextroatriale, Linkstyp (bei pulmonaler Hypertonie ggf. auch Rechtstyp), Linksherzhypertrophie und Vorhofflimmern.

Im **Röntgen-Thorax** finden sich pulmonalvenöse Stauungszeichen und durch die chronische Volumenbelastung eine Kardiomegalie. Morphologie und Funktion des Klappenapparats und des linken Vorhofs bzw. Ventrikels können mithilfe der **Echokardiografie** (v. a. TEE) beurteilt werden. Die TEE dient hier auch der Entscheidung über die Möglichkeit einer Rekonstruktion. Mittels zusätzlicher Farbdopplerfunktion kann in der Echokardiografie der Regurgitationsjet dargestellt und quantifiziert werden (Abb. 6.14 b). Als invasive diagnostische Maßnahme steht die Linksherz- (ggf. auch Rechtsherz-)Katheteruntersuchung zur Verfügung (zur Abschätzung des Insuffizienzgrades und der Ventrikelfunktion, Verifizierung der Druckverhältnisse etc.).

Therapie: Vasodilatoren (z. B. ACE-Hemmer) senken die Nachlast und Diuretika die Volumenbelastung. Vasodilatatoren erweisen sich besonders bei dekompensierten Patienten als vorteilhaft. Beim kardiogenen Schock kann Dobutamin verabreicht und eine intraaortale Ballonpumpe implantiert werden. Operativ wird dann die Klappe rekonstruiert oder ersetzt. Bei Vorhofflimmern ist eine orale Antikoagulation angezeigt.

Bei symptomatischer Mitralinsuffizienz empfiehlt sich die rechtzeitige **Klappenrekonstruktion**, bevor der Ventrikel chronisch volumenüberlastet ist. Der Klappenhalteapparat sollte im Zuge der Operation möglichst erhalten bleiben. Ein erweiterter Klappenring, beispielsweise als Folge von Kardiomyopathien oder einer KHK, wird operativ gerafft (**Anuloplastie**), wodurch dieser verkleinert und die Koaptationsfläche (Fläche des Klappensegelzusammenschlusses) vergrößert wird. Aufgrund des langfristig guten Erfolges von Rekonstruktionen geht man zunehmend zu einer frühzeitigen Operation über.

Insbesondere bei den sekundären Formen (i. d. R. bei Patienten mit Herzinsuffizienz mit dilatiertem Ventrikel und eingeschränkter systolischer Ejektionsfraktion) haben sich in den letzten Jahren **minimalinvasive** interventionelle **Klappenreparaturverfahren** an der Mitralklappe etabliert, da diese Patienten ein deutlich erhöhtes operatives Risiko bei Anuloplastien oder Klappenrekonstruktionen aufweisen. Am gängigsten ist der sog. **Mitraclip**.

PRAXIS

Mitraclip Bei dieser Methode wird über einen transvenösen Zugang via V. femoralis und eine transseptale Punktion vom linken Vorhof her ein Katheter über die Mitralklappe vorgeschoben, an dessen Spitze sich ein kleiner Clip (ähnlich einer Wäscheklammer) befindet. In der Regel werden mehrere dieser Clips an der Mitralklappe angebracht und verbinden das vordere mit dem hinteren Segel, was funktionell zu einer Raffung der Klappe und Reduktion der Mitralinsuffizienz führt.

Prognose: Die Prognose ist abhängig von der Ursache der Mitralinsuffizienz unterschiedlich. Die Mortalität von Patienten in den NYHA-Klassen III und IV beträgt rund 30 %/Jahr. Eine vorhandene Mitralinsuffizienz verschlechtert die Prognose einer linksventrikulären Dysfunktion dramatisch.

PRÜFUNGSHIGHLIGHTS

- !!! **Auskultation:** bandförmiges **Systolikum** mit P. m. über der Herzspitze auskultieren, das regelmäßig **in die Axilla fortgeleitet** wird
- ! Die Klappenfunktion beurteilt man am besten mittels **Echokardiografie** (TEE).

6.2.7 Mitralklappenprolaps

Synonym: Barlow-Syndrom, Klick-Murmur-Syndrom, Floppy-valve-Syndrom

DEFINITION Systolische Vorwölbung > 2 mm von Teilen der Mitralsegel in den linken Vorhof, die häufig asymptomatisch bleibt. Beim Auftreten von Symptomen (Palpitationen, Herzrhythmusstörungen) spricht man vom Mitralklappenprolapssyndrom. Häufig besteht gleichzeitig eine Mitralinsuffizienz unterschiedlichen Schweregrades.

Epidemiologie: Der Mitralklappenprolaps ist mit einer Prävalenz von ca. 10 % die häufigste Herzklappenanomalie im Erwachsenenalter. Eine familiäre Häufung wird beobachtet. **Frauen** sind häufiger betroffen als Männer.

Ätiologie: unklar. Meist liegen dem Prolaps ein Größenmissverhältnis zwischen Klappen, Klappenhalteapparat und linkem Ventrikel (z. B. Vorhofseptumdefekt, Kardiomyopathie) oder eine Bindegewebsschwäche zugrunde.

Klinik: Symptome zeigen sich selten (10 % der Fälle) und häufiger bei Frauen: Herzrhythmusstörungen, Synkopen, Dyspnoe, Müdigkeit, eingeschränkte Leistungsfähigkeit sowie pektanginöse Beschwerden.

LERNTIPP !

Bei Herzbeschwerden, die bei Frauen um das 30. Lebensjahr auftreten, sollten Sie an einen Mitralklappenprolaps denken. Der Verdacht erhärtet sich stark, wenn Sie in der Auskultation einen mesosystolischen Klick und ein spätsystolisches Geräusch hören.

Diagnostik: Auskultatorisch lässt sich ein mittel- bis spätsystolischer Klick mit nachfolgendem Spätsystolikum (→ Mitralinsuffizienz) mit P. m. über der Herzspitze hören. Der **systolische Klick** entsteht durch das Anspannen der meist elongierten Sehnenfäden. Klick und Geräusch sind lageabhängig und im Stehen oder

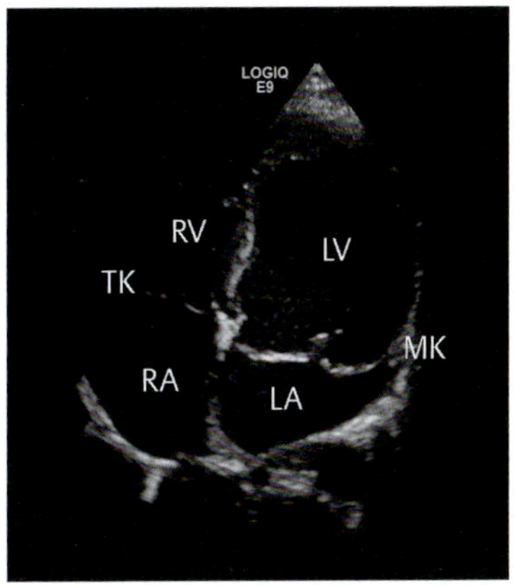

Abb. 6.15 Echokardiografischer Befund bei Mitralklappenprolaps. Prolaps des vorderen und hinteren Mitralsegels. Beide Mitralsegel wölben sich in den linken Vorhof (LA) zurück. RA = rechter Vorhof, RV = rechter Ventrikel, LV = linker Ventrikel, TK = Trikuspidalklappe. [aus Hofmann, Deeg, Hoyer, Ultraschalldiagnostik in Pädiatrie und Kinderchirurgie, Thieme, 2018]

bei Valsalva-Manöver infolge der niedrigeren Vorlast in die frühe Systole verlagert, in der Hocke hingegen spätsystolisch hörbar (Nachlast ↑). Das EKG ist überwiegend unauffällig (gelegentlich Reizleitungsstörungen oder Arrhythmien).

Sicher kann ein Mitralklappenprolaps nur **echokardiografisch** diagnostiziert werden (**Abb. 6.15**): Während der Systole prolabiert eines oder beide verdickten Mitralsegel in den linken Vorhof (sog. „**Hängemattenphänomen**").

Therapie und Prognose: Solange der Prolaps symptomlos bleibt, bedarf er keinerlei Therapie. Palpitationen und pektanginöse Beschwerden können ggf. mit niedrig dosierten β-Blockern behandelt werden. Bei Patienten mit höhergradiger Mitralklappeninsuffizienz stehen die operative Klappenrekonstruktion und selten der Klappenersatz im Vordergrund. Bei Vorhofflimmern ist eine Antikoagulation erforderlich. Die Prognose ist eher günstig (selten Progression der Klappeninsuffizienz oder Endokarditis).

PRÜFUNGSHIGHLIGHTS

- !! **Auskultation:** mittel- bis spätsystolischer Klick mit nachfolgendem Spätsystolikum (→ Mitralinsuffizienz), P. m. über der Herzspitze.

6.2.8 Erworbene Klappenvitien des rechten Herzens

Erworbene Klappenvitien des rechten Herzens sind selten. Sie umfassen:

- Trikuspidalstenose
- Trikuspidalinsuffizienz
- Pulmonalstenose
- Pulmonalinsuffizienz.

Am häufigsten finden sich sog. **relative Klappeninsuffizienzen** infolge einer Überdehnung des Klappenansatzapparates. Das rechte Herz toleriert die Volumen- oder Druckbelastung relativ lange, bei fortgeschrittener Erkrankung und Dekompensation zeigt sich aber eine Rechtsherzinsuffizienz mit venöser Stauung und konsekutiver Hepato- und Splenomegalie, gastrointestinalen Störungen, Müdigkeit, Aszites und Ödemen.

Die Klappenvitien des rechten Herzens sind in **Tab. 6.3** dargestellt.

LERNPAKET 4

Tab. 6.3 **Vitien des rechten Herzens.**

	Trikuspidalstenose	Trikuspidalinsuffizienz	Pulmonalstenose	Pulmonalinsuffizienz
Ätiologie	rheumatische Valvulitis	primär (Endokarditis bei i. v.-Drogenabusus) oder relative Insuffizienz bei Dilatation des rechten Ventrikels	kongenital	primär oder relative Insuffizienz bei pulmonaler Hypertonie
Diastolikum	P. m. 4. ICR parasternal rechts	–	–	P. m. 2. ICR parasternal links
Systolikum	–	P. m. 4. ICR parasternal rechts	P. m. 2. ICR parasternal links	–
weitere Töne/Geräusche	lauter 1. HT, Trikuspidalöffnungston, begleitend Mitral-/Aortenvitium	betonter 2. HT bes. über Pulmonalklappe	2. HT weit gespalten	
Röntgen-Thorax	vergrößerter rechter Vorhof, verbreitertes Mediastinum	Hypertrophie des rechten Ventrikels, dilatierter Pulmonalishauptstamm bei pulmonaler Hypertonie		

Therapie und Prognose: Symptomatisch empfehlen sich eine Volumenreduktion mittels Diuretika, eine Salzrestriktion sowie eine adäquate Behandlung der Herzinsuffizienz. Die chirurgische Intervention im Sinne einer Ballonvalvuloplastie (bei Stenosen) sowie die operative Rekonstruktion oder ein Klappenersatz werden erst bei relevanter Verkleinerung der Klappenöffnungsfläche mit entsprechender Symptomatik bzw. bei Anstieg des Druckgradienten über der Klappe in Erwägung gezogen.

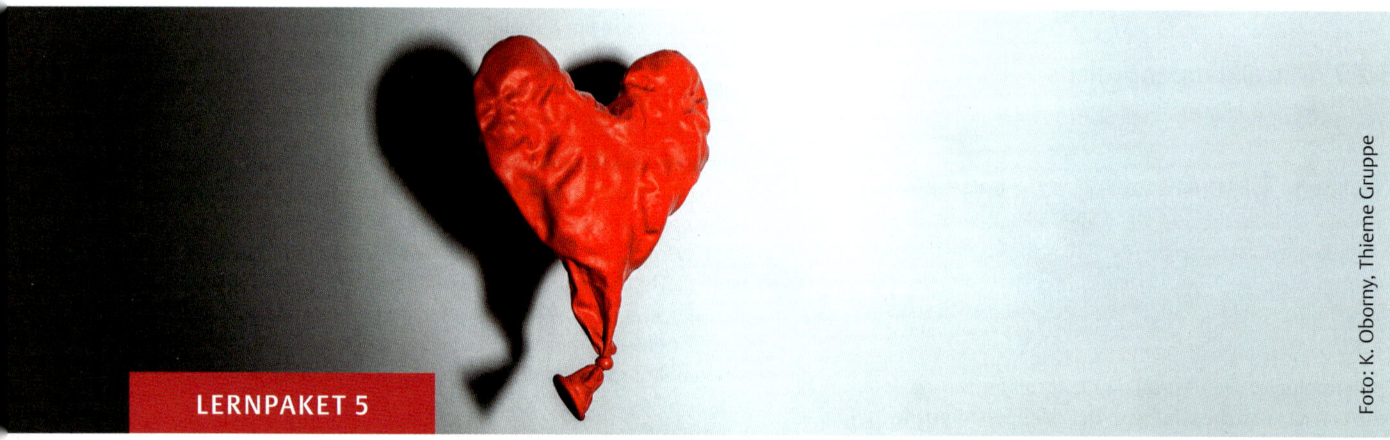

7 Erkrankungen des Myokards

7.1 Kardiomyopathien

7.1.1 Grundlagen

DEFINITION Kardiomyopathien (KMP, CM) sind primäre oder sekundäre Erkrankungen des Myokards. Primäre Kardiomyopathien sind nicht durch eine Koronarsklerose, angeborene oder erworbene Herzklappenfehler, Erkrankungen des Perikards bzw. eine arterielle (auch pulmonale) Hypertonie verursacht.

Einteilung: Kardiomyopathien können nach funktionellen Kriterien oder ihrer Ätiologie eingeteilt werden. Die funktionelle Einteilung hat sich besonders in der Klinik bewährt und orientiert sich an makroskopischen und pathophysiologischen Merkmalen:

- hypertrophische Kardiomyopathie
- dilatative Kardiomyopathie
- restriktive (obliterierende) Kardiomyopathie
- arrhythmogene rechtsventrikuläre Kardiomyopathie
- nichtklassifizierbare Kardiomyopathie.

Ätiologisch unterschieden werden **primäre** (idiopathische) Kardiomyopathien und **sekundäre** Kardiomyopathien, die im Rahmen verschiedener Grunderkrankungen auftreten, wie z. B. die inflammatorische CM, die toxische CM (z. B. Chemotherapeutika [z. B. Anthrazyklin-Therapie bei akuter Leukämie]), die infiltrative CM (z. B. bei Glykogen- und Lipidspeicherkrankheiten, Hämochromatose), die metabolische CM (z. B. bei Thyreotoxikose oder Diabetes mellitus), die CM bei Systemerkrankungen (z. B. bei Leukämie, Kawasaki-Syndrom, Sarkoidose oder Kollagenosen) oder die Schwangerschafts- bzw. Stress- („Broken-Heart-Syndrom") induzierte CM.

7.1.2 Dilatative Kardiomyopathie (DCM)

DEFINITION Vergrößerung des linken und/oder rechten Ventrikels mit begleitender systolischer Pumpstörung.

Epidemiologie: Prävalenz 40/100 000. Männer sind doppelt so häufig betroffen wie Frauen.

Ätiologie:
- **idiopathische DCM** (Ausschlussdiagnose)
- **sekundäre DCM:** Infolge einer Myokarditis (v.a. **viral**), durch Noxen wie Alkohol (→ besonders mitochondrienschädigend) und kardiotoxische Medikamente (z.B. Doxorubicin, trizyklische Antidepressiva, Lithium, Cyclophosphamid, Katecholamine, Glukokortikoide), als Endzustand einer hypertensiven oder ischämischen Herzerkrankung sowie von Klappenschädigungen (z.B. Aortenklappenstenose, Aortenklappeninsuffizienz), durch autoimmune und entzündliche Systemerkrankungen (Vaskulitiden, Kollagenosen), Muskeldystrophien u.v.a. Bei ca. ⅓ der Fälle werden genetische Ursachen vermutet.

LERNTIPP !

Nach den unterschiedlichen **Auslösern einer DCM** wird gerne mal gefragt – prägen Sie sich daher die wichtigsten ein. Merken Sie sich außerdem, dass man, bevor man die Diagnose „idiopathische dilatative Kardiomyopathie (DCM)“ stellt, sicherstellen muss, dass die Vergrößerung und die Funktionseinschränkung des linken Ventrikels nicht durch andere kardiale Erkrankungen hervorgerufen werden, z. B. durch Vitien, KHK oder arterielle Hypertonie.

Pathogenese: Das Herz ist vergrößert, wobei zunächst das linke, im Verlauf manchmal auch das rechte Herz betroffen ist (Abb. 7.1). Die Herzwand kann verdünnt, normal oder kompensatorisch hypertrophiert sein. Der enddiastolische Druck im linken Ventrikel und der Druck im linken Vorhof sind meist erhöht, da die Pumpleistung des linken Ventrikels eingeschränkt ist.

Histologisch lassen sich neben atrophen und hypertrophen Myozyten auch schlanke Herzmuskelzellen mit tonnenförmig verdickten Kernen nachweisen.

Klinik und Komplikationen: Eine DCM kann lange unbemerkt bleiben. Später im Verlauf treten Zeichen einer Linksherzinsuffizienz (Dyspnoe bis hin zum Lungenödem), danach auch einer Rechtsherzinsuffizienz (Ödeme, Aszites, Hepatomegalie) auf. Bei einigen Patienten bestehen aufgrund der verminderten Koronarreserve Angina-pectoris-artige Beschwerden. Herzrhythmusstörungen (Vorhof- und Kammerflimmern, plötzlicher Herztod) sind ebenso wie Thromboembolien häufig.

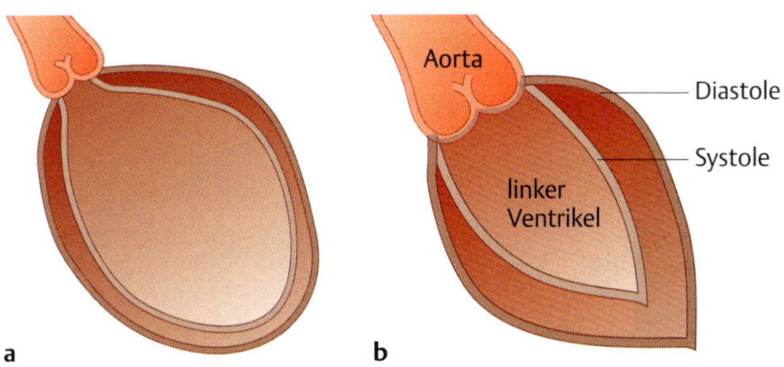

Abb. 7.1 **Kardiomyopathie.** **a** Dilatative Kardiomyopathie. **b** Normalbefund. [aus Greten, Rinninger, Greten, Innere Medizin, Thieme, 2010]

Diagnostik: Goldstandard ist die **Echokardiografie**. Sie dient der Quantifizierung der verbleibenden Herzfunktion sowie dem Nachweis intrakardialer Thromben. Im Röntgen-Thorax zeigen sich eine Herzvergrößerung und pulmonal-venöse Stauungszeichen. Im EKG sind wie bei der HCM verschiedene, allerdings recht unspezifische Veränderungen erkennbar.

Therapie und Prognose:
- Behandlung der Ursache bei sekundären Formen
- Behandlung der Herzinsuffizienz (S. 21)
- Implantation eines ICD (implantierbarer Kardioverter-Defibrillator) bei Patienten im NYHA-Stadium II–III, Herzinsuffizienz seit 3 Monaten, Ejektionsfraktion ≤ 35 %, Lebenserwartung > 1 Jahr und optimaler medikamentöser Therapie.
- Herztransplantation (häufigste Indikation): sehr gute Langzeitergebnisse.

PRÜFUNGSHIGHLIGHTS ✗

- ! Chemotherapeutika (z. B. Anthrazyklin-Therapie bei akuter Leukämie) können eine **toxische Kardiomyopathie** auslösen.
- ! **Pathogenese:** Vergrößerung des linken und/oder rechten Ventrikels. Die Herzwand kann verdünnt sein.
- !! **Ätiologie:** Ursachen einer sekundären DCM sind virale Infektion, Alkohol, genetische Faktoren, Autoimmunerkrankungen, eine arterielle Hypertonie, KHK oder Klappenvitien.
- ! **Pathophysiologie:** der enddiastolische Druck im linken Ventrikel und der Druck im linken Vorhof sind erhöht.
- ! **Komplikationen:** progrediente Herzinsuffizienz, Rhythmusstörungen (Vorhofflimmern, Kammerflimmern, plötzlicher Herztod), Embolie
- ! **Therapie:** ICD u. a. bei Ejektionsfraktion ≤ 35 % und NYHA II–III.

7.1.3 Hypertrophische Kardiomyopathie (HCM)

DEFINITION Genetisch bedingte Hypertrophie des linken Ventrikels mit (hypertrophisch obstruktive Kardiomyopathie) und ohne Stenosierung (hypertrophisch nichtobstruktive Kardiomyopathie) der linksventrikulären Ausflussbahn.

Epidemiologie: Die Prävalenz beträgt rund 2/1000. Die HCM ist die häufigste Ursache für einen **plötzlichen Herztod** bei jungen Sportlern.

Ätiopathogenese: Circa die Hälfte der Fälle wird mit unterschiedlicher Penetranz **autosomal-dominant** vererbt (Familienangehörige mituntersuchen → 50 %iges Erkrankungsrisiko für Kinder Betroffener!). Es sind zahlreiche Mutationen an verschiedenen Genloci bekannt (u. a. kardiales Troponin T, Myosin-bindendes Protein C, β-Myosin-Heavy-Chain).

Die hypertrophische Kardiomyopathie (HCM) entwickelt sich bereits in der Fetalzeit (oder kurz nach der Geburt) und schreitet danach unterschiedlich voran. Häufig kommt es zu einer spontanen Progression nach der Pubertät, sodass die Jugendlichen zu dieser Zeit symptomatisch werden. Die Hypertrophie betrifft meist Septum und Vorderwand des linken Ventrikels und ist i. d. R. asymmetrisch. Sie kann aber auch konzentrisch sein oder andere Bereiche (Herzspitze, Seitenwand, rechter Ventrikel) miteinbeziehen. Bei ca. ¼ der Patienten entwickelt sich eine **hypertrophisch obstruktive Kardiomyopathie** (**HOCM**), bei der das wachsende Gewebe den Ausflusstrakt behindert (Subaortenstenose). Davon zu unterscheiden ist die **hypertrophisch nichtobstruktive Kardiomyopathie** (**HNCM**).

Klinik: Die Patienten sind oft über Jahre beschwerdefrei und die HCM stellt oft einen Zufallsbefund dar. Symptomatische Patienten leiden an Dyspnoe, Müdigkeit und pektanginösen Beschwerden. Arrhythmien und Synkopen können (oft auch nach körperlicher Belastung) ebenfalls auftreten; teils auch als erstes und ggf. letztes Symptom.

LERNTIPP !

Denken Sie bei jungen Sportlern, die bisher immer gesund waren und nach einer körperlichen Anstrengung ein Kammerflimmern entwickeln, sofort an eine hypertrophische Kardiomyopathie als mögliche Ursache.

Komplikationen:
- ventrikuläre Extrasystolen
- ventrikuläre und supraventrikuläre Tachykardien
- Vorhofflimmern mit Gefahr von thromboembolischen Ereignissen
- **plötzlicher Herztod** (insbesondere bei Jugendlichen und jungen Erwachsenen): Das Risiko ist bei ventrikulären Tachykardien, unklaren Synkopen, schwerer Hypertrophie und familiärer Disposition stark erhöht. Eine ICD-Implantation sollte in Fällen eines erhöhten Risikos durchgeführt werden.
- Entwicklung von Endokarditis und Herzinsuffizienz.

Diagnostik: Typisch für die HOCM ist ein spindelförmiges, raues Systolikum mit P. m. über dem linken Sternalrand. Gelegentlich lässt sich ein 3. und/oder ein 4. Herzton auskultieren. Im EKG (Abb. 7.2) sind i. d. R. eher unspezifische Veränderungen erkennbar (Linksherzhypertrophiezeichen, ST- und T-Veränderungen, Q-Zacken in inferioren und Brustwandableitungen, paroxysmale Arrhythmien).

Im Röntgen-Thorax lassen sich ein vergrößertes Herz und evtl. pulmonalvenöse Stauungszeichen nachweisen. Gesichert wird die Diagnose mittels einer **Echokardiografie** (Abb. 7.3), in der die Hypertrophie (asymmetrisch mit Betonung des Septums, Ventrikelwandstärke bis zu > 20 mm) gut dargestellt werden kann.

Differenzialdiagnosen:
- **Sportlerherz:** Durch jahrelanges körperliches Training hypertrophiert das Herz im Unterschied zur HCM homogen. Es kommt zu einer Vergrößerung sowohl des endsystolischen als auch des enddiastolischen Volumens (bei HCM hingegen sind beide Volumina vermindert). Die Funktion ist nicht gestört.
- **Hypertrophie** des linken Ventrikels infolge einer **Druckbelastung**: z. B. bei arterieller Hypertonie, Aortenstenose
- **Speichererkrankungen:** z. B. Amyloidose, Morbus Fabry (Mangel an α-Galaktosidase-A)
- **membranöse subvalvuläre Aortenstenose.**

Therapie und Prognose: Patienten mit HCM sollten sich schonen und schwere körperliche Belastungen meiden, um die Gefahr des plötzlichen Herztodes zu minimieren. Aufgrund der familiären Häufung sollten auch die Angehörigen gescreent werden.

Pharmakotherapeutisch ist die Gabe von **β-Blockern** oder **Kalziumantagonisten** (vom Verapamil-Typ) indiziert (**Cave:** niemals kombiniert → AV-Block!). Streng kontraindiziert sind positiv inotrope Substanzen (z. B. Digitalis, Katecholamine) und starke Nachlastsenker (z. B. ACE-Hemmer, Kalziumantagonisten vom Dihydropyridin-Typ), da sie den systolischen Gradienten im linken Ventrikel steigern und so die Stenose zusätzlich verstärken können.

Supraventrikuläre und ventrikuläre Tachykardien können mit Amiodaron behandelt werden, bei ventrikulären Tachykardien oder bei Patienten mit hohem Risiko (insbesondere bei Fällen

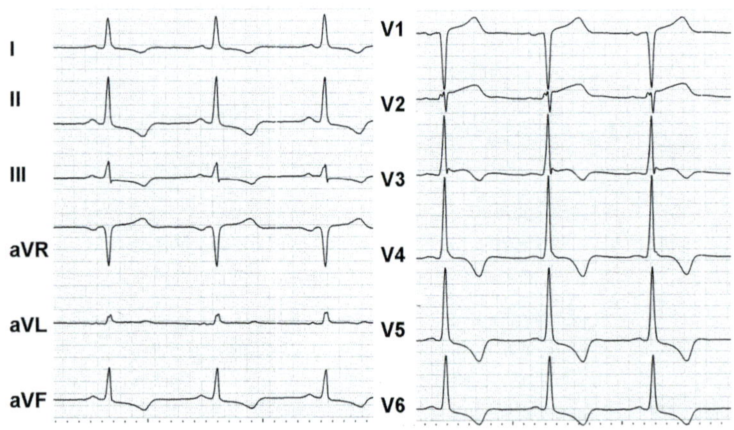

Abb. 7.2 **EKG-Befund bei HOCM.** Nachweisbar sind Zeichen einer Linksherzhypertrophie, ST-Strecken-Senkungen und eine deutlich negative T-Welle in II, III und aVF sowie in den linkspräkordialen Ableitungen. [aus Greten, Rinninger, Greten, Innere Medizin, Thieme, 2010]

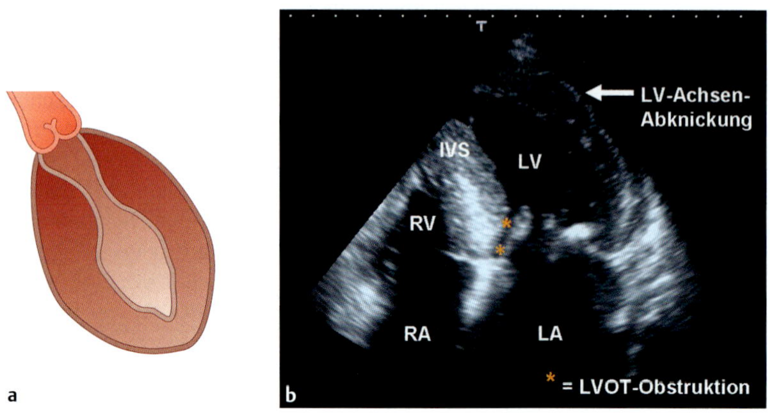

Abb. 7.3 **HOCM.** **a** Schema. **b** Echokardiografie bei deutlicher Obstruktion des linksventrikulären Ausflusstrakts (*). [aus Greten, Rinninger, Greten, Innere Medizin, Thieme, 2010]

von plötzlichem Herztod in der näheren Verwandtschaft) ist eine **ICD-Implantation** indiziert; bei Vorhofflimmern wird oral antikoaguliert.

OP-TECHNIK

Operativ stehen die transaortale septale Myektomie (bei HOCM) oder bei schwerwiegendem Verlauf mit symptomatischer und medikamentenresistenter Obstruktion (Dilatation und NYHA III, IV) eine Herztransplantation zur Verfügung. Eine Alternative bietet die interventionelle sog. perkutane transluminale septale Myokardablation. Kathetergesteuert wird lokal Alkohol injiziert und eine septale Myokardnekrose initiiert.

7.1.4 Restriktive Kardiomyopathien (RCM)

DEFINITION Gruppe von Erkrankungen mit eingeschränkter Dehnbarkeit der Ventrikel bei weitgehend normaler systolischer Funktion.

Epidemiologie und Ätiologie: In Industrieländern sind RCM selten. Hauptursache ist die **Amyloidose**. In tropischen Ländern verursachen Endomyokardfibrosen ca. 20 % aller kardiovaskulären Todesfälle. Weitere, eher seltene Ursachen können die Löffler-Endokarditis (Hypereosinophilie-Syndrom), eine Sarkoidose, eine Hämochromatose, Speicherkrankheiten, maligne Erkrankungen, eine Radiatio und auch eine Anthrazyklintherapie sein.

Pathogenese: Durch Infiltration oder Fibrosierung des Myokards relaxiert dieses nicht mehr adäquat, wodurch die diastolische Füllung behindert wird. Aufgrund ihrer geringen Wandstärke dilatieren besonders die Vorhöfe.

Klinik: Typischerweise treten Zeichen der Herzinsuffizienz wie Dyspnoe, Ödeme oder Müdigkeit auf. Die Vorhofüberdehnung kann supraventrikuläre Rhythmusstörungen wie Vorhofflimmern induzieren. AV-Blöcke oder Kammertachykardien können ebenso vorkommen.

Diagnostik: Bei der körperlichen Untersuchung zeigen sich die klassischen Befunde der Herzinsuffizienz. Bei AV-Klappen-Insuffizienzen ist ein Systolikum auskultierbar. Meist besteht ein 3. und/oder 4. HT.

Im Röntgen finden sich eine pulmonalvenöse Stauung und eine Vorhofvergrößerung, im EKG evtl. eine Niedervoltage. Die Echokardiografie (mit Dopplerfunktion) zeigt charakteristischerweise kleine, evtl. verdickte Kammern und weite Vorhöfe, die systolische Kontraktionsfähigkeit bleibt normal.

Differenzialdiagnosen:

- **Pericarditis constrictiva** (S. 76): ähnliche Hämodynamik, aber Perikardverdickungen oder -verkalkungen in CT/MRT und pathologische Septumsbewegungen (bei Inspiration nach links) im Echo.

Therapie und Prognose: Nach Möglichkeit wird die Grunderkrankung therapiert. Vorhofflimmern verschlechtert die Ventrikelfüllung weiter und sollte elektrisch bzw. mit Amiodaron terminiert oder symptomatisch mit β-Blockern bzw. Antikoagulation behandelt werden. Bei Amyloidose sollten wegen häufiger Überempfindlichkeit weder Digoxin noch Kalziumantagonisten gegeben werden. Evtl. wird eine Herzschrittmacherimplantation oder eine Herztransplantation erwogen. Ohne Herztransplantation ist die Prognose schlecht.

7.1.5 Arrhythmogene rechtsventrikuläre Kardiomyopathie (ARVC)

DEFINITION Degeneration der Herzmuskelzellen des rechten Ventrikels und anschließender Ersatz mit Fett- bzw. fibrösem Gewebe.

Epidemiologie und Ätiologie: Bevorzugt betroffen sind Männer unter 40 Jahren. Die Ursache ist unbekannt, autosomale Erbgänge sind nachgewiesen. In der Mehrzahl der Fälle liegt eine familiäre Häufung vor (→ Fälle von plötzlichem Herztod in der Familienanamnese).

LERNTIPP !

ARVC und HCM sind häufig für einen **plötzlichen Herztod bei Sportlern** verantwortlich!

Pathogenese: Der rechte Ventrikel, insbesondere das Dreieck zwischen rechtsventrikulärem Ein- und Ausflusstrakt, hypertrophiert und dilatiert. Ein Gendefekt wird für den Ersatz der Herzmuskelzellen verantwortlich gemacht.

Klinik und Komplikationen: Arrhythmien wie ventrikuläre Tachykardien, Synkopen und auch der plötzliche Herztod (→ speziell bei jugendlichen Sportlern!) stehen primär im Vordergrund. Im Verlauf wird dann das rechte Herz insuffizient, wobei die linksventrikuläre Funktion kaum eingeschränkt ist.

Diagnostik: Im EKG sind in den Ableitungen V_{1-3} inverse (negative) T-Wellen nachweisbar, zudem finden sich verbreiterte QRS-Komplexe sowie ein kompletter oder inkompletter Rechtsschenkelblock. Hochspezifisch sind die sog. ε-Wellen (kleine Potenzialschwankungen zu Beginn der ST-Strecke) als Zeichen der **verzögerten Erregung des rechten Ventrikels**. Im Langzeit-EKG treten viele **ventrikuläre Extrasystolen** (> 1000/24 h) oder ventrikuläre Tachykardien mit Linksschenkelblock-Morphologie auf.

In der **Echokardiografie** zeigen sich eine Hypokinesie und eine Dilatation des rechten Ventrikels, ggf. auch lokale Aneurysmen. Die fibrolipomatöse Myokarddegeneration kann am besten bioptisch nachgewiesen werden (Sensitivität 66 %).

Therapie und Prognose: Eine kausale Therapie gibt es nicht. Treten ventrikuläre Tachykardien gehäuft auf, kann eine Katheterablation versucht werden. Symptomatisch können die Rhythmusstörungen mit Sotalol, alternativ auch mit Amiodaron behandelt werden. Die größte Gefahr stellt der plötzliche Herztod dar. Regelmäßige Kontrolluntersuchungen, körperliche Schonung und eine ICD-Implantation sind indiziert.

PRÜFUNGSHIGHLIGHTS ✗

Kardiomyopathien werden zwar nur hie und da gefragt, sind aber gefährliche Krankheitsbilder. Vor allem, wenn junge Sportler einen Herzstillstand erleiden, sollte man an eine Kardiomyopathie als Ursache denken (HCM und ARVC).

- **!! HCM:** Erkrankungsrisiko für Kinder von Betroffenen bis zu 50 %; Klinik: Kammerflimmern nach körperlicher Anstrengung, EKG: pathologische Q-Zacken in den Brustwandableitungen, Echokardiografie: linksventrikuläre Hypertrophie (asymmetrisch mit Betonung des Septums, Ventrikelwandstärke bis zu > 20 mm), Therapie: β-Blocker oder Kalziumantagonisten (vom Verapamil-Typ), Kalziumantagonisten vom Dihydropyridin-Typ sind kontraindiziert.
- **! Morbus Fabry** als seltene Ursache einer Kardiomyopathie: Messung der α-Galaktosidase-A-Aktivität im Serum

LERNPAKET 5

7.2 Myokarditis

DEFINITION Entzündliche Erkrankung des Herzmuskels mit akutem oder chronischem Verlauf. Häufig betrifft diese auch das Perikard und wird dann **Perimyokarditis** genannt.

Ätiologie: Man unterscheidet zwischen infektiösen (häufig) und nichtinfektiösen Myokarditiden (sehr selten). Die **virale Myokarditis** ist in Industrienationen am häufigsten.

- infektiöse Myokarditiden (häufig):
  - **viral: Coxsackie-B-Virus**, andere Entero- (z. B. Coxsackie A oder Echo-), Adeno- und Influenzaviren, EBV, CMV, HCV, HIV
  - weitere: Strepto- und Staphylokokken, E. coli, Borrelien, Pseudomonas, Candida, Aspergillus.
- **nichtinfektiöse Myokarditiden** (sehr selten): chronische Systemerkrankungen (z. B. Kollagenosen, Vaskulitiden), Medikamente (Hypersensitivitätsmyokarditis), idiopathische Fiedler-Myokarditis (akute interstitielle Myokarditis unklarer Ätiologie).

Klinik: Oft verläuft die virale Myokarditis **symptomlos** oder beginnt **unspezifisch** im Rahmen eines allgemeinen Infekts (Fieber, Gliederschmerzen, Abgeschlagenheit, Husten, Rhinosinusitis, Pharyngitis). Nach beschwerdefreien Tagen bis Wochen treten Herzinsuffizienzzeichen, Rhythmusstörungen (häufig Extrasystolen), Tachykardie und – bei begleitender Perikarditis – auch Thoraxschmerzen auf. Selten kann die Myokarditis auch fulminant binnen Stunden bis Tagen verlaufen und einem Infarkt ähneln. Eine virale Myokarditis kann zur dilatativen Kardiomyopathie voranschreiten.

Diagnostik: Anamnestisch lässt sich meist ein **vorausgegangener Infekt** eruieren. In der **Auskultation** sind evtl. ein 3. oder 4. Herzton und – bei fortgeschrittener Ventrikeldilatation – Insuffizienzzeichen der Segelklappen (Systolikum) zu hören. Ist das Perikard am Entzündungsprozess beteiligt, besteht gleichzeitig auch ein Perikardreiben. Im **Labor** können die Entzündungsparameter (BSG, CRP, Leukozyten) bzw. Troponin T/I und CK-MB erhöht sein, ggf. sind auch zirkulierende Antikörper nachweisbar.

Im **EKG** sind evtl. Rhythmusstörungen (Tachykardie, Palpitationen, Extrasystolen, Vorhofflimmern, Reizleitungsstörungen) und ST-T-Veränderungen, in der Echokardiografie eine Herzdilatation, Funktionsbeeinträchtigungen, ggf. auch ein Perikarderguss erkennbar.

Die endgültige Diagnosesicherung erfolgt durch den Virusnachweis in der **Myokardbiopsie** (im Rahmen der Herzkatheteruntersuchung). Diese wird allerdings nur bei schweren Verlaufsformen ohne Besserungstendenz durchgeführt.

PRAXIS Die Myokardbiopsie an verschiedenen Stellen entnehmen, um Stichprobenfehler zu vermeiden!

Die Viren können molekularbiologisch (z. B. PCR, In-situ-Hybridisierung) und immunhistochemisch nachgewiesen werden (Nachweis z. B. von antimyolemmalen [AMLA] oder antisarkolemmalen Antikörpern, [ASA]).

Therapie und Prognose: Die Therapie ist rein **symptomatisch**: körperliche Schonung in der akuten Phase, Alkoholkarenz, Bilanzierung des Flüssigkeitshaushalts, Behandlung der chronischen Herzinsuffizienz (z. B. β-Blocker, ACE-Hemmer) und Thromboembolieprophylaxe. Wenn möglich, Behandlung der Grunderkrankung: z. B. mit Immunsuppressiva bei Kollagenosen oder mit Antibiotika bei bakteriellen Myokarditiden.

In der Regel heilt eine Myokarditis folgenlos aus. Die Prognose der fulminanten Myokarditis ist mit einer 10-Jahres-Überlebensrate von 90 % deutlich besser als die der akuten, aber leise beginnenden (50 %).

PRÜFUNGSHIGHLIGHTS

- ! Erregerspektrum: **Coxsackie-Viren**
- !! **Diagnostik:** Myokardbiopsie, z. B. Nachweis von antimyolemmalen oder antisarkolemmalen Antikörpern
- ! **Therapie:** symptomatisch mit Schonung, Flüssigkeitsbilanzierung sowie Gabe von β-Blockern und ACE-Hemmern bei Herzinsuffizienz.

8 Perikarderkrankungen

8.1 Akute Perikarditis

DEFINITION Akute Entzündung des Herzbeutels. Meist ist das Myokard ebenfalls in den Prozess miteinbezogen (= Perimyokarditis).

Einteilung:

- **Pericarditis sicca (fibrinosa):** am Beginn einer akuten Perikarditis
- **Pericarditis exsudativa:** mit serofibrinösem, hämorrhagischem, purulentem oder chylösem Exsudat.

Ätiologie: In vielen Fällen unklar (idiopathisch). Mögliche Ursachen sind:

- infektiöse Perikarditis: viral, bakteriell
- immunologische Perikarditis: im Rahmen von Systemerkrankungen (Kollagenosen, rheumatische Arthritis, Vaskulitiden), allergisch bedingt, Postmyokardinfarktsyndrom (Dressler-Syndrom: Perikarditis und Fieber rund 1–6 Wochen nach Myokardinfarkt oder operativen Eingriffen am Herzen)
- maligne Perikarditis: Metastasen von Bronchial- oder Mamma-Karzinom, Melanom, Lymphom, Leukämien, Karzinoide, auch Sarkome sowie Mesotheliome
- urämische Perikarditis: Fibrinausschwitzung infolge hoher Stickstoffwerte und urämischer Toxine

- Perikarditis nach Myokardinfarkt (Pericarditis epistenocardica): innerhalb 1 Woche nach Herzinfarkt
- strahleninduzierte Perikarditis: nach Strahlentherapie.

Klinische Pathologie: fibrinreiches Exsudat, evtl. auch hämorrhagisch, zahlreiche Leukozyten auf der Epikardoberfläche.

Klinik: Die Patienten geben meist einen **schneidenden thorakalen Schmerz** an (insbesondere bei Pericarditis sicca), der bei Inspiration, Husten, Schlucken und im Liegen zunimmt. Aufsitzen bzw. Vornüberbeugen verschaffen meist Linderung. Insbesondere bei infektiöser Perikarditis besteht mäßiges Fieber. Erste Anzeichen eines sich entwickelnden **Perikardergusses** (S. 76) sind Tachypnoe, Dyspnoe, Oberbauchbeschwerden (Leberkapselschmerz) und allgemeines Schwächegefühl (→ obere Einflussstauung). Häufig verschwinden dabei die typischen Perikarditisschmerzen. Hypotonie, pralle Jugularvenen und Anzeichen eines kardiogenen Schocks weisen auf eine Perikardtamponade hin.

Diagnostik: Das typische **Perikardreiben** (systolisches oder systolisch-diastolisches, ohrnahes Reibegeräusch, sog. Lokomotivengeräusch) ist besonders gut vornübergebeugt und auch bei Atemstopp auskultierbar (→ ein pleurales Reibegeräusch fehlt bei pausierter Atmung). Beim Übergang in eine Pericarditis exsudativa werden die Herztöne leiser und das Reibegeräusch lässt nach bzw. verschwindet ganz. Atmet der Patient tief ein, fehlt der inspiratorische Venenkollaps der Jugularvenen (→ der systolische Druck in den Jugularvenen steigt paradox an, sog. **Kußmaul-Zeichen**). Bei Perikardtamponade findet sich ein **Pulsus paradoxus** (→ Blutdruck fällt während der Inspiration um > 10 mmHg ab).

Im EKG zeigen sich **konkav** nach oben gerichtete **ST-Hebungen** aus der aufsteigenden S-Zacke in nahezu allen Ableitungen (**Abb. 8.1**), ohne dass diese einem bestimmten Koronarversorgungsgebiet zugeordnet werden können. Bei einer exsudativen Perikarditis zeigt sich eine Niedervoltage, selten sind Höhen- und Richtungsschwankungen der QRS-Komplexe (sog. **elektrischer Alternans**).

LERNTIPP !

Vergleichen Sie die unterschiedlichen ST-Strecken:
- Bei der **Perikarditis** finden sich **ST-Hebungen**, die **konkav** nach oben gerichtet aus der aufsteigenden S-Zacke kommen, in nahezu allen Ableitungen vorhanden und keinem bestimmten Koronarversorgungsgebiet zuzuordnen sind.
- Beim **STEMI** sind die **ST-Hebungen konvex** aus dem absteigenden Schenkel der R-Zacke in den zum betroffenen Koronarversorgungsgebiet gehörigen Ableitungen zu finden.
- Beim **NSTEMI** treten **ST-Senkungen** in den zum betroffenen Koronarversorgungsgebiet gehörigen Ableitungen auf.

Im **Labor** können Entzündungsparameter und Herzenzyme leicht erhöht sein. Liegt dem Erguss eine rheumatische Erkrankung zugrunde, können bestimmte Antikörper nachweisbar sein (z. B. ANA, dsDNA und SM-1-Antigen beim SLE).

Die Röntgen-Thoraxaufnahme zeigt evtl. einen verbreiterten Herzschatten (ab einer Ergussmenge > 300 ml feststellbar, sog. **Bocksbeutelform**). Die Echokardiografie kann sehr gut den begleitenden Erguss darstellen (s. u.).

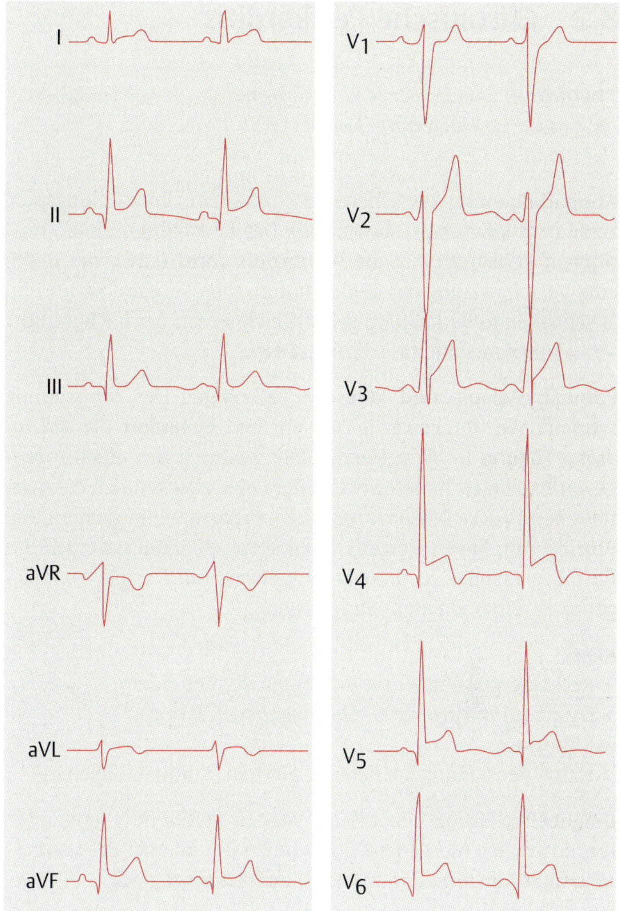

Abb. 8.1 **EKG bei akuter Perikarditis.** Typische konkave ST-Strecken-Hebungen in allen Ableitungen (bis auf aVR). [aus Baenkler et al., Duale Reihe Innere Medizin, Thieme, 2018]

Komplikationen:
- Rezidiv
- Chronifizierung mit Fibrosierung und Verschmelzung der beiden Perikardblätter → **Pericarditis constrictiva** (s. u.)
- Übergreifen auf das Myokard (Perimyokarditis) → Globalherzinsuffizienz.

Therapie: Die Behandlung der Ursache steht im Vordergrund. Symptomatisch werden NSAR wie Ibuprofen, evtl. in Kombination mit Colchizin, gegeben. Kortikosteroide bei Therapieresistenz (Rezidive). Aufgrund der hohen Hämoperikardgefahr sollte nur bei zwingender Indikation (z. B. Klappenersatz, Vorhofflimmern) eine Antikoagulation durchgeführt werden. Wenn der Perikarderguss hämodynamisch bedeutsam wird und die Füllung des rechten Ventrikels behindert (sog. Perikardtamponade), muss eine Perikardpunktion zur Entlastung erfolgen.

PRÜFUNGSHIGHLIGHTS

- ! **Ätiologie:** immunologische Perikarditis bei SLE (typische Antikörper) nachweisbar
- !! **EKG-Befund:** konkave ST-Strecken-Hebungen
- ! **Röntgen-Thorax:** Bocksbeutelform des Herzens bei Perikarderguss.

LERNPAKET 5

8.2 Chronische Perikarditis

DEFINITION Zustand einer nicht ausgeheilten akuten Perikarditis mit narbig geschrumpftem Herzbeutel.

Ätiopathogenese: Persistierende (> 3 Monate) Entzündungsprozesse (→ typisch bei Tuberkulose). Das Endstadium einer chronischen Perikarditis ist die **Pericarditis constrictiva**, die durch eine Verschmelzung der beiden fibrotischen Perikardblätter und anschließende Verkalkung gekennzeichnet ist. Bei hochgradiger Verkalkung entsteht das sog. **Panzerherz**.

Pathophysiologie und klinische Pathologie: Die Fibrosierung schränkt die Herzbeweglichkeit ein und **behindert die diastolische Füllung** in allen Herzhöhlen, wodurch das effektiv ausgeworfene Blutvolumen sinkt. In der Folge gleichen sich die diastolischen Drücke beider Herzhälften an (Anstieg im rechten und Absinken im linken Herzen). Mikroskopisch organisiert sich das fibrinöse Exsudat zu Granulationsgewebe mit Kapillaren, kollagenen Fasern und Entzündungszellen.

Klinik:
- Rechtsherzinsuffizienz mit Ödemen, Aszites
- Dyspnoe (verringerte kardiale Ejektionsfraktion)
- Müdigkeit
- Halsvenenstauung bei tiefer Inspiration (Kußmaul-Zeichen).

Diagnostik: Neben den bei der akuten Perikarditis genannten diagnostischen Methoden (s. o.) können CT und MRT das verdickte Perikard aufzeigen. Das Herz ist meist normal groß.

PRAXIS Zeichen einer Rechtsherzinsuffizienz bei normal großem Herzen sollten an eine chronische Perikarditis denken lassen.

Differenzialdiagnosen:
- restriktive Kardiomyopathie (S. 73)
- Perikarderguss.

Therapie: Nur die chirurgische Dekortikation oder Perikardektomie scheint Erfolg zu versprechen.

OP-TECHNIK

Nach medianer Sternotomie und ggf. Anschluss an die Herz-Lungen-Maschine werden die Perikardschwielen im anterolateralen Bereich der Ventrikel und Vorhöfe entfernt (**Dekortikation**). **Cave:** Die Nn. phrenici müssen dabei unbedingt geschont werden. Der posteriore Herzanteil ist der Operation nur schwer zugänglich und wird meistens ausgespart.

8.3 Perikarderguss

DEFINITION Intraperikardiale Flüssigkeitsansammlung > 50 ml.

Ätiologie: Abhängig vom zeitlichen Verlauf unterscheidet man einen **akuten** von einem **chronischen** Erguss, je nach Qualität und Zusammensetzung der Flüssigkeit zwischen
- **serofibrinösem Erguss** (Exsudat, bei Entzündung oder seltener beim nephrotischen Syndrom oder Hypothyreose),
- **Hydroperikarderguss** (Transsudat, bei Überwässerung durch Herzinsuffizienz oder Schwangerschaft) und
- **Hämoperikarderguss** (Ansammlung von reinem Blut bei Gefäßläsion nach Trauma, bei Neoplasie, einer Typ-A-Aortendissektion oder bei erhöhter Blutungsneigung).

Blutbeimischungen sind bei allen Ergussformen möglich. Auch Eiter (**Pyoperikard**), Lymphe (**Chyloperikard**) oder Luft (**Pneumoperikard**) können sich im Perikard ansammeln.

Klinik: Symptome hängen von der Geschwindigkeit der **Ergussentstehung** ab und zeigen sich erst bei **Kompression des Herzens**. Klassischerweise bestehen Atemnot, Tachykardie und Schwäche, zudem eine Halsvenenstauung und Brustschmerz. Der **kardiogene Schock** zeigt sich mit Angst, Unruhe, Kaltschweißigkeit, Blutdruckabfall, leisen Herztönen und schließlich Kreislaufkollaps. Bei langsamer Progression staut das Blut in Leber und Nieren zurück, es kommt zu Aszites und Proteinurie.

Komplikationen:
Herzbeuteltamponade: Durch den Anstieg des intraperikardialen Drucks und die geringe Elastizität der Perikardfibrosa werden das rechte Herz und die Vv. cavae komprimiert (intraperikardialer Druck > rechtsventrikulärer Druck). Die verminderte diastolische Füllung führt zu einem verminderten Herzzeitvolumen, der venöse Blutstau zum Anstieg des ZVD. Kompensatorisch kommt es zu Tachykardie und peripherer Vasokonstriktion (Anurie durch die verminderte Nierendurchblutung). Es besteht die Gefahr eines kardiogenen Schocks. Bei der akuten Tamponade reichen hierfür schon ca. 150 ml Flüssigkeit aus, bei der chronischen Form können sich intraperikardial > 1000 ml Flüssigkeit ansammeln.

Diagnostik: Typisch ist ein **Pulsus paradoxus** (Blutdruckabfall > 10 mmHg bei Inspiration). Er entsteht, da der inspiratorisch vergrößerte Bluteinstrom in das rechte Herz das linke Herz in seiner Füllung behindert. Die Herztöne sind dumpf und leise. Außerdem besteht eine Hypotonie.

Im EKG zeigt sich eine **Niedervoltage** mit verminderter Ausschlaghöhe.

In der Röntgen-Thoraxaufnahme ist der Herzschatten verbreitert. Echokardiografisch lassen sich **Ergusssäume** (echofreier Raum zwischen Epi- und Perikard, **Abb. 8.2**), eine inspiratorische Septumverlagerung nach links, Blutrückstau, erweiterte Vv. cavae und ein diastolischer Kollaps des rechten Herzens darstellen. Eine Kompression der Vorhöfe weist auf eine beginnende Perikardtamponade hin.

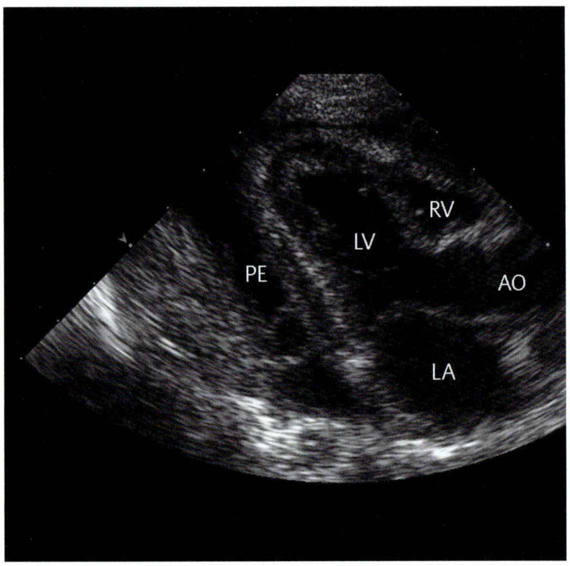

Abb. 8.2 Echokardiografie-Befund bei Perikarderguss. Parasternale lange Achse: Es lässt sich ein großer, das Herz umgebender Perikarderguss (PE) erkennen. LA = linker Vorhof, RV = rechter Ventrikel, LV = linker Ventrikel, AO = Aorta. [aus Hofmann, Deeg, Hoyer, Ultraschalldiagnostik in Pädiatrie und Kinderchirurgie, Thieme, 2018]

LERNTIPP !

Hinweise auf einen tamponierenden Perikarderguss sind:
- körperliche Schwäche und Dyspnoe
- Blutdruckabfall
- leise Herztöne
- echokardiografisch freie Zone zwischen Perikard und Epikard.

Therapie und Prognose: Die Akuttherapie bei Herzbeuteltamponade erfordert die rasche Entlastung mittels echokardiografisch oder in der Röntgendurchleuchtung (Katheterlabor) kontrollierter **Perikardpunktion (Perikardiozentese)**. Die Einstichstelle befindet sich zwischen dem Xyphoid und dem linken Rippenbogen, die Nadel schiebt man unter Ultraschallkontrolle hinter dem Sternum Richtung Erguss vor. Während der Punktion wird regelmäßig aspiriert. Bei größeren Ergüssen wird zur Entlastung ein Katheter als Drainage eingelegt. Das Punktat wird anschließend im Labor zur Ursachenabklärung untersucht. Bei rezidivierenden Ergüssen ist ggf. eine partielle Perikardektomie indiziert.

PRAXIS Eine Katecholamintherapie zur Kreislaufstabilisierung ist bei einer Herzbeuteltamponade wirkungslos. Es sollte überbrückend eine rasche und hochdosierte Volumengabe erfolgen, um die kardiale Vorlast und somit den Druck in den zentralen Venen und dem rechten Herzen zu erhöhen.

PRÜFUNGSHIGHLIGHTS

- **Herzbeuteltamponade:**
  - ! Klinik: ZVD ↑, Anurie, instabiler Kreislauf trotz Katecholamingabe
- ! **Pericarditis constrictiva:** Zeichen der Rechtsherzinsuffizienz, Dyspnoe, Müdigkeit, Halsvenenstauung bei tiefer Inspiration (Kußmaul-Zeichen)
- ! **Perikarderguss:** leise Herztöne, Hypotonie, Ergusssäume in der Echokardiografie.

9 Endokarderkrankungen

9.1 Infektiöse Endokarditis

DEFINITION Bakterielle Entzündung des Endokards, bevorzugt im Bereich der Herzklappen, die zur Zerstörung der Herzklappen führt und einen infektiösen Streuherd darstellt (→ septische Embolien).

Einteilung:
- **akute Endokarditis:** septisches Krankheitsbild mit dramatischem Verlauf. Häufigste Erreger sind Staphylokokken, Streptokokken, Pneumokokken, Gonokokken sowie gramnegative Bakterien. Sie manifestiert sich auch an nicht vorgeschädigten Herzklappen.
- **subakute Endokarditis** (**Endocarditis lenta**): schleichender und schubhafter Krankheitsverlauf. Sie wird durch Erreger mit niedrigerer Virulenz (z. B. α-hämolysierende Streptokokken wie Streptococcus viridans) ausgelöst und entsteht vorzugsweise an bereits vorgeschädigten Herzklappen bzw. Klappenprothesen.

Ätiologie:
- **Staphylokokken** (ca. 45–65 %): Staph. aureus und epidermidis (insbesondere bei Rechtsherzendokarditis, z. B. bei i. v.-Drogenabhängigen und Patienten mit parenteraler Ernährung).
- **Streptokokken** (ca. 30 %): oft aus dem Oropharynx (**Cave:** Zahnfleischentzündungen! Professionelle Zahnreinigung!)
- **Enterokkokken** (< 10 %): aus dem Gastrointestinal- oder Urogenitaltrakt
- seltenere Erreger: gramnegative Bakterien, HACEK (Haemophilus, Actinobacillus, Cardiobacterium, Eikenella, Kingella) und Pilze (ca. 1 %).

Eine Endokarditis im Kindesalter tritt fast immer bei Kindern mit angeborenen Herzfehlern auf.

Pathogenese: Eine angeborene oder erworbene **Vorschädigung des Herzens**, insbesondere der **Herzklappen**, **prädisponiert** zur Endokarditis (z. B. atherosklerotische Schädigung, myxomatöse Degeneration der Mitralklappe). Eine pathogenetisch besonders wichtige Rolle spielen dabei nichtbakterielle thrombotische Vegetationen, die sich aufgrund eines Endotheldefektes an das gesunde Endokard auflagern und dadurch die Adhäsion von Bakterien begünstigen. Diese **Thromben** bieten Schlupfwinkel für Keime, die im Rahmen vorübergehender **Bakteriämien eingeschwemmt** werden. Ursachen für diese Bakteriämien sind z. B. kleinere Eingriffe oder Infektionskrankheiten im Nasen-Rachen-Raum sowie im Zahnfleisch (auch Zahnreinigungen!), im Darm bzw. in der Haut oder liegende Katheter. Klappenprothesen sind besonders anfällig. Keimlast, Virulenz und Abwehrlage des Patienten bestimmen den Grad der Vegetationsbesiedlung und den klinischen Verlauf.

Im weiteren Verlauf führt die Infektion zur lokalen **Destruktion der Klappen**, im Extremfall sogar zur Schädigung des Myokards (Abszedierung). Des Weiteren können sich die infizierten Auflagerungen ablösen und in periphere Gewebe streuen (septische Absiedelungen). **Immunkomplexablagerungen** sind in der Niere (Glomerulonephritis) oder als Osler-Knötchen an den Akren (immunkomplexbedingte Vaskulitis) möglich.

Lokalisation: Die Endokarditis manifestiert sich vorzugsweise an den **mechanisch** am meisten **belasteten Stellen** des Endokards – insbesondere am **linken Herzen**. Typischerweise betroffen sind die Herzklappen (insbesondere die atriale Seite der Mitralklappe und die ventrikuläre Seite der Aortenklappen) sowie die Sehnenfäden (v. a. der Mitralklappe). Endokarditiden am rechten Herzen treten v. a. bei Patienten mit venösen Dauerkathetern, parenteraler Ernährung sowie bei i. v.-Drogenabusus auf.

Klinische Pathologie: Typisch für die infektiöse Endokarditis sind sowohl polypöse (thrombotische) als auch ulzeröse, durch

LERNPAKET 5

Nekrosen bedingte Klappenveränderungen (**Endocarditis ulceropolyposa**).

Klinik:

Akute Endokarditis: Häufig auftretende Symptome sind **Fieber** (39–40 °C), auch mit Schüttelfrost, Schwäche, Appetit- und Gewichtsverlust und Tachykardie. Durch die meist vorbestehenden Klappenvitien ist oft ein Herzgeräusch mit wechselndem Charakter vorhanden. **Neu aufgetretene Herzgeräusche** bzw. neu aufgetretene (oder zunehmende) Herzinsuffizienzzeichen sind ebenso häufig. An der Haut manifestiert sich die Erkrankung häufig mit schmerzhaften, rötlichen Knötchen an den Akren (sog. **Osler-Knötchen**), nichtschmerzhaften **Janeway-Läsionen** (purpuraähnliche embolische Läsionen palmar und plantar) sowie subungualen streifigen **Splinter-Blutungen** (ebenfalls embolisch). **Neurologische Symptome** sind bei bakterieller Streuung ins Gehirn vorhanden (z. B. Hirnabszess, Schlaganfall, septische Meningitis, embolische Enzephalomalazie). Eine **Augenbeteiligung** äußert sich meist mit retinalen oder konjunktivalen Blutungen (sog. Roth-Flecken). Bei einigen Patienten treten infolge der embolischen Ereignisse (z. B. in den Milz-, Nieren-, Koronar- oder Extremitätengefäßen) zudem **Schmerzen** auf. Bei **Nierenbeteiligung** lassen sich eine Hämaturie und eine Proteinurie nachweisen (Glomerulonephritis oder septische Embolie).

Die rechtsseitige Endokarditis kann sich auch durch Thromboembolien (Lungenembolie) und Pneumonien zeigen.

Subakute Endokarditis: Sie manifestiert sich meist mit **Anämie, Splenomegalie, Leistungs-, Appetit- und Gewichtsverlust**, Fieber (mit 38–39 °C niedriger als bei der akuten Form, schubhafter Verlauf), Gelenkschmerzen und Trommelschlägelfingern.

LERNTIPP !

Treten bei einem Patienten mit geschädigten Herzklappen oder Klappenprothesen Fieber und ein neues Herzgeräusch auf, nachdem er zahnärztlich behandelt wurde, sollten Sie an eine Endocarditis lenta denken. Typischer Erreger: Streptococcus viridans.

Komplikationen:

- **Embolie** mit Infarktereignissen in Herz, Hirn, Milz, Nieren, Darm, Extremitäten oder Lunge
- **akute Herzinsuffizienz:** infolge einer Destruktion des Klappenapparats und eines Sehnenfadenabrisses
- **Ausbreitung des Entzündungsprozesses:** beispielsweise in den Klappenhalteapparat als perianulärer Abszess (sehr häufig bei künstlichen Klappen) oder in Myo- bzw. Perikard (mit Ergussbildung)
- **Abszess** in anderen Organen: häufig in der Milz
- **mykotische Aneurysmen:** durch Emboli ausgelöste infektiöse Entzündungen von Intima und Gefäßwand, die unterspült und aufgeweitet werden. Die Gefahr der Ruptur besteht noch nach Jahren.
- **Immunkomplexablagerungen:** mit lokalen Entzündungsreaktionen, z. B. als Arthralgien, Osler-Knötchen oder Glomerulonephritis
- **Löhlein-Herdnephritis:** thrombokapilläre segmentale Glomerulonephritis im Rahmen einer Endocarditis lenta, die durch „flohstichartige" subkapsuläre Blutungen gekennzeichnet ist. Klinisch bestehen bei Nierenbeteiligung eine Hämaturie und eine mäßige Proteinurie.

LERNTIPP !

Eine Glomerulonephritis ist eine sehr häufige Komplikation. Hinweise sind eine Hämaturie und eine mäßige Proteinurie.

Diagnostik: Auskultatorisch finden sich neu aufgetretene bzw. sich verändernde Herzgeräusche. Im Labor sind die typischen **Entzündungsparameter** wie BSG, CRP, Leukozyten erhöht. Eine normale BSG spricht gegen eine Endokarditis. Erhöhte γ-Globuline, positive Immunkomplexe bzw. ein **positiver Rheumafaktor**, Protein- und Hämaturie verstärken den Verdacht auf eine Endokarditis. Auch eine normochrome normozytäre oder mikrozytär hypochrome **Anämie** ist häufig.

Bei den meisten Endokarditispatienten sind im Serum zirkulierende Immunkomplexe nachweisbar. Diese sind immunogen und können daher die Bildung von Antikörpern gegen IgG, also Rheumafaktoren, induzieren.

Ausschlaggebend für die Diagnosesicherung ist der Erregernachweis in der **Blutkultur**, die vor jeder Antibiotikatherapie durchgeführt werden muss (**Cave: immer frische Blutentnahme** mit 3–4 Kulturen!). Unbedingt sollten ebenfalls immer ein Antibiogramm angefertigt und quantitative Resistenzprüfungen durchgeführt werden.

PRAXIS

- Keine Antibiotikagabe vor der Blutentnahme!
- Kein Blut aus liegenden Kathetern verwenden (hohe Verunreinigung)!
- Vor der Blutabnahme immer gründlich die Haut desinfizieren!
- Blutkultur bei normaler Raumtemperatur (also ungekühlt) zum Labor transportieren!

In der (**transösophagealen**) **Echokardiografie (TEE)** – bei Endokarditis sensitiver als die transthorakale Echokardiografie – wird nach Vegetationen (also unregelmäßigen Verdickungen), Abszessen und einer neu aufgetretenen Klappeninsuffizienz bzw. Dehiszenz bei Kunstklappen gesucht (**Abb. 9.1**). Vegetationen > 5 mm lassen sich i. d. R. gut erfassen (< 2 mm meist nicht), die Unterscheidung zwischen frischen und älteren Läsionen ist allerdings schwierig. Ergänzend kann eine CT-, MRT- oder Szintigrafie-Untersuchung weiteren Aufschluss bringen.

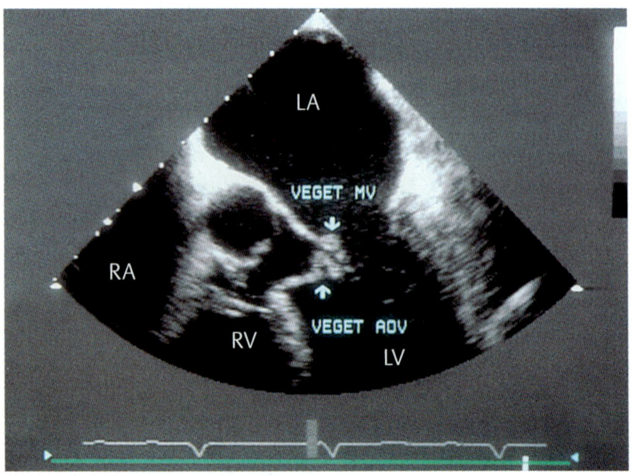

Abb. 9.1 Bakterielle Endokarditis. Sowohl an der Aorten- (AOV) als auch an der Mitralklappe (MV) sind Vegetationen nachweisbar. [aus Baenkler et al., Duale Reihe Innere Medizin, Thieme, 2018]

Tab. 9.1 **Duke-Kriterien**

Kriterium	Befund
Haupt-kriterien	▪ positive Blutkulturen von typischen Mikroorganismen in 2 getrennt abgenommenen Proben ▪ positive Echokardiografie (Vegetationen, Abszesse)
Neben-kriterien	▪ Prädisposition (Herzvorschädigung, i. v.-Drogenabusus) ▪ Fieber > 38 °C ▪ Gefäßschädigungen (Embolien, Blutungen) ▪ immunologische Hinweise (Glomerulonephritis, positiver Rheumafaktor, Osler-Knötchen) ▪ positive Kultur von nichttypischen Erregern sowie serologischer Nachweis einer Infektion mit typischen Erregern.

Im Röntgen-Thorax können ein vergrößerter Herzschatten (bei beginnender Herzinsuffizienz) oder Lungeninfiltrate nach septischen Embolien, in der Abdomen-Sonografie Milzvergrößerung oder -abszesse erkannt werden.

Diagnosefindung und -sicherung: Für die klinische Diagnose werden die sog. **Duke-Kriterien** (Tab. 9.1) herangezogen.

Eine infektiöse Endokarditis gilt als gesichert, wenn **klinisch**
- 2 Hauptkriterien oder
- 1 Haupt- und 3 Nebenkriterien oder
- 5 Nebenkriterien nach **Duke** erfüllt sind oder
- folgende **pathologischen** Kriterien vorliegen:
  - kultureller oder histologischer Nachweis von Mikroorganismen in einer Vegetation, einer embolisierten Vegetation oder in einem intrakardialen Abszess oder
  - eine pathologische Läsion: Vegetation oder intrakardialer Abszess mit den histologischen Kriterien einer infektiösen Endokarditis.

Differenzialdiagnosen: Differenzialdiagnostisch sollte der systemische Lupus erythematodes mittels ANA und Anti-dsDNA-Bestimmung ausgeschlossen werden. Eine in den letzten Monaten durchgemachte Scharlach- oder Racheninfektion lässt an ein rheumatisches Fieber (S.80) denken (→ Anti-Streptolysin-Titer nachweisbar).

Therapie und Prognose:

PRAXIS Fehlt der Erregernachweis, besteht aber ein klinischer Verdacht auf eine Endokarditis, muss trotzdem sofort eine Antibiotikatherapie eingeleitet werden.

Zunächst wird (nach Abnahme der Blutkultur!) eine kalkulierte Antibiotikatherapie begonnen, die später dem Antibiogramm angepasst wird. Bei Nativklappenendokarditis wird anfangs eine **kombinierte Antibiose** bestehend aus Ampicillin-Sulbactam und Gentamicin (Serum-Spiegel regelmäßig bestimmen!) i. v. verabreicht und entsprechend geändert, wenn das Resistenzergebnis vorliegt. Die Gesamtbehandlungsdauer beträgt **4–6 Wochen**. Bei Endokarditis der künstlichen Klappen werden Vancomycin und Rifampicin (6 Wochen) sowie Gentamicin (2 Wochen) gegeben (später ebenfalls Anpassung an das Antibiogramm). Entzündungswerte und Nierenfunktion sollten laufend kontrolliert werden. In der Regel fiebern die Patienten 10–14 Tage nach Therapiebeginn ab. Eine antithrombotische Therapie wird wegen der Gefahr möglicher intrakranieller Blutungen nicht generell empfohlen.

Chirurgie: Eine chirurgische Behandlung (Rekonstruktion oder Ersatz der entzündeten Klappe) ist indiziert bei:
- Herzinsuffizienz durch mechanische Komplikationen wie Klappendestruktion mit -insuffizienz oder Fisteln
- nicht beherrschbarer lokaler (Abszesse) oder systemischer Infektion (Sepsis) sowie bei besonders aggressiven (z. B. Staphylococcus aureus bei Prothesenendokarditis) oder multiresistenten Organismen oder Pilzen
- manifesten oder drohenden embolischen Ereignissen bei sehr großen Vegetationen (> 1–1,5 cm).

Prognose: Die Letalität bei Pilzendokarditiden beträgt ca. 50 %, bei Kunstklappen- ebenso wie bei Staph.-aureus-Endokarditis ca. 30 %, bei Streptococcus-viridans-Endokarditis ca. 5 %.

9.2 Endokarditisprophylaxe

Die **Indikationen** zur Endokarditisprophylaxe wurden gemäß den aktuellen DGK-Leitlinien von 2010 eingeschränkt. Derzeit wird die Prophylaxe nur bei Patienten mit erhöhtem Endokarditisrisko vor blutigen zahnärztlichen Eingriffen (z. B. vor Manipulationen an der Gingiva und der periapikalen Zahnregion wie Zahnsteinentfernungen sowie bei Perforationen der oralen Mukosa) sowie bei Eingriffen am Respirationstrakt (starre Bronchoskopie, HNO-ärztliche Eingriffe an den Rachenmandeln) empfohlen. Als wesentlich wichtigere prophylaktische Maßnahmen erscheinen eine gründliche Mundhygiene und regelmäßige zahnärztliche Kontrollen. Als Patienten der höchsten Risikogruppe gelten Personen mit künstlichem Klappenersatz, vorausgegangener infektiöser Endokarditis, nicht oder nur unvollständig korrigierten kongenitalen Shuntvitien sowie Klappenfehlern im transplantierten Herzen.

Die Prophylaxe besteht aus einer Einzeldosis von 2 g **Amoxicillin**, p. o. verabreicht (bei Penicillin-Allergie alternativ **Clindamycin** 600 mg p. o.) 30–60 min vor dem Eingriff. Eine i. v.-Gabe ist in derselben Dosierung ebenfalls möglich. Die empfohlenen Antibiotika und ihre Dosierungen sind in Tab. 9.2 dargestellt.

LERNTIPP !

Eine **Zahnsteinentfernung** ist zwar nur ein „harmloser Eingriff", darf aber keineswegs unterschätzt werden! Durch die Manipulation wird praktisch immer das Zahnfleisch großflächig verletzt, und die dort ansässigen Bakterien werden in hoher Zahl in die Blutbahn gestreut. Seien Sie sich also bewusst, dass entsprechend prädisponierte Patienten vor zahnärztlichen Eingriffen immer eine **Endokarditisprophylaxe** erhalten müssen (Mittel der Wahl: Amoxicillin p. o.).

Tab. 9.2 **Antibiotikagabe vor zahnärztlichen Eingriffen**

Antibiotikum	Erwachsene	Kinder
Amoxicillin oder Ampicillin alternativ zu Ampicillin: Cefazolin* oder Cetriaxon*	2 g p. o. oder i. v. 1 g i. v.	50 mg/kg KG p. o. oder i. v. 50 mg/kg KG i. v.
Clindamycin	600 mg p. o. oder i. v.	20 mg/kg KG p. o. oder i. v.

* Cephalosporine sind nicht angezeigt bei Patienten mit früherer Anaphylaxie, Angioödem oder Urtikaria nach Penicillin- oder Ampicillineinnahme.

LERNPAKET 5

PRÜFUNGSHIGHLIGHTS

- **Erreger:**
  - **!!! Enterokokken** können eine Endokarditis auslösen; am häufigsten Streptokokken aus dem Nasen-Rachen-Raum
  - **! Staph. aureus** und epidermidis – insbesondere bei Rechtsherzendokarditis, z. B. **bei i. v.-Drogenabhängigen**
- **! Pathologie:** Die Entzündung geht mit Ulzera (Nekrose) und thrombotischen Auflagerungen einher (**Endocarditis ulceropolyposa**).
- **!!! Klinik:** Fieber, Schüttelfrost, Schwäche, Gewichtsverlust, Herzgeräusch; Komplikationen sind **arterielle Embolien** (z. B. Hirninfarkte), retinale Einblutungen und eine **Glomerulonephritis** (Hinweis: Hämaturie und mäßige Proteinurie). Zeichen einer **Herzinsuffizienz**. **Mögliche Hautbefunde**: schmerzhafte gruppierte Knötchen an den Fingern und Zehen (**Osler-Knötchen**).
- **! Diagnostik:**
  - **!! Abnahme von Blutkulturen** (3–4 Kulturen) zum Erregernachweis (→ **vor** der Antibiotikatherapie), anschließend immer **Resistenzbestimmung**
  - **!** Die Blutkultur muss bei **Raumtemperatur** transportiert werden.
  - **!!! transösophageale Echokardiografie** (TEE): Sie ist sensitiver als die transthorakale Echokardiografie.
- **!! Therapie:** kalkulierte Antibiotikatherapie mit **Ampicillin-Sulbactam und Gentamicin** (standardmäßig bei Nativklappenendokarditis)
- **!!! Endokarditisprophylaxe:** mit Amoxicillin u. a. vor Manipulationen an der Gingiva und der periapikalen Zahnregion wie Zahnsteinentfernungen.

9.3 Rheumatisches Fieber

DEFINITION Systemische Erkrankung, die infolge einer Autoimmunreaktion nach einer Infektion mit β-hämolysierenden Streptokokken der Gruppe A entsteht.

Epidemiologie: Das rheumatische Fieber tritt bevorzugt zwischen dem 5. und 15. Lebensjahr auf. In den Industrienationen ist die Erkrankung rückläufig.

Ätiopathogenese: Das rheumatische Fieber entsteht ca. 2–3 Wochen nach einer Infektion mit **β-hämolysierenden Streptokokken der Gruppe A**. Die eigentliche Infektion findet dabei meist im oropharyngealen Raum statt (z. B. Angina tonsillaris, Pharyngitis). Das rheumatische Fieber ist demnach eine Zweiterkrankung, die auf einer **Kreuzreaktion** zwischen den streptokokkeninduzierten Antikörpern und den Antigenen Myosin und Tropomyosin beruht. Am Myokard, an den Herzklappen sowie den Kapillargefäßen lagern sich Immunkomplexe ab (Immunkomplexreaktion Typ III).

Klinische Pathologie: Die ausgelöste kreuzreaktive Autoimmunantwort ruft Entzündungen im Endo-, Myo- und Perikard hervor, die sowohl als **Pankarditis** als auch in isolierter Form ablaufen können. An den Herzklappen – v. a. an Mitral- und Aortenklappe (Abb. 9.2) – bilden sich Fibrin- und Thrombozytenauflagerungen, die sich warzig granulomatös organisieren und vernarben (**verruköse Endokarditis**). Daraus resultieren Klappeninsuffizienzen und -stenosen. Im Myokard sind sog. **Aschoff-Knötchen** nachweisbar (Ansammlungen von großkernigen Riesenzellen um eine fibrinoide Nekrose).

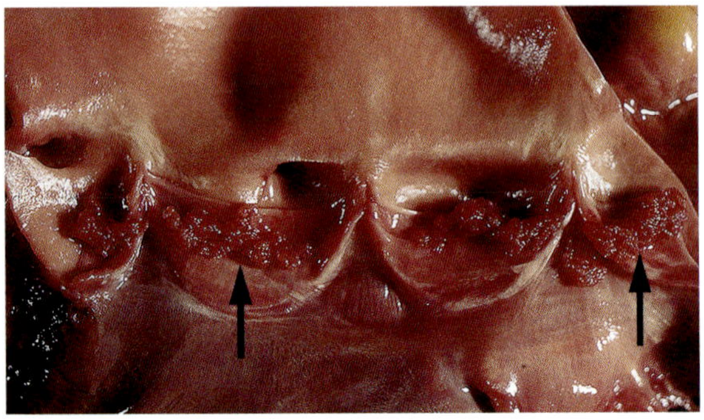

Abb. 9.2 **Endocarditis verrucosa.** An der Aortenklappe finden sich warzige Auflagerungen von Fibrin und Thrombozyten. [aus Riede, Werner, Schaefer, Allgemeine und spezielle Pathologie, Thieme, 2004]

LERNTIPP !

Beachten Sie die unterschiedliche Pathologie:
- rheumatisches Fieber = Endocarditis verrucosa
- infektiöse Endokarditis = Endocarditis ulceropolyposa.

Klinik: Charakteristischerweise treten rund 2–3 Wochen nach einem Infekt des oberen Respirationstraktes erneut **Fieber** und **Allgemeinsymptome** wie Abgeschlagenheit, Kopfschmerzen und Schwitzen auf. An den großen proximalen Gelenken kommt es zu akut **wandernden Gelenkschmerzen** mit starker Schwellung und Rötung. An der Haut finden sich die typischen **subkutanen Rheumaknötchen** sowie ein stammbetontes Erythema anulare.

Das Herz kann in unterschiedlichem Ausmaß von der Erkrankung betroffen sein (**Pankarditis** oder isolierte Formen), wobei die Symptome sehr uncharakteristisch sind und auch gänzlich fehlen können (z. B. Herzschmerzen bei Perikarditis, u. U. Herzinsuffizienzzeichen bei Myokarditis). Prognostisch wichtig ist die Beteiligung der Herzklappen. Relativ spät treten die zentralnervösen Symptome einer **Chorea minor** in Erscheinung (z. B. unkoordinierte, blitzartig ausfahrende Muskelbewegungen).

Diagnostik:
- **klinische Untersuchung:** Perikarditis (S. 74), bei Myokardbeteiligung Tachykardie, Herzrhythmusstörungen (z. B. Extrasystolen) und/oder Symptome einer Herzinsuffizienz, Herzgeräusche je nach Klappenbeteiligung
- **Labor:** BSG ↑ ↑, Streptokokkennachweis mittels positiven Rachenabstrichs (Kultur, Streptokokken-Antigen-Schnelltest), Antikörper-Nachweis (Antistreptolysin-0-Test → Titer pathologisch erhöht oder ansteigend)
- **EKG:** wechselnde Veränderungen (z. B. ST-Strecken-Hebungen, Verlängerung der PQ-Zeit)
- **Echokardiografie:** Nachweis der Herzklappenbeteiligung, Perikardergüsse bei Perikarditis, dilatierte Herzhöhlen bei Myokarditis.

Diagnostisch wegweisend sind die sog. **Jones-Kriterien** (Tab. 9.3). Ein rheumatisches Fieber ist wahrscheinlich, wenn
- ein vorausgegangener Streptokokkeninfekt nachgewiesen wurde oder
- 2 Hauptkriterien bzw.
- 1 Haupt- und 2 Nebenkriterien erfüllt sind.

Tab. 9.3 **Jones-Kriterien**

Kriterium	Befund
Hauptkriterien	Karditis, Polyarthritis, Chorea minor, subkutane Rheumaknoten, Erythema anulare
Nebenkriterien	Fieber, Arthralgien, BSG/CRP ↑, PQ-Zeit ↑, Nachweis β-hämolysierender Streptokokken der Gruppe A im Rachenabstrich, rheumatisches Fieber in der Anamnese

Therapie und Prophylaxe: Therapie der Wahl ist **Penicillin** (1,5 Mio. IE/d p.o.) oder Amoxicillin (1,5 g/d p.o.), bei Penicillinallergie Makrolid-Antibiotika (z.B. Azithromycin). Gegen die Entzündung helfen nichtsteroidale Antirheumatika, Kortison ist schweren Verläufen einer Karditis vorbehalten.

Haben sich die Entzündungszeichen wieder normalisiert, ist prophylaktisch eine Sanierung eventueller Streuherde (z.B. Zahnsanierung, ggf. Tonsillektomie) anzuraten. Langfristig wird eine Prophylaxe mit Penicillin (alternativ: Erythromycin) über maximal 10 Jahre (bzw. bis zum 25. Lebensjahr) durchgeführt. Danach gezielt vor operativen Eingriffen.

Prognose: abhängig von der Endokarditis.

9.4 Nichtinfektiöse Endokarditis

DEFINITION Fibrinöse Endokardentzündungen mit sterilen thrombigen Auflagerungen und ohne Sepsis.

Löffler-Endokarditis: Sie tritt gehäuft in Verbindung mit Erkrankungen auf, die mit einer Erhöhung der eosinophilen Granulozyten (allergische **Hypereosinophilie**) einhergehen (z.B. Asthma bronchiale, Parasitosen) und betrifft meist junge Erwachsene. Endo- und Myokard sind vorwiegend mit eosinophilen Granulozyten und Lymphozyten durchsetzt, wodurch es zur Nekrose und zum fibrotischen Gewebeumbau (bis zur Herzinsuffizienz) kommt.

Klinik und Komplikationen entsprechen denen der infektiösen Endokarditis. Durch die eosinophile Hautinfiltration können Urtikaria, Erytheme und Ödeme hervorgerufen werden. Auch der Gastrointestinaltrakt, Augen und Lungen können betroffen sein. Diagnostisch wegweisend sind das Blutbild (Hypereosinophilie) und die Echokardiografie. Therapeutisch steht die Behandlung der Grunderkrankung im Vordergrund. Symptomatisch helfen Kortikosteroide, bei unzureichendem Ansprechen auch Interferon-α oder Zytostatika.

Endocarditis thrombotica Libman-Sacks: Manifestationsform des systemischen **Lupus erythematodes** mit Ablagerung von zirkulierenden Immunkomplexen und Bildung grobwarziger Fibrinthromben an den Herzklappen und Sehnenfäden. Die thrombotischen Auflagerungen können leicht embolisch verschleppt werden.

10 Tumoren und Verletzungen des Herzens

10.1 Herztumoren

Epidemiologie: **Primäre Herztumoren** sind sehr selten und überwiegend gutartig. Am häufigsten ist das Myxom. **Sekundäre Herztumoren** sind deutlich häufiger als primäre. Sie gelangen entweder per continuitatem (V.a. Bronchial-, Mamma- und Ösophaguskarzinom) oder hämatogen (am häufigsten malignes Melanom, Leukämien, Lymphome, Nierenzell- und Hodenkarzinom) in das Herz (rechtes Herz > linkes Herz).

Benigne primäre Herztumoren:

- **Myxom** (am häufigsten): Es kann prinzipiell in jedem Alter auftreten (v.a. aber bei Frauen zwischen dem 30. und 60. Lebensjahr). Myxome entwickeln sich aus pluripotenten endokardialen Mesenchymzellen, zu > 75 % im linken Vorhof. Makroskopie: polypoide, gestielte Tumoren mit zottiger Oberfläche und gallertiger Schnittfläche. Histologie: schleimige Grundsubstanz mit sternförmigen Mesenchymzellen und spärlichem Zytoplasma.
- **papilläres Fibroelastom** (ca. 10 %): Altersgipfel > 60. Lebensjahr, Lokalisation meist an den Aortenklappen
- **Rhabdomyom** (häufigster primärer Herztumor bei Kindern): in 50 % d.F. Assoziation mit einer tuberösen Sklerose. Rhabdomyome sind Hamartome, die von den Myozyten ausgehen und primär intramural wachsen und sich in die Herzkammer vorwölben können.

Maligne primäre Herztumoren:

- **Rhabdomyosarkom** (am häufigsten): Auftreten zwischen dem 30. und 50. Lebensjahr, Lokalisation vorwiegend im rechten Herzen. Die Tumoren leiten sich von undifferenzierten mesenchymalen Zellen ab. Histologie: unregelmäßige, große Zellen mit gelegentlicher Querstreifung. Sehr schlechte Prognose.
- **Perikardmesotheliom** (sehr selten): Assoziation mit Asbestexposition.

Klinik: Die Symptomatik der Herztumoren hängt von ihrer Lokalisation, Größe und Mobilität (→ gestielte Tumoren) ab: Füllungsdefizite von Vorhof oder Ventrikel, **Stenosierung** der Herzklappen, Synkopen, **Myokardinfarkt**, **Herzrhythmusstörungen** bis zum plötzlichen Herztod, Organinfarkte (Tumorembolisation) oder ein hämorrhagischer Perikarderguss.

Gestielte Herztumoren wie das Myxom und das papilläre Fibroelastom können die Klappenöffnungen vollständig verschließen.

PRAXIS Typisch für das **Vorhofmyxom** sind:

- **Myxomkrankheit:** Symptomtrias intrakardiale Obstruktion, Embolisation und uncharakteristische Symptome wie Fieber, Exanthem, Arthralgien und Myalgien
- **lageabhängige Obstruktion:** Verschlechterung der Symptome in Linksseitenlage.

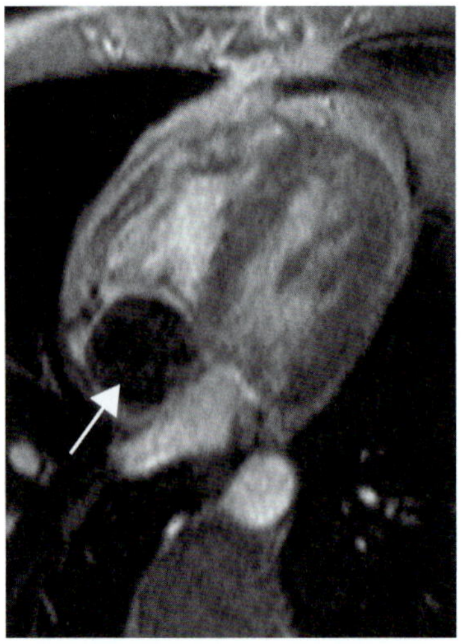

Abb. 10.1 **Vorhofmyxom.** In der MRT (T 1-Wichtung) findet sich ein Vorhofmyxom im rechten Vorhof. [aus Claussen et al., Pareto-Reihe Radiologie Herz, Thieme, 2007]

Diagnostik:
- transthorakale oder transösophageale **Echokardiografie**
- CT oder **MRT** (Abb. 10.1): v. a. bei intramuralen Tumoren
- evtl. Herzkatheteruntersuchung bei Neoplasien des Endokards.

Therapie und Prognose: **Primär benigne** Tumoren sollten wegen der möglichen Komplikation operativ reseziert werden. Ihre Prognose ist gut. Die vollständige Resektion **primär maligner** Tumoren ist aufgrund ihres infiltrativen Wachstums und der Metastasierung häufig nur schwer möglich. Ihre Prognose ist sehr schlecht. Die Therapie **sekundärer Herztumoren** richtet sich nach der Prognose des Primärtumors.

10.2 Verletzungen des Herzens

Einteilung:
- **Stumpfe Verletzungen** entstehen durch Thoraxkompression bei Dezelerations- und Akzelerationstraumata bzw. abdomineller Kompression. Diese Kräfteeinwirkungen können zu Rupturen zwischen der fixierten Aorta und dem beweglichen Herzen führen.
- **Penetrierende Verletzungen** sind durch Stich-, Schuss- oder Splitterverletzungen bedingt.

Klinik:
- Hämoperikard/Perikarderguss (Herzbeuteltamponade als Maximalvariante)
- Myokardkontusion
- freie Myokardruptur (innerhalb weniger Minuten letal)
- Ventrikelseptumdefekt (nach stumpfem Trauma)
- akuter Koronarverschluss (nach stumpfem Trauma)
- Klappenausriss mit Insuffizienz (häufig Aortenklappe!)
- traumatische Aortenruptur (in 90 % der Fälle auf Höhe des Aortenisthmus, innerhalb weniger Minuten letal).

Verletzungen, die mit Rupturen der großen Gefäße bzw. Eröffnung einer Herzhöhle einhergehen, sind lebensbedrohlich und müssen dringend operativ versorgt werden. Ihre Prognose ist allerdings sehr schlecht: Mehr als 50 % der Patienten versterben am Unfallort oder während des Transportes.

Diagnostik:
- Anamnese: Unfallhergang
- EKG: bei stumpfem Trauma (z. B. Arrhythmien bei Myokardkontusion)
- Röntgen-Thorax: Zeichen einer Aortenruptur: unscharf konturierte Aorta, Mediastinalverbreiterung, Hämothorax, Verlagerung von Trachea/Ösophagus und knöcherne Begleitverletzungen. Bei Perikarderguss imponiert das Herz durch eine dreiecks- oder bocksbeutelförmige Vergrößerung.
- Sonografie/Echokardiografie: Perikarderguss (bzw. auch Herzbeuteltamponade)? traumatischer Ventrikelseptumdefekt? Klappenausrisse?
- CT: Perikarderguss/-tamponade? Aortenruptur?

Therapie: explorative Thorakotomie, evtl. mit Anschluss an die Herz-Lungen-Maschine. Penetrierende Verletzungen können ggf. durch direkte Naht (sog. Rehn-Naht) oder mittels Dacron- bzw. Perikardpatch verschlossen werden. Der Verschluss der Koronararterien wird durch einen Bypass versorgt. Ausgerissene Klappen müssen refixiert oder durch Prothesen ersetzt werden. Bei einer Aortenruptur wird die Rupturstelle meist mittels Protheseninterponat überbrückt.

11 Arterielle Hypertonie

11.1 Grundlagen

DEFINITION Andauernde Erhöhung des Blutdrucks auf ≥ 140 mmHg systolisch und/oder > 90 mmHg diastolisch.

Epidemiologie: In Deutschland leiden ca. 20 % der Erwachsenen an einer arteriellen Hypertonie, wobei die Prävalenz mit dem Alter und dem Körpergewicht steigt. Bei Patienten > 50 Jahre sind bereits 50 % Hypertoniker.

Einteilung: Eine Übersicht über die Klassifikation des arteriellen Blutdrucks bietet **Tab. 11.1**.

Ätiopathogenese: Man unterscheidet eine primäre Hypertonie (> 90 %) mit unbekannter Ursache von der sekundären Hypertonie mit bekannten Ursachen (< 10 %). Näheres s. u.

Klinik: Häufig bestehen wenig oder keine klinischen Symptome. Mit steigendem Blutdruck kann es zu Kopfschmerzen, Ohrensausen, Schwindel und Nasenbluten kommen, ebenso zu unspezifischen Herzbeschwerden, Palpitationen und Belastungsdyspnoe. Bei den sekundären Formen treten die Beschwerden der Grunderkrankung hinzu.

Tab. 11.1 **Klassifikation des arteriellen Blutdrucks** (nach WHO)

Grad	systolisch (mmHg)	diastolisch (mmHg)
optimal	< 120	< 80
normal	120–129	80–84
hochnormal	130–139	85–89
Hypertonie		
milde Hypertonie (Grad 1)	140–159	90–99
mittelschwere Hypertonie (Grad 2)	160–179	100–109
schwere Hypertonie (Grad 3)	≥ 180	≥ 110
isolierte systolische Hypertonie	≥ 140	< 90

Komplikationen:

- **hypertensiver Notfall** (= hypertensive emergency): krisenhafter Blutdruckanstieg auf > 230 mmHg systolisch und/oder > 130 mmHg diastolisch (bzw. > 180/120 mmHg nach den ESC-Guidelines), mit manifesten oder drohenden Organschäden
- **hypertensive Entgleisung** (= hypertensive urgency, auch hypertensive Krise): Spitzendruckwerte wie beim hypertensiven Notfall ohne bedrohliche Organschäden
- **Arteriosklerose:** v. a. KHK, Nephrosklerose (mit progredienter Niereninsuffizienz und Entwicklung einer Schrumpfniere), Aortenaneurysma/-dissektion, pAVK, hypertensive Retinopathie sowie ischämische Insulte mit konsekutiver vaskulärer Demenz
- **maligne Hypertonie:** diastolischer Blutdruck > 120–130 mmHg, fehlender nächtlicher RR-Abfall (< 10 %) im Langzeit-RR, maligne Retinopathie. Sie kann auf dem Boden jeder Hypertonieform auftreten; Komplikation: sekundäre maligne Nephrosklerose
- linksventrikuläre **Hypertrophie**

Diagnostik:

- **Anamnese:** Beschwerden erfragen, Familienanamnese erheben (meist erkrankte Verwandte), Ursachen einer sekundären Hypertonie eruieren (z. B. Phäochromozytom, Nierenerkrankungen, Nikotin-, Alkoholabusus, Medikamenteneinnahme, Schwangerschaft).
- **Blutdruckmessung** (S. 9): Einmalig erhöhte Blutdruckwerte können durch akute Stressreaktionen bedingt sein und sollten durch eine erneute Messung (ohne Senkung des Blutdrucks) verifiziert oder falsifiziert werden.
- **körperliche Untersuchung:** zur Abklärung einer sekundären Hypertonie (z. B. Auskultation zum Nachweis einer Nierenarterien- oder Aortenisthmusstenose), von Organkomplikationen und Erfassung weiterer Risikofaktoren. Der Puls ist kräftig und schwer zu unterdrücken (Pulsus durus).
- **Labor:** Im Harn werden das Sediment sowie die Zucker- und Eiweißausscheidung, im Serum Kreatinin, Harnstoff, Harnsäure, Lipide, Gesamtcholesterin, Glukose, Kalium, HbA_{1c} und TSH bestimmt.
- **EKG:** evtl. Zeichen einer Linksherzhypertrophie (S. 11).
- **Röntgen-Thorax:** evtl. Herzverbreiterung bzw. Aortenelongation
- **Echokardiografie:** evtl. konzentrische linksventrikuläre Hypertrophie mit konsekutiver diastolischer Relaxationsstörung.

Therapie: Die Basis einer jeden antihypertensiven Therapie sind **allgemeine Maßnahmen**. Insbesondere leichte Hypertonieformen können hierdurch bereits erfolgreich behandelt werden. Im Vordergrund stehen Gewichtsreduktion bei Übergewichtigen, regelmäßige körperliche Aktivität, eingeschränkter Alkoholgenuss, eine kochsalzarme mediterrane Ernährung (viel Gemüse, Obst und Fisch), Nikotinkarenz, regelmäßige Schlafzeiten und Entspannungsübungen.

Die medikamentöse Therapie bedeutet meist eine lebenslange **Dauertherapie**, die eine sorgfältige Planung, eine gute Compliance des Patienten und eine regelmäßige ärztliche Überwachung erfordert. Ziel der Therapie ist es, den Blutdruck auf einen entsprechenden Zielwert zu senken, dabei aber für den Patienten störende Nebenwirkungen (z. B. Schwindel, Müdigkeit) nach Möglichkeit zu vermeiden. In Ruhe sollte der Zielblutdruck 130–139 mmHg systolisch bzw. 70–79 mmHg diastolisch betragen. Bei diabetischen Patienten, bei zusätzlichen vaskulären Erkrankungen, einer Niereninsuffizienz sowie bei jüngeren Patienten < 65 Jahren sollte insbesondere der systolische Blutdruck im Idealfall noch darunterliegen (Zielkorridor teils 120–129 mmHg systolisch).

> **LERNTIPP** !
>
> Die Volkskrankheit arterielle Hypertonie spielt in vielen Bereichen der Medizin eine wichtige Rolle, weshalb auch das IMPP sehr gerne Fragen dazu stellt. Viele Fragen werden Sie recht einfach beantworten können, wenn Sie das Prinzip der antihypertensiven Therapie verstanden haben. Prägen Sie sich v. a. die **Antihypertensiva der 1. Wahl** mitsamt ihren Indikationen gut ein. Tipp: Das IMPP fragt auch gerne mal nach den einzelnen Wirkstoffen, also sollten Sie wissen, welche Substanz zu welcher Gruppe gehört (z. B. Ramipril → ACE-Hemmer).

Zur medikamentösen Behandlung steht eine Vielzahl von Substanzen zur Auswahl, die entsprechend der verfolgten Strategie entweder als Monotherapie oder in Kombination eingesetzt werden. **Antihypertensiva der 1. Wahl** sind (Abb. 11.1, Tab. 11.2):

- Diuretika (z. B. Hydrochlorothiazid)
- ACE-Hemmer (z. B. Ramipril, Lisinopril, Enalapril, Fosinopril)
- AT_1-Rezeptor-Antagonisten (z. B. Losartan, Valsartan, Telmisartan)
- Kalziumantagonisten (z. B. Amlodipin, Nitrendipin).
- β-Blocker ($β_1$-selektive β-Blocker wie Bisoprolol oder Metoprolol). Cave: nach neusten Leitlinien nur noch dann als Anti-

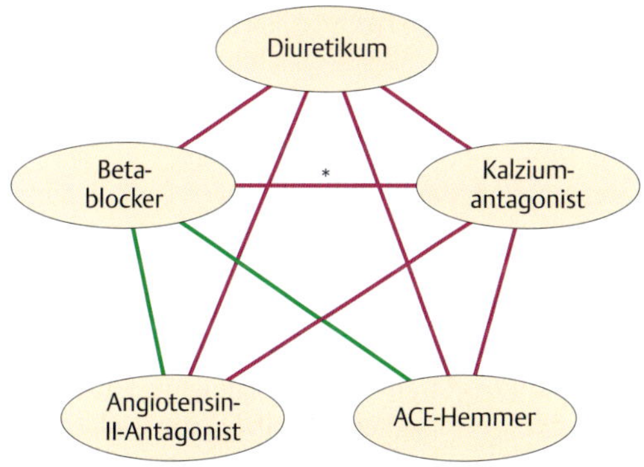

*Kombination nur für Dihydropyridine sinnvoll
Kombination synergistisch
Kombination möglich

Abb. 11.1 **Antihypertensiva der ersten Wahl.** [aus Greten, Rinninger, Greten, Innere Medizin, Thieme, 2010]

Tab. 11.2 **Antihypertensive Therapeutika**

Medikamentenklasse	weitere Indikationen	Kontraindikationen
Diuretika	Herzinsuffizienz	Gicht, Diabetes mellitus (relativ)
ACE-Hemmer	Herzinsuffizienz, -infarkt, KHK, Niereninsuffizienz, diabetische Nephropathie, metabol. Syndrom	Schwangerschaft, Hyperkaliämie, Nierenarterienstenose bds.
AT_1-Rezeptor-Antagonisten	wie ACE-Hemmer	Schwangerschaft, Hyperkaliämie, Nierenarterienstenose bds.
β-Blocker[1]	KHK, Angina pectoris, Herzinsuffizienz, -infarkt, Vorhofflimmern, Schwangerschaft	Asthma bronchiale, höhergradige AV-Blöcke, Diabetes mellitus (relativ), pAVK IV
Kalzium-Antagonisten:		
▪ Dihydropyridine	Angina pectoris, pAVK	Ödeme (Herzinsuffizienz)
▪ Diltiazem-, Verapamil-Typ	Angina pectoris, KHK, Vorhofflimmern	höhergradige AV-Blöcke, Bradykardie, Herzinsuffizienz

[1] Propranolol ist nichtkardioselektiv und daher am wenigsten geeignet. β-Blocker als „first line" nur dann, wenn aus anderem Grund indiziert (Herzinsuffizienz, KHK mit stabiler Angina, Z. n. Herzinfarkt, Frauen mit Kinderwunsch).

hypertensive der 1. Wahl, wenn sie auch aus anderem Grund indiziert sind (Herzinsuffizienz, Angina Pectoris, Z. n. Myokardinfarkt, Tachykardieneigung, jüngere Frauen mit Kinderwunsch). Sonst ist den anderen Antihypertensiva aufgrund der besseren Toleranz der Vorzug zu geben.

Laut älteren Empfehlungen sollte immer mit einer einzigen Substanz in ihrer niedrigsten Dosierung begonnen werden (**Monotherapie**) und bei schlechter Verträglichkeit oder Ausbleiben eines Therapieerfolges (> 140/90 mmHg) nach 4–6 Wochen (so lange dauert es, bis die vollständige Wirkung eintritt) zuerst die Substanzklasse gewechselt und erst anschließend auf **Mehrfachkombinationen** umgestiegen werden. Maximaldosen sollten erst bei weiter bestehender Therapieresistenz verordnet werden.

In jüngerer Zeit wird jedoch eine primäre Kombinationsbehandlung bevorzugt, insbesondere bei Patienten mit schwerer Hypertonie und zusätzlichen Begleiterkrankungen, die ohnehin eine medikamentöse Therapie erfordern. Grundsätzlich gilt, dass Medikamente, die am selben Wirkort angreifen, nicht gemeinsam verabreicht werden sollten. Eine Kombinationstherapie (z. B. ACE-Hemmer oder AT_1-Rezeptor-Antagonisten und Diuretikum) bietet den Vorteil einer niedriger notwendigen Dosis der Einzelsubstanzen mit entsprechend weniger Nebenwirkungspotential bei zugleich meist besserer Wirkung.

> **LERNTIPP** !
>
> ACE-Hemmer (z. B. Ramipril) eignen sich insbesondere auch bei Asthma bronchiale, während β-Blocker (z. B. Carvedilol) bei diesen Patienten kontraindiziert sind (→ würden den Bronchospasmus fördern).

Als **Zweifach-Kombination**, die nach den aktuellen Leitlinien mit wenigen Ausnahmen die Primärtherapie darstellt, bieten sich Diuretika in Kombination mit einem anderen Antihypertensivum der 1. Wahl an. Prinzipiell können (fast) alle Substanzen dieser Medikamentengruppen miteinander kombiniert werden. Ausnahme hiervon ist die gemeinsame Verabreichung von **Kalziumantagonisten** vom Diltiazem- und Verapamil-Typ mit β-Blockern, da so die Entwicklung einer Bradykardie und/oder eines AV-Blocks gefördert wird (Dihydropyridine stellen kein Problem dar, da sie vorrangig an den Gefäßen und nicht am Herzen wirken).

Kann so immer noch keine zufriedenstellende Blutdrucksenkung erzielt werden, steigt man auf eine **Dreifach-Kombination** um (beispielsweise mit einem Diuretikum + Kalziumantagonisten + ACE-Hemmer). Bei weiterhin bestehender Therapieresistenz gilt es in erster Linie, das Einnahmeverhalten (Compliance) des Patienten zu überprüfen. Eine bisher unerkannte sekundäre Hypertonie (denken Sie auch an übermäßigen Lakritzengenuss!), ein Schlafapnoe-Syndrom oder eine Interferenz mit anderen Medikamenten (z. B. wirken NSAR und Kontrazeptiva auch blutdrucksteigernd) müssen ebenso ausgeschlossen werden.

Als Reservetherapeutika stehen in einem solchen Fall folgende Substanzen zur Verfügung:

- sog. zentrale Sympatholytika (z. B. Clonidin, Moxonidin oder α-Methyldopa)
- α_1-Rezeptor-Blocker (z. B. Doxazosin, Urapidil)
- Renin-Antagonisten (z. B. Aliskiren)
- arterioläre Vasodilatatoren (z. B. Dihydralazin, Minoxidil, Diazoxid)
- Aldosteronantagonisten (z. B. Spironolacton).

Diese Präparate sind nicht Mittel der ersten Wahl und zur Monotherapie nicht geeignet, da sie eine starke Na^+- und H_2O-Resorption bedingen (Ausnahme Aliskiren) und die zentral wirksamen Sympatholytika darüber hinaus eine sedierende Wirkung haben. Dihydralazin kann eine starke Reflextachykardie auslösen. Aufgrund des günstigsten Verhältnisses zwischen Wirkung und Nebenwirkungen sind laut aktuellen Leitlinien der periphere α_1-Blocker Doxazosin (2–8 mg) sowie der Aldosteronantagonist Spironolacton (25–50 mg) die geeignetsten Reservetherapeutika. Ultima Ratio der medikamentösen Therapie ist die Kombination von Minoxidil mit einem Schleifendiuretikum und einem β-Blocker.

Für die Behandlung der primär isolierten systolischen Hypertonie gelten dieselben Empfehlungen wie für die Therapie der systolisch-diastolischen Hypertonie. Bei der sekundären Hypertonie ist in erster Linie die Behandlung der Grunderkrankung angezeigt.

> **PRAXIS** Bei einem akuten Schlaganfall steigt häufig der Blutdruck, wodurch eine ausreichende zerebrale Perfusion gewährleistet werden kann. In diesem Fall sollte der Blutdruck nur im Rahmen einer hypertensiven Krise und auch dann nur vorsichtig gesenkt werden.

PRÜFUNGSHIGHLIGHTS

- ! Ein arterieller Blutdruck von **130–139 mmHg** systolisch und **85–89 mmHg** diastolisch sowie eine nächtliche Absenkung des Blutdruckes um 10–15 % werden als **normal** angesehen und sind nicht behandlungsbedürftig.
- ! Definition der **milden Hypertonie**
- ! maligne Hypertonie: Sie kann sich auf dem Boden einer jeden Hypertonieform entwickeln.
- ! Durch den chronisch erhöhten Blutdruck kann sich eine **hypertensive Herzerkrankung** mit **linksventrikulärer Hypertrophie** entwickeln.
- ! Bei **einmalig erhöhten Blutdruckwerten** (180/100 mmHg) sollte eine **wiederholte Messung** ohne akute medikamentöse Maßnahme erfolgen.
- ! **Labordiagnostik** zur Hypertonieabklärung
- ! **Echokardiografie**: evtl. konzentrische linksventrikuläre Hypertrophie mit konsekutiver diastolischer Relaxationsstörung
- !!! **Pharmakotherapie**: Antihypertensiva 1. Wahl mitsamt Indikationen und Kontraindikationen der einzelnen Substanzen, zentrale Sympatholytika (z. B. Clonidin)
  - ! ACE-Hemmer sind bei **Nierenarterienstenose** kontraindiziert.
  - ! **isolierte systolische Hypertonie:** Behandlungsempfehlungen wie bei systolisch-diastolischer Hypertonie
  - ! **Doxazosin** ist **kein Mittel der ersten Wahl** zur Behandlung einer arteriellen Hypertonie.
- ! **weitere Therapiemaßnahmen:** Beschränkung der Kochsalzzufuhr.

11.2 Primäre arterielle Hypertonie

Synonym: essenzielle Hypertonie

DEFINITION Hypertonie ohne bekannte Ursache, deren Diagnose erst nach Ausschluss der sekundären Hochdruckformen gestellt werden darf.

Ätiopathogenese: Die essenzielle Hypertonie ist eine multifaktorielle Erkrankung, die sich durch das Zusammentreffen verschiedener Faktoren entwickelt. Der genaue Entstehungsmechanismus ist noch größtenteils unbekannt. Eine wesentliche Rolle spielt die genetische Prädisposition, das Vererbungsmuster dürfte polygen sein. Weitere wichtige Risikofaktoren sind erhöhter Salzkonsum, Übergewicht und Fehlernährung, körperliche Inaktivität, psychischer Stress und Nikotinabusus.

Klinik, Diagnostik und Therapie: Siehe primäre arterielle Hypertonie (S. 82).

Prognose: Die Prognose wird im Wesentlichen durch den kardiovaskulären Status bestimmt. Zu beachten ist, dass ein effektiv behandelter Hypertoniker sein Herzinsuffizienzrisiko um 50 % senkt. Engmaschige Kontrollen sind wichtig, um auf eventuelle Verschlechterungen rechtzeitig reagieren zu können. Die Medikamente müssen i. d. R. lebenslang eingenommen werden.

11.3 Sekundäre arterielle Hypertonie

DEFINITION Hypertonie mit bekannter Ursache.

Ätiologie:

Renale Hypertonie: Man unterscheidet 2 Formen:

- Die **renoparenchymatöse Hypertonie** entsteht infolge einer Schädigung des Nierenparenchyms (z. B. Zystennieren oder Glomerulonephritiden). Die renoparenchymatöse Hypertonie kann angeboren oder erworben sein und entweder eine oder beide Nieren betreffen.
- Die **renovaskuläre Hypertonie** ist auf eine gestörte Durchblutung infolge einer Nierenarterienstenose (s. Skript Niere) zurückzuführen. Ihre Häufigkeit beträgt 1–2 %. Bei beiden Formen wird das RAAS stimuliert, wodurch Natrium und Wasser vermehrt rückresorbiert werden (→ Volumenhypertonie). Zugleich kommt es auch zu einer peripheren Vasokonstriktion, wodurch der Blutdruck zusätzlich ansteigt.

Endokrine Hypertonien: Sie entstehen durch Hormonüberproduktion. Die Ursache kann dabei in der Hypophyse (Akromegalie), in der Nebennierenrinde (Conn-Syndrom, Cushing-Syndrom, adrenogenitales Syndrom), im Nebennierenmark (Phäochromozytom), in der Schilddrüse (Hyperthyreose) oder gelegentlich auch in der Nebenschilddrüse (primärer Hyperparathyreoidismus) zu finden sein.

Weitere Ursachen:

- Aortenisthmusstenose
- Aortenklappeninsuffizienz (→ isolierte systolische Hypertonie)
- Schlaf-Apnoe-Syndrom
- Liddle-Syndrom: Genmutation im Natriumkanal, die zur gesteigerten Rückresorption von Na^+ führt.
- Schwangerschaft
- Entzügelungshochdruck bei autonomer Neuropathie
- Medikamenteneinnahme (z. B. Steroide, Erythropoetin, NSAR, Ovulationshemmer)
- Stoffe, die o. g. Hormonsysteme beeinflussen: z. B. Sympathikomimetika (Kokain, Amphetamine) oder Lakritze (→ Mineralokortikoidexzess). Ein Lakritzabusus führt zum sog. Pseudohyperaldosteronismus, da durch die Glycyrrhizinsäure die 11β-Hydroxysteroid-Dehydrogenase gehemmt wird (Na^+-Rückresorption ↑ und Volumenretention).
- Störungen des zentralen Nervensystems (z. B. Apoplex, Hirndruck).

LERNTIPP !

Viele endokrine Erkrankungen führen auch zu einer Hypertonie. Allen voran das **Phäochromozytom** (Katecholamine ↑) sowie das **Conn**- (Aldosteron ↑) und **Cushing-Syndrom** (Kortisol ↑ [Kortisol wirkt aldosteronähnlich], Aktivierung endogener Vasopressoren). Wenn man weiß, dass beim Cushing-Syndrom (= Hyperkortisolismus) der Blutdruck erhöht ist, kann man Erkrankungen mit niedrigem Kortisonspiegel wie den Morbus Addison (= Hypokortisolismus) sofort als Hypertonie-Ursache ausschließen.

Klinik: Neben den Allgemeinsymptomen der primären Hypertonie (S. 82) zeigen sich die spezifischen Symptome der Grunderkrankung. Die zirkadianen Blutdruckschwankungen sind bei sekundären Hypertonien häufig aufgehoben.

Diagnostik: Siehe Abschnitt allgemeine Diagnostik (S. 83).

Typisch bei sekundären Hypertonieformen (v. a. bei renovaskulärer Hypertonie) ist der fehlende nächtliche Blutdruckabfall.

Zur Beurteilung der Nierenmorphologie und der Gefäßverhältnisse ist die Sonografie mit Duplexfunktion geeignet. Ebenso zur Darstellung der abdominellen Aorta und der Lymphknoten. Weitere diagnostische Möglichkeiten sind CT, MRT und Szintigrafie der Nieren bzw. Nebennieren.

Therapie: Zu den Allgemeinmaßnahmen und zur symptomatischen Therapie s. primäre arterielle Hypertonie. Bezüglich der kausalen Therapie s. entsprechendes Organkapitel.

PRÜFUNGSHIGHLIGHTS

- !! Ursachen der **sekundären Hypertonie**
- ! Typisch bei sekundären Hypertonieformen (v. a. bei renovaskulärer Hypertonie) ist der **fehlende nächtliche Blutdruckabfall**.
- ! **Doppler- und Farbduplexsonografie** bei V. a. Nierenarterienstenose.

11.4 Hypertensiver Notfall

Synonym: hypertensive emergency, maligne Hypertonie

DEFINITION Plötzliche Blutdrucksteigerung (> 210/120 mmHg) mit drohender Endorganschädigung und unmittelbaren vital gefährdenden Komplikationen, wie z. B. akuter Linksherzinsuffizienz, akutem Koronarsyndrom, Aortendissektion, akutem Nierenversagen, intrazerebralen Blutungen oder hypertensiver Enzephalopathie.

Klinik: Neben den o. g. Symptomen hat der Patient Schmerzen, Angst und häufig eine übervolle Harnblase. Die Hirnödembildung geht mit Sehstörungen, Übelkeit und Erbrechen, Krampfneigung und Bewusstseinsstörungen einher, die bis zum Koma führen können. Bei sehr hohen Blutdruckwerten und/oder vorgeschädigten Gefäßen können diese rupturieren und ins Gehirnparenychm oder in den Subarachnoidalraum einbluten (Massenblutung, Apoplex). Weitere Symptome bzw. Komplikationen sind: Angina pectoris, Myokardinfarkt, Nasenbluten oder die Dissektion eines (Aorten-)Aneurysmas.

Diagnostik:

- **Anamnese:** (Kardiale) Vorerkrankungen? Dauermedikation? Rezidivereignis? Bewusstlosigkeit?
- **körperliche Untersuchung:**
  - beidseitige Blutdruckmessung (z. B. Seitendifferenz an den Armen bei Aortendissektion!)
  - kardiopulmonale und vaskuläre Auskultation und Palpation peripherer Pulse
  - neurologische Untersuchung: auffällige Symptome?
- Basismonitoring:
  - (12-Kanal-)EKG: Herzrhythmusstörungen? Herzfrequenz?
  - Blutdruckmessung: Hypertonie?
  - Pulsoxymetrie: Oxygenierung? Herzrhythmusstörungen? Pulsfrequenz?

LERNTIPP !

Ein hypertensiver Notfall kann zur **Aortendissektion** führen. Diese betrifft meist die Aorta ascendens im Bereich des Abgangs des Truncus brachiocephalicus. Klinisch kann sie sich mit einer **Blutdruckdifferenz** zwischen beiden Armen manifestieren, sofern die linke A. subclavia wieder normal durchblutet wird (rechte Seite: RR ↓, linke Seite: RR ↑). Daher unbedingt den Blutdruck immer beidseits messen!

Therapie: Der hypertensive Notfall ist ein lebensbedrohlicher Zustand. Als Akuttherapie soll der mittlere arterielle Blutdruck vorsichtig um 20–25 % gesenkt werden. Als **Mittel der Wahl** gelten:

- **Nitroglyzerin** (entweder als Spray oder als Kapsel): bei Linksherzinsuffizienz mit Lungenödem, instabiler Angina pectoris oder Myokardinfarkt
- **Urapidil** (10–50 mg i. v.)

Mittel der 2. Wahl sind:

- **Nifedipin** (5–10 mg s. l.) und **Nitrendipin** (z. B. 10 mg s. l.) → schlecht steuerbar
- **Clonidin** (z. B. 0,075–0,15 mg i. v.) → sedierende und bradykardisierende Wirkungen (**Cave:** Verschleierung der Symptomatik)
- **Dihydralazin** (z. B. 6,25–12,5 mg i. v.) → immunallergische Wirkung möglich.

Bei Linksherzinsuffizienz mit Lungenödem erhalten die Patienten zusätzlich **Furosemid** (20–40 mg i. v.), bei (Prä-)Eklampsie Urapidil und Dihydralazin.

LERNTIPP !

Die wichtigsten Medikamente, mit denen Sie den Blutdruck akut senken, sollten Sie kennen. Tipp: Prägen Sie sich auch die **Darreichungsform** der Medikamente ein. Oft können Sie bereits so – ohne dass Sie die Antwort genau wissen – auf die richtige Lösung kommen: Beispielsweise verabreicht man die Antihypertensiva Urapidil, Clonidin und Dihydralazin alle i. v., während die β-Blocker Propranolol und Bisoprolol ausschließlich per os gegeben werden. Auch beim Herzinfarkt gibt es so ein Beispiel (S. 57).

PRÜFUNGSHIGHLIGHTS

- ! Bei einer **Aortendissektion** kann der **Blutdruck** an beiden Armen **unterschiedlich** sein.
- **hypertensiver Notfall:**
  - ! Den hypertensiven Notfall kann man mit Urapidil, Clonidin und Dihydralazin behandeln.

12 Arterielle Hypotonie und orthostatische Dysregulation

DEFINITION

- **arterielle Hypotonie**: Verminderung des **systolischen Blutdrucks** auf **< 100 mmHg** mit entsprechender klinischer Symptomatik
- **orthostatische Dysregulation**: gestörte Blutdrucksteuerung mit einem symptomatischen Blutdruckabfall (systolisch um > 20 mmHg, diastolisch um > 10 mmHg) im Stehen bzw. beim Aufstehen (→ das Blut versackt in die abhängigen Körperpartien).
- **Kollaps** (= plötzliches Zusammensinken): akute Kreislaufinsuffizienz infolge verminderten venösen Blutrückstroms zum Herzen. Es kommt zum akuten transienten Blutdruckabfall mit Bewusstseinsstörungen (z. B. Schwarzwerden vor Augen) oder Bewusstseinsverlust (vaskuläre Synkope).
- **Synkope** (= Ohnmacht, z. B. vasovagale Synkope): anfallsartige und kurzdauernde Bewusstlosigkeit aufgrund einer Minderdurchblutung des Gehirns (→ Weitstellung der Blutgefäße und Verlangsamung der Herzfrequenz durch Vagusreizung).

Ätiologie: Meistens ist ein niedriger Blutdruck idiopathisch (**essenzielle Hypotonie**), v. a. bei jüngeren Frauen und schlankem Körperbau. Begünstigend wirken Infekte oder eine vorhergehende längere Immobilisierung. Ursächlich für **sekundäre Formen** sind:

- Volumenmangel
- Schock
- vagale Fehlregulation des Gefäßtonus (z. B. Kreislaufschwäche nach längeren Erkrankungen, bei langem Stehen, Aufenthalt in Hitze und Schwüle)
- psychische Einflüsse (z. B. Schreck, plötzliche Schmerzen)
- Herzerkrankungen mit verminderter Auswurfleistung (z. B. Herzinsuffizienz, Aortenstenose, Herzrhythmusstörungen)
- Überdosierung/Neueinnahme bzw. Missbrauch von (blutdrucksenkenden) Medikamenten
- vaskuläre Ursachen (Stenosen der A. carotis oder der A. vertebralis)
- neurogene Erkrankungen (z. B. Vagotonie, Syringomyelie, Tabes dorsalis)
- endokrine Ursachen (z. B. Morbus Addison, Hypothyreose, Blutzuckerentgleisung).

Eine **orthostatische Dysregulation** kann beispielsweise im Rahmen einer arteriellen Hypotonie oder autonomer Neuropathien (z. B. diabetische oder alkoholtoxische Polyneuropathie) auftreten.

Klinik: Typische Akutsymptome sind Schwindelgefühl, Schwarzwerden vor Augen, Ohrensausen, Stürze und Synkopen (rasch reversibler Bewusstseinsverlust), die mit Verletzungen einhergehen können. Daneben können Müdigkeit, Leistungsschwäche, Kopfschmerzen, Herzklopfen, kalte Akren und leichtes Frieren vorhanden sein. Eventuell treten auch neurologische Symptome auf (z. B. Desorientiertheit), die ebenfalls rasch reversibel sind.

Diagnostik: Organische Ursachen sollten – ebenso wie andere Auslöser einer Synkope (z. B. Herzrhythmusstörungen, Karotissinus-Syndrom, situationsbedingte Synkope nach Husten oder Lachen, psychische Synkope) – diagnostisch ausgeschlossen werden. Im **Schellong-Test** kann die sympathikusgesteuerte Kreislaufregulation bei mäßiger Belastung geprüft werden. Beim gesunden Patienten, der aus dem Liegen aufsteht, sollte der systolische Blutdruck um 5–10 mmHg abfallen, der diastolische nicht absinken und die Herzfrequenz um 15–20 Schläge/min ansteigen. Die orthostatische Dysregulation wird nach Thulesius unterteilt:

- **Typ I (hypertone Reaktion):** Anstieg des systolischen und diastolischen Blutdrucks
- **Typ II (sympathikotone Reaktion):** deutlicher Anstieg der Herzfrequenz, mäßiger Anstieg des diastolischen Blutdrucks und Abfall des systolischen Drucks
- **Typ IIa (asympathikotone Reaktion):** Abfall des diastolischen und systolischen Blutdrucks bei gleichbleibender Herzfrequenz
- **Typ III (vasovagale Reaktion):** Abfall des diastolischen und systolischen Blutdrucks und Abfall der Herzfrequenz.

Therapie: Allgemein ist auf eine **ausreichende Flüssigkeits- und Salzzufuhr**, Zwischenmahlzeiten und Verzicht auf Alkohol zu achten. Auslösefaktoren wie langes Stehen oder hohe Temperaturen sollten gemieden werden. Im Akutfall helfen Beinhoch- und Kopftieflagerung sowie evtl. eine Volumengabe. Eine medikamentöse Therapie ist i. d. R. nicht erforderlich.

Medikamentös können bei Nichtansprechen der konservativen Maßnahmen **vasokonstriktorische Substanzen** wie Midodrin (α-Sympathomimetikum) oder Etilefrin (α_1-, β_1-, β_2-Sympathomimetikum) erwogen werden. Gegebenenfalls kann auch Fludrokortison zur gesteigerten Flüssigkeitsretention verabreicht werden.

Gefäße

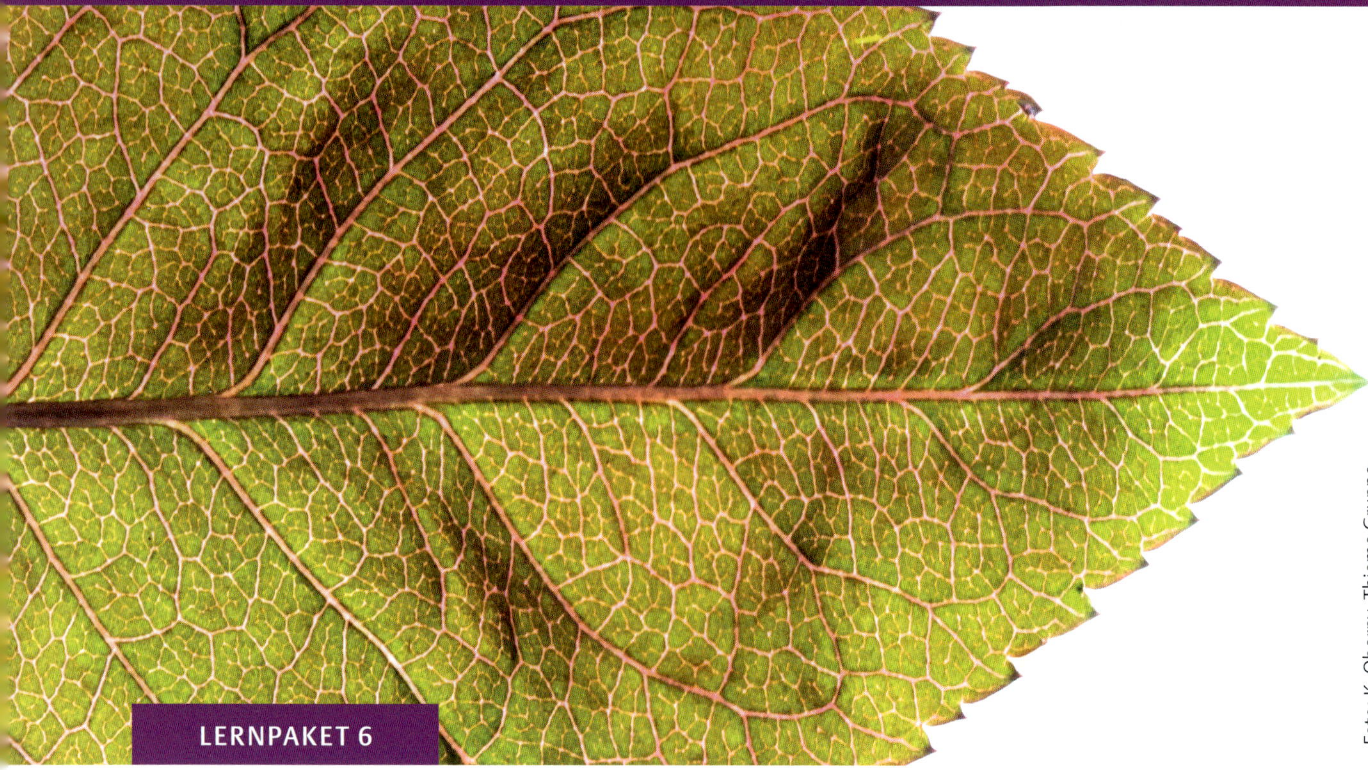

Foto: K. Oborny, Thieme Gruppe

13 Arterielles Gefäßsystem

13.1 Spezielle Diagnostik des arteriellen Gefäßsystems

13.1.1 Allgemeine Diagnostik

- **Anamnese:** Schmerzlokalisation, mögliche Gehstrecke, Risikofaktoren (Rauchen, Diabetes mellitus, arterielle Hypertonie, etc.)
- **Inspektion:** Hautfarbe und -temperatur, Nekrosen oder Gangrän?, Veränderungen der Nägel, Turgor
- **Palpation:** Haut feucht/trocken/schmerzhaft?, Pulsstatus (im Seitenvergleich!), Herzrhythmus
- **Auskultation:** Strömungsgeräusche?

LERNTIPP !

Merken Sie sich, wo Sie die peripheren Arterienpulse am besten prüfen (**Abb. 13.1**). Beliebte Stellen am Fuß:
- Den Puls der **A. dorsalis pedis** spüren Sie am besten am Fußrücken zwischen dem ersten und zweiten Mittelfußstrahl, lateral der Sehne des M. extensor hallucis longus.
- Die **A. tibialis posterior** tastet man am besten zwischen dem Innenknöchel und der Achillessehne.

13.1.2 Funktionstests

Lagerungsprobe nach Ratschow

Indikation und Durchführung: Nachweis arterieller **Durchblutungsstörung** im Bereich der **unteren Extremität**. Der Patient hebt die Beine senkrecht an, führt 1–2 min lang kreisende Bewegungen mit dem Fuß durch und lässt die Beine anschließend frei hängen (**Abb. 13.2**).

Auswertung: Bei suffizienter arterieller Durchblutung bestehen keine Schmerzen und die Farbe der Fußsohle ändert sich beim Hochhalten kaum. Nach dem Herunterhängen kommt es innerhalb von 5 s durch die Kapillarfüllung zu einer reaktiven Hyperämie und nach weiteren 5 s zu einer prallen venösen Füllung. Typisch für die **arterielle Verschlusskrankheit** sind:
- Schmerzen beim Kreisenlassen der Füße
- fleckförmiges oder diffuses Abblassen der Fußsohlen beim Hochhalten der Beine
- verzögerte Rötung der Füße (verlangsamte Kapillarfüllung) und verzögerte Venenfüllung nach Absenken der Beine.

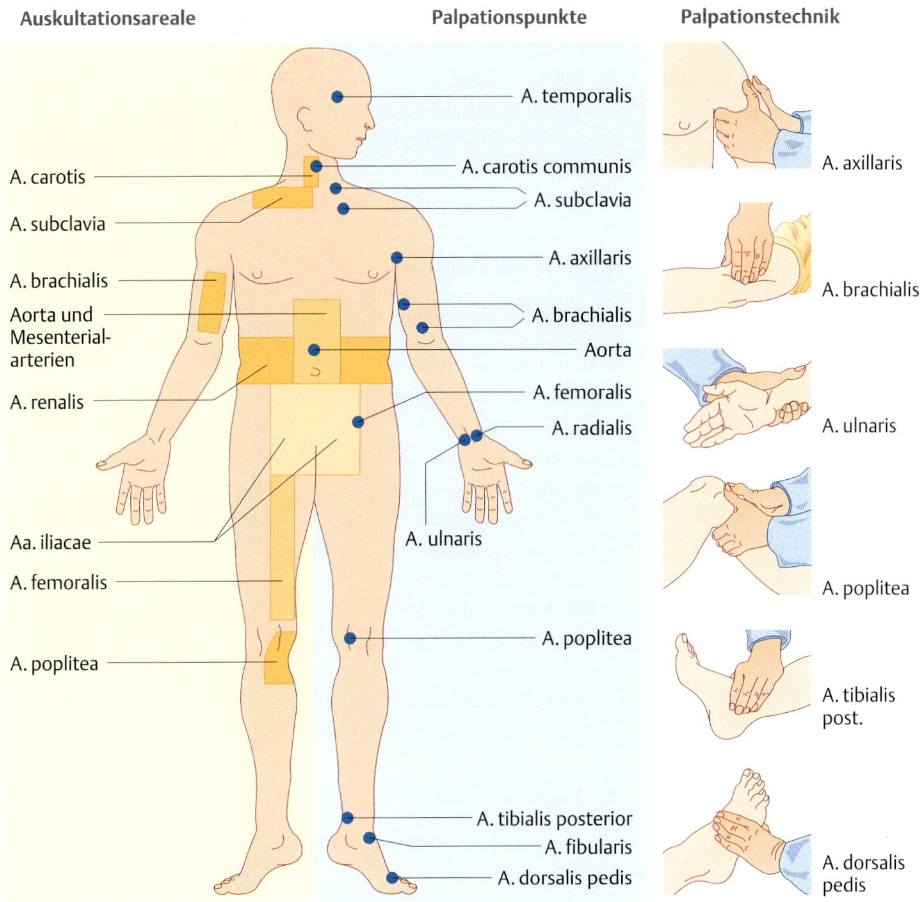

Abb. 13.1 **Periphere Arterienpulse.** Palpation und Auskultation. [aus Greten, Rinninger, Greten, Innere Medizin, Thieme, 2010]

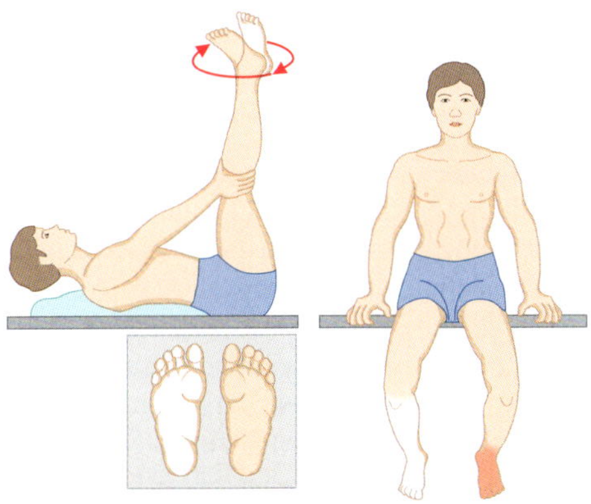

Abb. 13.2 **Lagerungsprobe nach Ratschow.** [aus Baenkler et al., Kurzlehrbuch Innere Medizin, Thieme, 2015]

Faustschlussprobe

Indikation und Durchführung: Nachweis einer **Durchblutungsstörung** im Bereich der **oberen Extremität**. Der Patient hebt im Sitzen die Arme über den Kopf und führt 1–2 min lang Faustschlüsse durch.

Auswertung: Die Auswertung erfolgt analog zur Lagerungsprobe nach Ratschow (s. o.).

Allen-Test

Indikation und Durchführung: Nachweis einer **selektiven arteriellen Durchblutungsstörung** im Bereich der beiden **Unterarmarterien** (A. radialis oder A. ulnaris), der Hand- und Fingerarterien. Während der Patient mehrere schnelle Faustschlüsse durchführt, komprimiert der Untersucher die A. radialis und A. ulnaris am Handgelenk. Hierdurch wird die Blutversorgung der Hand unterbrochen und die Haut blasst ab. Anschließend wird die zu untersuchende Arterie freigegeben.

Auswertung: Normalerweise kommt es innerhalb von 5 s nach Freigabe der Arterie zu einer reaktiven Hyperämie. Bei einer hämodynamisch relevanten Stenose der A. radialis bzw. A. ulnaris bleibt die Rotfärbung aus.

> **LERNTIPP** !
>
> Durch den **anatomischen Kollateralkreislauf** zwischen A. radialis und A. ulnaris kann die arterielle Durchblutung der Hand bei einer Stenosierung in einer der Arterien normalerweise durch die andere Arterie sichergestellt werden. Vor einer **Punktion** der **A. radialis** ist die Durchführung des Allen-Tests **obligat**, mit dem die Funktion des Kollateralkreislaufs überprüft wird.

Gehtest

Indikation und Durchführung: Nachweis einer **arteriellen Durchblutungsstörung** in der **unteren Extremität** und Objektivierung der **maximalen** Gehstrecke des Patienten. Der Gehtest wird als standardisierter Belastungstest auf einem Laufbandergometer durchgeführt. Bestimmt werden:

LERNPAKET 6

- initiale Claudicatio-Distanz (= Gehstrecke in Metern bis zum ersten Auftreten der Schmerzen)
- absolute Claudicatio-Distanz (= Gehstrecke in Metern bis zum Abbruch der Belastung)
- Dopplerdrücke vor und nach Belastung.

Auswertung: Anhand der initialen Claudicatio-Distanz erfolgt die **Stadieneinteilung** der pAVK (S. 98). Bei gut kompensierter Durchblutung mit in Ruhe normalen Dopplerdrücken beweist der Druckabfall nach Belastung das Vorliegen einer pAVK.

PRAXIS Die Lokalisation der unter Belastung auftretenden Schmerzen gibt Hinweise auf die Lokalisation der arteriellen Stenose: Die Stenose liegt immer eine Etage oberhalb der schmerzenden Muskulatur.

13.1.3 Bildgebende Diagnostik

Sonografie

Die **Sonografie** gehört heutzutage zur **primären Standarddiagnostik** arterieller Gefäßerkrankungen:

B-Bild-Sonografie: geeignet zur groben Beurteilung **morphologischer Veränderungen** der Gefäße und der perivaskulären Umgebung, v. a. **oberflächennaher Gefäße** (z. B. Extremitätenarterien). Die B-Bild-Sonografie ermöglicht den Nachweis von:
- Gefäßwandveränderungen (z. B. Aneurysmen, Dissektionen und atherosklerotische Plaques)
- intraluminalen Prozessen (z. B. Thromben und Emboli)
- perivaskulären Veränderungen (z. B. Hämatome)
- Verlaufsanomalien
- **Gefäßwanddicke** (Intima-Media-Dicke) als frühzeitiges Anzeichen für eine Atherosklerose.

Dopplersonografie:
- **Verschluss- bzw. Perfusionsdruckmessung und Bestimmung des Knöchel-Arm-Index** (cruro-brachialer Quotient = CBQ, ankle-brachial index = ABI):
  - **Durchführung:** Eine Blutdruckmanschette wird am Oberarm und oberhalb der Knöchel angelegt und suprasystolisch aufgeblasen. Während des langsamen Ablassens des Manschettendrucks werden mit der cw-Dopplerstiftsonde die systolischen Perfusionsdrücke bestimmt. Um den cruro-brachialen Quotienten (CBQ) einer Seite zu berechnen, wird der Perfusionsdruck des Knöchels durch den Perfusionsdruck des Oberarms dividiert.
  - **Auswertung:** Da der systolische Blutdruck beim Gefäßgesunden mit zunehmender Entfernung von der Aortenklappe ansteigt, liegt der Knöchelperfusionsdruck etwa 5–10 mmHg über dem des Oberarms (**CBQ > 1**). Ein CBQ von < 0,9 beweist das Vorliegen einer arteriellen Verschlusskrankheit. Liegt der absolute Knöchelarteriendruck < 50 mmHg, besteht eine kritische Ischämie. Bei pathologisch erhöhten CBQ-Werten (→ Mediasklerose) sollte der Verschlussdruck im Zehenbereich bestimmt werden, da die akralen Gefäße i. d. R. nicht von einer Mediasklerose betroffen sind.
- **Messung der Strömungsgeschwindigkeitspulse:** Distal einer hämodynamisch relevanten Stenose ändert sich das Strömungsmuster des Blutes, wobei monophasische Strömungpulse ohne frühdiastolische Rückflusskomponente auftreten (normal ist ein peripheres Flusssignal mit frühdiastolischem Rückfluss).

Farbduplexsonografie zur Darstellung der Morphologie auffälliger Gefäßabschnitte und der Hämodynamik des Blutes. Sie ist die Methode der Wahl, um stenosierende oder okkludierende Gefäßerkrankungen nachzuweisen. Den Flussrichtungen des Blutes in den Gefäßen wird eine farbliche Codierung zugewiesen (verschiedene Einstellungen möglich, meist: rot = zum Schallkopf hin, blau = vom Schallkopf weg).

CT- und MR-Angiografie

CT- und MR-Angiografie erlauben eine detailgetreue Darstellung des gesamten Gefäßsystems inklusive einer 3D-Rekonstruktion. Die wichtigsten Indikationen sind diagnostische Unsicherheiten nach der sonografischen Untersuchung und die Festlegung der geeigneten Therapie.
- **CT-Angiografie** (CTA): Methode der Wahl in der **Notfalldiagnostik** und zur Beurteilung von Aneurysmen. Nachteile sind Strahlenexposition und Kontrastmittelgabe (Einschränkungen bei Niereninsuffizienz, Kontrastmittelallergie und latenter oder manifester Hyperthyreose).
- **MR-Angiografie** (MRA): Methode der Wahl in der **elektiven Diagnostik**. Vorteil: fehlende Strahlenbelastung, geringe Toxizität der verwendeten Kontrastmittel (kein Iod, sondern Gadolinium!). Wegen der Gefahr der nephrogenen Sklerose ist sie bei schwerer Niereninsuffizienz kontraindiziert.

Angiografie (DSA)

Die Angiografie ist in Bezug auf die Genauigkeit der Gefäßdarstellung der Goldstandard in der Diagnostik arterieller Gefäßerkrankungen. Sie ist allerdings aufgrund der heute verfügbaren sehr sensitiven und spezifischen nichtinvasiven Verfahren in den Hintergrund getreten. Indiziert ist sie bei gleichzeitig geplantem interventionellem Eingriff (z. B. Angio- oder Stentangioplastie). Heute wird die Angiografie üblicherweise als intraarterielle digitale Subtraktionsangiografie (**DSA**) durchgeführt.

Durchführung: Ein Katheter wird in Seldinger-Technik über die A. femoralis (alternativ A. brachialis oder A. radialis) in das Gefäßsystem eingebracht und bis zum darzustellenden Gefäßgebiet vorgeschoben. Nach Injektion eines wasserlöslichen, iodhaltigen Kontrastmittels werden die Arterien und ihre Abgänge dargestellt. Durch digitale Subtraktion eines zuvor erstellten Nativbildes erhält man eine überlagerungsfreie Darstellung des Gefäßsystems ohne Weichteil- und Knochenstrukturen. Nachteile der Angiografie sind:
- notwendige Kontrastmittelapplikation (Nierenversagen, Hyperthyreose, Allergien) und Strahlenexposition
- Komplikationen durch die arterielle Gefäßpunktion und intravasale Kathetermanipulation (Blutung, Dissektion, Embolie).

PRÜFUNGSHIGHLIGHTS

- ! **Allen-Test:** Überprüfung der ausreichenden Handdurchblutung über den Hohlhandbogen.
- !! Palpationspunkt der **A. dorsalis pedis**
- ! Mit der **Farbduplexsonografie** können die Morphologie eines Gefäßes und der Blutfluss dargestellt werden.
- ! Bei der **MR-Angiografie** verwendet man kein iodhaltiges Kontrastmittel.

13.2 Gefäßchirurgische Grundlagen

13.2.1 Interventionelle und chirurgische Therapieverfahren

Mögliche Behandlungsverfahren sind:

- endovaskuläre Verfahren:
  - kathetergesteuerte, lokale Lyse- und perkutane Rekanalisationsverfahren (Thromb- und Atherektomie)
  - perkutane transluminale Angioplastie (PTA) mit oder ohne Stentimplantation
  - Stentgrafts (s. u.) zur endovaskulären Therapie des Aortenaneurysmas
- offen-chirurgische Rekanalisationsverfahren:
  - Embolektomie (S. 97)
  - Thrombendarteriektomie, TEA (S. 97)
- Bypass (s. u.) und Interponat:
  - autologe Prothesen: z. B. V. saphena magna, selten: V. saphena parva, V. cephalica
  - Kunststoffimplantate (Dacron, Teflon oder Polyester)
- **Amputation:** Ultima Ratio, wenn die Gefäßstrombahn nicht wiederhergestellt werden kann und bereits Nekrosen oder eine Gangrän vorliegen.

Bypass: Wiederherstellung der Gefäßdurchgängigkeit mit autologem oder allogenem Gefäßtransplantat oder Kunststoffbypass. Das Transplantat kann orthotop (parallel zum normalen Gefäß) oder extraanatomisch verlaufen. Der Anschluss erfolgt am distalen und proximalen Ende meist als End-zu-Seit-, seltener als End-zu-End-Anastomose.

Als Bypass-Gefäße können sowohl Arterien als auch Venen verwendet werden. Autologe Arterien werden beispielsweise beim splenorenalen Bypass oder beim koronaren Bypass mit der A. mammaria (= **A. thoracica interna**) eingesetzt, insgesamt werden sie aber eher selten verwendet. Am häufigsten wird die **V. saphena magna** für den autologen Gefäßersatz verwendet. Sie wird entweder in orthograder Richtung (dabei müssen zuerst die Venenklappen zerstört werden) oder als Reversed-Bypass in umgekehrter Richtung eingesetzt (arterielles Blut fließt dann in die gleiche Richtung wie früher das venöse). Oberhalb des Leistenbandes (Aorta und Iliakalarterien) werden i. d. R. Kunststoffbypässe verwendet. Unterhalb des Leistenbandes werden autologe Venenbypässe bevorzugt. Nur wenn kein geeignetes Gefäß zur Verfügung steht, sollte auf eine Kunststoffprothese (z. B. Teflon) zurückgegriffen werden. Das gilt ganz besonders für infragenuale (krurale und pedale) Bypässe.

Grundsätzlich haben autologe Materialien eine bessere Langzeitprognose und werden insbesondere für periphere, langstreckige Transplantationen verwendet.

Beispiele sind:

- femoropoplitealer Bypass
- femorokruraler Bypass.

13.2.2 Gefäßkomplikationen nach diagnostischen und therapeutischen Eingriffen

Tab. 13.1 gibt eine Übersicht über die möglichen Komplikationen nach diagnostischen bzw. therapeutischen Eingriffen.

Tab. 13.1 **Komplikationen nach diagnostischen und therapeutischen Gefäßeingriffen**

Eingriff	Komplikationen
nach Gefäßpunktion (am häufigsten)	▪ Hämatombildung und Ausbildung eines Aneurysma spurium (S. 110) ▪ arteriovenöse Fistelbildung (S. 110) ▪ Gefäßwanddissektion (S. 107) ▪ Gefäßwandperforation ▪ Blutungen ▪ Nervenläsion ▪ Infektionen ▪ Endothelschädigung mit Thrombenbildung ▪ Ablösung von Auflagerungen oder Bestandteilen der Gefäßwand mit Embolie
nach Ballondilatation	▪ Gefäßwanddissektion (S. 107) und/oder -ruptur ▪ akute Thrombose ▪ Embolie
nach Shunt-Anlage	▪ Shunt-Thrombose, -Infektion oder -Ruptur
nach Stent-Implantation	erneuter Verschluss durch Stent-Thrombose, distale Embolisationen oder Intimahyperplasie
nach Bypass-Anlage	▪ Nachblutungen ▪ Thrombosen ▪ Infektionen ▪ erneuter Verschluss

13.3 Arteriosklerose

Unter dem Oberbegriff **Arteriosklerose** werden die degenerativen Arterienerkrankungen zusammengefasst, die durch eine Gefäßwandverdickung und -verhärtung gekennzeichnet sind. Hierzu zählen:

Atherosklerose: Die Atherosklerose ist die häufigste Form der Arteriosklerose und umfasst die **histopathogenetischen Veränderungen** an Intima und Media großer und mittelgroßer Arterien. Dabei kommt es zur Ausbildung herdförmiger Plaques (Atherom) und einer Bindegewebsvermehrung in der Gefäßwand (Sklerose). Die Folge sind eine **progrediente Wandverdickung** und eine **Verfestigung der Arterienwand** mit Lumeneinengung und Minderversorgung der betroffenen Gewebe.

Mediasklerose (Mönckeberg-Mediasklerose): Entstehungsursache sind Lipidablagerungen in der Media, die zur Verkalkung der Arterienwand und zur Degeneration der glatten Muskelzellen führen. Sie betrifft v. a. die Extremitätenarterien und tritt bevorzugt bei Patienten mit Diabetes mellitus, dialysepflichtiger Niereninsuffizienz und Hyperkalzämie auf. Da die Mediasklerose nicht zu einer Gefäßstenosierung führt, bleibt sie i. d. R. klinisch unauffällig.

PRAXIS Den entscheidenden Hinweis auf die Mediasklerose gibt die Bestimmung der **Knöchelperfusionsdrücke**: Da sich die betroffenen Arterien durch die Kalkeinlagerungen nicht komprimieren lassen, fallen die Werte pathologisch hoch aus.

Arteriolosklerose: Die Arteriolosklerose tritt i. d. R. bei Patienten mit arterieller Hypertonie oder Diabetes mellitus auf. Durch den erhöhten Druck in den Arteriolen wird hyalines Material in die Gefäßwand „gepresst“ (**hyaline Arteriolosklerose**). Dieses durchdringt mit der Zeit alle Wandschichten und verdrängt die dort ansässigen Myozyten. Am häufigsten betroffen sind die Arteriolen von Niere, Milz, Gonaden und Gehirn (z. B. diabetische Mikroangiopathie, subkortikale arteriosklerotische Enzephalopathie [Morbus Binswanger]). Bei maligner Hypertonie kommt es durch starke Druckschädigung zu einer Nekrose der Myozyten in der Media (**Arteriolonekrose**) und durch Ablagerung von Nekrosefibrinoid zur Gefäßstenosierung. Prädilektionsstellen sind die kleinen Gefäße in der Niere (maligne Nephrosklerose) und im Gehirn (intrazerebrale Massenblutung).

Epidemiologie: Die Atherosklerose ist (mit den Folgeerkrankungen) die häufigste zum Tode führende Erkrankung in den westlichen Industriestaaten; jeder dritte Deutsche zwischen 30 und 65 Jahren stirbt an einer Folgeerkrankung. In höheren Altersklassen liegt die Mortalitätsrate bei > 50 %. In den letzten Jahren konnte ein Rückgang der Mortalität erreicht werden (durch Präventivmaßnahmen, bessere Therapiemöglichkeiten und Rezidivprophylaxe).

Pathogenese: Die Atherosklerose entsteht durch einen chronischen Entzündungsprozess in mehreren Schritten:

LERNTIPP !

Die Pathogenese der Atherosklerose wird vom IMPP üblicherweise nicht im Detail geprüft. Trotzdem ist es sinnvoll, sich die Zusammenhänge erneut in Erinnerung zu rufen – insbesondere wegen der vielen atherosklerotisch bedingten Folgeerkrankungen, die Ihnen in den unterschiedlichsten Teilgebieten der Medizin immer wieder begegnen werden.

Bildung von Lipidflecken („fatty streaks“): Ausgangspunkt ist eine **endotheliale Dysfunktion** mit endothelialem NO-Mangel durch verschiedene Faktoren, u. a. strukturelle Gefäßveränderungen, gesteigerte Scherkräfte, arterielle Hypertonie, Nikotin, Hyperlipidämie, Homozysteinämie und zunehmendes Alter. Die Folge sind eine Steigerung der Gefäßpermeabilität und die lokale Synthese von Adhäsionsmolekülen, proinflammatorischen Zytokinen und Wachstumsfaktoren. Low-Density-Lipoproteine (**LDL**) können durch die durchlässige Endothelschranke in die **Intima** des Gefäßes eindringen, werden dort oxidiert und induzieren eine chronische Entzündungsreaktion. Thrombozyten, Monozyten und Lymphozyten lagern sich am geschädigten Endothel ab bzw. werden in die Gefäßwand gelockt. Die eingewanderten Monozyten wandeln sich in **Makrophagen** um und phagozytieren die oxidierten LDL-Partikel. In der Folge entstehen die typischen **Schaumzellen**. Makroskopisch sind sie als streifige, subendotheliale Fettablagerungen (sog. **„fatty streaks“**) zu erkennen.

PRAXIS Die Bildung der „fatty streaks“ (frühe atherosklerotische Läsion) beginnt bereits im Kindesalter und ist potenziell reversibel.

Bildung der atherosklerotischen Plaques: Durch Untergang von Schaumzellen werden Lipide (Cholesterin, Cholesterinester) freigesetzt, die zusammen mit dem Zelldetritus den zentralen nekrotischen Lipidkern („Atherom“) bilden. Das aktivierte Endothel

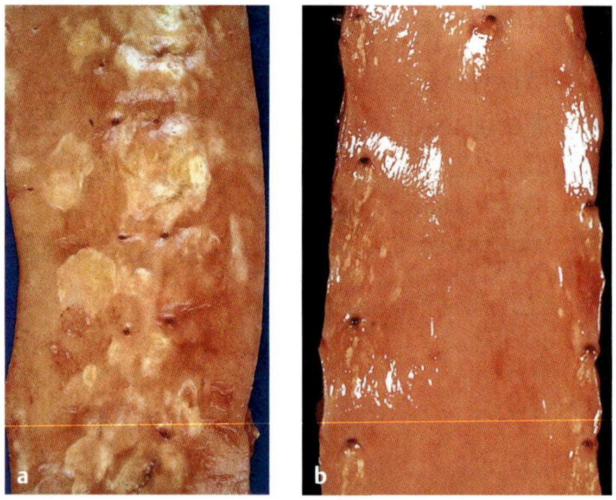

Abb. 13.3 **Atherosklerose der Aorta. a** Stabile Plaque. **b** Normale Aorta im Vergleich. [aus Riede, Werner, Schaefer, Allgemeine und spezielle Pathologie, Thieme, 2004]

sowie die Entzündungszellen setzen verschiedene Entzündungsmediatoren (v. a. TNFα, IFNγ) und Wachstumsfaktoren (z. B. IL-6, bFGF) frei, die die Einwanderung von glatten Muskelzellen aus der Media in die Intima stimulieren. Diese proliferieren und produzieren extrazelluläre Matrixbestandteile, die sich über den zentralen Lipidnekrosekern legen. Die atherosklerotische Plaque (**Abb. 13.3**) setzt sich somit aus einem **zentralen** nekrotischen Lipidkern und einer bindegewebigen (fibrösen) Deckplatte zusammen. Je nach Zusammensetzung der Plaque spricht man von einem **Atherom** (mehr Fett), einer **fibrösen Plaque** (mehr Bindegewebe) oder einem **Fibroatherom** (ausgeglichenes Verhältnis). Vom Plaquerand wachsen feine Gefäße in die Plaque ein (**Mikrovaskularisierung**). Endothelarrosionen (feine Einrisse im Endothel) aktivieren das Gerinnungssystem. Die entstehenden **Mikrothromben** werden in die Gefäßwand integriert (Remodeling). Zu Beginn der Plaquebildung nimmt daher in erster Linie der Außendurchmesser des Gefäßes zu, das Gefäßlumen bleibt lange Zeit durchlässig. Zu einer Stenosierung des Gefäßlumens kommt es, wenn die Plaque ca. 40 % der Intima einnimmt.

Komplizierte atherosklerotische Läsion: In diesem Stadium wird die Atherosklerose symptomatisch.

- **Verkalkung:** Durch **Einlagerungen** von **Kalzium** in die Plaques verkalkt die Gefäßwand und wird starr.
- **Plaqueruptur:** Reißt die fibröse Bindegewebskapsel (z. B. unter dem Einfluss von proteolytischen Enzymen), kann der Fettkern das geschädigte Endothel durchbrechen und zu einer **Plaqueruptur** führen. Freigesetzte Cholesterinkristalle können eine **Cholesterinembolie** auslösen. Der thrombogene Plaqueinhalt aktiviert das Gerinnungssystem. Folge: **akute arterielle Thrombose** oder akuter embolischer Gefäßverschluss (**Atheroembolie**). Etwa 90 % der akuten Myokardinfarkte und 50 % der akuten peripheren Arterienverschlüsse werden durch eine Plaqueruptur ausgelöst.
- **Einblutung:** Rupturieren die in die Plaques einwachsenden Gefäße, kann die Einblutung in die Plaque oder Gefäßwand zu einem **akuten arteriellen Gefäßverschluss** führen.
- **Aneurysmabildung:** Langfristig wird die Blutversorgung der Media durch den atherosklerotischen Umbauprozess eingeschränkt. Die Muskelzellen und elastische Fasern atrophieren, die Gefäßwand wird geschwächt und weitet sich aus (**Aneurysma verum**). Nach einem Plaqueeinriss oder einer Plaqueruptur

Tab. 13.2 **Risikofaktoren der Atherosklerose (kardiovaskuläre Risikofaktoren)**

Kategorie	Risikofaktoren
nicht beeinflussbar	männliches Geschlecht, Alter, erbliche Veranlagung
beeinflussbar	**Risikofaktoren 1. Ordnung:** ▪ Nikotinabusus ▪ arterielle Hypertonie ▪ Hyper- und Dyslipoproteinämie: Missverhältnis zwischen der LDL- und HDL-Cholesterinfraktion (Dyslipoproteinämie bzw. „atherogene Konstellation"). Das Atheroskleroserisiko steigt mit zunehmender LDL-Konzentration und sinkt mit hohen HDL-Spiegeln. ▪ **Diabetes mellitus:** Glukosespiegel ↑ → Autoglykosylierung von Proteinen → Phagozytose, reaktive Fibrose und Endothelschädigung. Ein schlecht eingestellter und über längere Zeit bestehender Diabetes mellitus ist oft mit einer sehr ausgeprägten Mikroangiopathie assoziiert. **Risikofaktoren 2. Ordnung:** androide Adipositas, Bewegungsmangel, Stress, Hyperurikämie, Hypertriglyzeridämie, Hyperfibrinogenämie, Lipoprotein-(a)-Erhöhung, Hyperhomozysteinämie, Glukosetoleranzstörung, chronische Niereninsuffizienz

kann der Blutstrom die Plaque untergraben und in die Media eindringen. Hierdurch entsteht eine umschriebene Gefäßwanddissektion (**Aneurysma dissecans**).

Lokalisation: Prädilektionsstellen sind Gefäßbezirke, in denen eine **erhöhte mechanische Beanspruchung** (erhöhte Scherkräfte) und **Wirbelbildung** herrschen: Gefäßverzweigungen, Gefäßkrümmungen und Gefäßabschnitte mit Querschnittsänderungen. Besonders häufig sind thorakale und abdominelle Aorta, Aortengabel, Koronararterien, periphere Arterien der unteren Extremität, A. carotis interna, Karotisbifurkation und Circulus arteriosus cerebri betroffen.

Risikofaktoren: Grundsätzlich wird zwischen nicht beeinflussbaren und beeinflussbaren Risikofaktoren unterschieden (**Tab. 13.2**).

LERNTIPP !

Die **Risikofaktoren** für eine Atherosklerose werden ziemlich häufig gefragt. Aber nicht nur fürs Examen sollten Sie diese kennen; auch um die optimale Therapie einleiten zu können, sollten Sie Bescheid wissen, welche Umstände den Erkrankungsprozess fördern und welche sich wiederum positiv auswirken.

PRAXIS

- Nikotinabusus: wichtigster Risikofaktor der Entstehung einer pAVK
- Hypertonus: wichtigster Risikofaktor der zerebrovaskulären Insuffizienz.

Folgeerkrankungen: Die Bedeutung der Atherosklerose liegt in ihren Folgeerkrankungen (**Tab. 13.3**).

Tab. 13.3 **Folgeerkrankungen der Atherosklerose**

Gefäßprozess	Krankheitsbilder
chronische arterielle Verschlusskrankheit	▪ KHK und Angina pectoris ▪ zerebrovaskuläre Insuffizienz ▪ pAVK ▪ Subclavian-Steal-Syndrom ▪ chronischer Mesenterialarterienverschluss (Angina abdominalis) ▪ Nierenarterienstenose
akuter arterieller Gefäßverschluss	▪ akuter Mesenterialinfarkt ▪ transitorische ischämische Attacke (TIA) und Apoplex ▪ Niereninfarkt ▪ Milzinfarkt
Aneurysmen	▪ infrarenales Bauchaortenaneurysma und Iliakalaneurysma ▪ thorakales Aortenaneurysma ▪ Poplitea-Aneurysma ▪ thorakale Aortendissektion

Therapie: Die Atherosklerose ist **nicht heilbar**. Entscheidend sind prophylaktische Maßnahmen, um Entstehung oder Progredienz der Erkrankung verhindern (Reduktion der Risikofaktoren), und die Behandlung der atherosklerotischen Folgeerkrankungen.

Allgemeinmaßnahmen:
- Gewichtsnormalisierung
- ausreichende Bewegung
- gesunde Ernährung (energieangepasst und fettmodifiziert)
- Nikotinabstinenz.

Medikamentöse Prophylaxe: optimale medikamentöse Einstellung einer arteriellen Hypertonie, Hypertriglyzeridämie, Dyslipoproteinämie und eines Diabetes mellitus sowie Thrombozytenaggregationshemmung.

Behandlung der Folgeerkrankungen:
- Gefäßdilatation mittels Ballon und/oder Stent
- lokale oder systemische Fibrinolyse
- Entfernung des Plaquematerials mittels Thrombendarteriektomie (TEA)
- Bypass-Operationen.

PRÜFUNGSHIGHLIGHTS ✘

- **!! Risikofaktoren:** männliches Geschlecht, Rauchen, arterielle Hypertonie, Diabetes mellitus, Glukosetoleranzstörung, Hyper- bzw. Dyslipoproteinämie, Hyperhomozysteinämie
- **! allgemeine Therapieprinzipien:** Nikotinabstinenz, optimale medikamentöse Einstellung einer arteriellen Hypertonie, Hypertriglyzeridämie, Dyslipoproteinämie und des Blutzuckerspiegels.

13.4 Akuter und chronischer Arterienverschluss

13.4.1 Grundlagen

DEFINITION
- **akuter Arterienverschluss:** plötzlich einsetzende Durchblutungsstörung mit vitaler Gefährdung des betroffenen Gewebes bzw. Organs
- **chronischer Arterienverschluss:** chronische Durchblutungsstörung durch eine langsam progrediente Gefäßstenosierung (= arterielle Insuffizienz) der peripheren Extremitätenarterien (periphere arterielle Verschlusskrankheit, pAVK) oder der inneren Organe (Herz, Darm, Gehirn, Niere).

Ätiopathogenese:
Akuter Arterienverschluss: Der akute Arterienverschluss wird am häufigsten durch **Embolien** (70 %) oder **akute lokale Thrombosen** (20 %) verursacht, seltener durch eine Intimaverletzung (Trauma), Dissektionen oder entzündliche Gefäßläsionen.
- **arterielle Embolie:** Prädilektionsstellen sind physiologische Gefäßabzweigungen (z. B. Femoralis- und Aortenbifurkation, Unterschenkeltrifurkation, Karotisgabel, Abgänge der Mesenterial- und Nierengefäße)
  - **kardiale Embolie** (ca. 90 %): Begünstigend wirken Endokardläsionen bei Klappenveränderungen, Herzrhythmusstörungen (v. a. Vorhofflimmern) oder eine systolische Dysfunktion (Z. n. Myokardinfarkt, dilatative Kardiomyopathie, Herzwandaneurysma).
  - **arterioarterielle Embolie** (ca. 10 %): atherosklerotische Plaques oder Thromben der Aorta, der Karotiden oder der Beckenarterien (Athero- bzw. Cholesterinembolie), oft nach iatrogenen Manipulationen (z. B. Stentverfahren), arterielle Aneurysmen
  - **paradoxe** bzw. **gekreuzte Embolie** (sehr selten): Embolus gelangt aus dem venösen System über einen Rechts-links-Shunt (häufig: offenes Foramen ovale) in den Systemkreislauf.
- **akute arterielle Thrombose:** Die häufigste Ursache ist die Atherosklerose (S. 91), weitere Ursachen sind Aneurysmen, revaskulisierende Eingriffe, toxische oder traumatische Gefäßwandschädigungen sowie Hyperkoagulopathie. Prädilektionsstellen sind die mittel- und kleinkalibrigen Arterien der unteren und (seltener) oberen Extremität, die Mesenterialgefäße, die A. carotis interna und die Koronarien. Arterielle Thrombosen sind Abscheidungsthromben.

Chronischer Arterienverschluss: Der langsam progrediente Verschlussprozess erlaubt es dem Organismus, die eingeschränkte Perfusion und Sauerstoffversorgung durch verschiedene Mechanismen eine Zeit lang zu kompensieren. Dazu zählen die **Ausbildung von Kollateralkreisläufen, vermehrte Sauerstoffextraktion**, die Umstellung auf einen **anaeroben Stoffwechsel** zur Energiegewinnung sowie die Senkung des poststenotischen Gefäßwiderstands bei Belastung durch Dilatation präkapillärer Arteriolen (Durchblutungsreserve bzw. Koronarreserve).

PRAXIS Werden in dieser Situation **Vasodilatatoren** (z. B. Nitrate) eingesetzt, weiten sich ausschließlich die nichtstenosierten Gefäße in der Nachbarschaft; die poststenotischen Gefäßabschnitte und Kollateralen sind bereits maximal dilatiert. Durch den sinkenden Strömungswiderstand in den benachbarten Strombahnen wird das Blut umgelenkt und die Blut- und Sauerstoffversorgung distal des Strömungshindernisses weiter verschlechtert (**Steal-Phänomen**).

Klinische Folgen:
Akuter Arterienverschluss: akute kritische Ischämie mit **vitaler Gefährdung** des betroffenen Gewebes/Organs. Die Organinfarkte werden in den entsprechenden Kapiteln bzw. Skripten besprochen:
- akuter Mesenterialarterienverschluss (akuter Mesenterialinfarkt): s. Skript Verdauungssystem
- akuter Nierenarterienverschluss (akuter Niereninfarkt): s. Skript Niere
- akutes Koronarsyndrom: s. Kap. Herz-Kreislauf-System (S. 51)
- Hirninfarkt: s. Skript Neurologie.

Chronischer Arterienverschluss: Die Patienten sind lange asymptomatisch (Kompensationsmechanismen). Das typische Leitsymptom ist der **belastungsabhängige Schmerz**. Reicht die Durchblutung auch unter Ruhebedingungen nicht mehr aus, entwickelt sich eine chronisch-kritische Ischämie mit **dauerhafter Funktionseinschränkung** und **Atrophie** des betroffenen Gewebes. Die chronische Ischämie kann in jedem Stadium durch eine Plaqueruptur oder akute arterielle Thrombose in eine akute Ischämie übergehen (sog. acute on chronic ischemia).

Die organspezifischen Arterienverschlüsse werden an anderen Stellen besprochen:
- chronische Mesenterialischämie: s. Skript Verdauungssystem
- Nierenarterienstenose (NAST): s. Skript Niere
- koronare Herzerkrankung: s. Kap. Herz-Kreislauf-System (S. 45)
- zerebrovaskuläre Insuffizienz: s. Skript Neurologie.

PRAXIS Embolische Gefäßverschlüsse gehen mit einer akuteren Klinik einher als thrombotische, da sich Thrombosen meistens auf dem Boden vorbestehender Stenosen entwickeln. Bei arteriellen Thrombosen ist daher bereits oft ein Kollateralkreislauf ausgebildet.

13.4.2 Akuter peripherer Arterienverschluss

DEFINITION Akuter arterieller Gefäßverschluss im Bereich der Extremitätenarterien mit vitaler Gefährdung der betroffenen Extremität.

PRAXIS Der akute periphere Arterienverschluss ist ein angiologischer Notfall und betrifft am häufigsten die **untere Extremität**.

Ätiologie: Am häufigsten sind kardiale oder arterioarterielle Embolien ursächlich, seltener akute arterielle Thrombosen (s. o.).

Lokalisation: Prädilektionstellen für **periphere embolische Gefäßverschlüsse** sind die physiologischen Engstellen oder Verzweigungen des Gefäßsystems:

Tab. 13.4 **Anamnestische und klinische Differenzierung zwischen embolischem und thrombotischem Gefäßverschluss**

	arterielle Embolie	akute arterielle Thrombose
Gefäßsystem	meistens intakt	chronisch vorgeschädigtes Gefäßsystem (Atherosklerose)
Vorerkrankungen	bekannte „Emboliequellen": Herzerkrankungen (v. a. Vorhofflimmern), Aneurysmen	bekannte Atherosklerose: Claudicatio intermittens, Angina abdominalis, Angina pectoris bekanntes Aneurysma Z. n. revaskularisierenden Eingriffen
Beginn der Symptomatik	hochakut	subakut (nicht so dramatisch)
Schmerzen	stark	mäßig bis stark
Ischämiesyndrom	häufig komplett → keine Kollateralisierung (motorische und sensible Ausfälle)	häufig inkomplett → Kollateralisierung (Motorik und Sensibilität erhalten)

- Femoralisbifurkation
- Iliakalbifurkation
- A. poplitea/Unterschenkeltrifurkation
- Aortenbifurkation (sog. Leriche-Syndrom)
- A. brachialis.

Arterielle Thrombosen kommen sowohl aortoiliakal als auch in den mittel- und kleinkalibrigen Arterien der unteren (A. femoralis, A. poplitea, A. tibialis) und oberen Extremität (v. a. A. subclavia) vor.

Pathophysiologie: Die Folge ist eine **akute kritische Extremitätenischämie** (acute limb ischemia = ALI) mit vitaler Gefährdung der betroffenen Extremität. Das Ausmaß ist abhängig von
- der Ursache des arteriellen Verschlusses (Embolie vs. akute Thrombose),
- der Verschlusslokalisation und -ausdehnung und
- der Ischämiedauer.

Wenn die Restdurchblutung über Kollateralen nicht mehr ausreicht und die Ischämietoleranz des Gewebes bzw. des Organs unterschritten wird, geht das Gewebe im Versorgungsgebiet zugrunde (**ischämische Gewebsnekrose**).

Klinik:

Embolischer Extremitätenverschluss: Typisch ist das **komplette Ischämiesyndrom**, das durch die 6 klassischen Symptome nach Pratt („6 P") gekennzeichnet ist:
- Pain (Schmerz): blitzartiger, sehr starker Schmerz
- Paleness (Blässe): blasse, kühle Haut
- Pulslessness (Pulslosigkeit): fehlende Pulse
- Paresthesia (Parästhesien, Hypästhesien): Gefühlsstörung, gefühllose Extremität
- Paralysis (Lähmung): Bewegungsunfähigkeit
- Prostration (Erschöpfung): Schocksymptomatik (vorwiegend bei akuten Beckenarterienverschlüssen).

Thrombotischer Extremitätenverschluss: Durch die häufig vorhandene Kollateralisierung entwickelt sich meistens ein **inkomplettes Ischämiesyndrom** mit Schmerzen, fehlenden Pulsen, Blässe und Kälte der Extremität. Motorische und sensible Ausfallerscheinungen fehlen.

Komplikationen: Bei zu spätem Therapiebeginn (> 12 h nach Symptombeginn) kann sich durch die Einschwemmung toxischer Substanzen (Gewebsnekrosen) und durch die akute Nachlasterhöhung (v. a. bei zentralen Verschlüssen) ein **Kreislaufversagen** entwickeln. Infolge der Therapie können sich ein **Kompartmentsyndrom** (prall geschwollene Unterschenkel, zunehmende Schmerzen, schwache periphere Pulse sowie Sensibilitäts- und Motorikstörungen) sowie ein **Reperfusionstrauma** bzw. **Tourniquet-Syndrom** (Rhabdomyolyse, metabolische Azidose, Hyperkaliämie, Myoglobulinurie und akutes Nierenversagen) entwickeln, wenn die Durchblutung nach längerdauernder Ischämie wieder einsetzt.

LERNTIPP !

Denken Sie daran, dass ein Kompartmentsyndrom auftreten kann, wenn ein zuvor ischämischer Bereich nach einiger Zeit wieder durchblutet wird, also z. B. nach einer Embolektomie. Durch die Hypoxie werden nämlich die Kapillarwände geschädigt, sodass Flüssigkeit austritt und sich ein interstitielles Ödem bildet. Dadurch werden die Muskellogen komprimiert und der interfasziale Druck steigt. Warnzeichen sind eine geschwollene Extremität und eine eingeschränkte Sensibilität und Motorik.

Diagnostik: Anamnese und **klinische Untersuchung** (Hautkolorit, Hauttemperatur, Pulsstatus, Motorik und Sensibilität) geben erste Hinweise zur Differenzierung zwischen embolischen und thrombotischen Gefäßverschlüssen (Tab. 13.4). Die Untersuchung muss im **Seitenvergleich** erfolgen. Typisch für den akuten arteriellen Gefäßverschluss ist eine **schmerzhafte, blasse, kühle Extremität** mit **fehlenden Fußpulsen** distal des Verschlusses. Bei einem kompletten Ischämiesyndrom lassen sich Sensibilitätsstörungen, Muskelschwäche und Lähmungen nachweisen. Ein Vorhofflimmern (→ typische Emboliеursache) kann mittels Pulsmessung oder EKG aufgedeckt werden.

PRAXIS Es handelt sich um einen akuten Notfall, da die Ischämietoleranzzeit der Extremität nur 6 Stunden beträgt. Aufwendige Diagnostik und weitere Zeitverzögerungen sollten unbedingt vermieden werden.

Methode der Wahl ist die **Dopplersonografie**. Typisch für die ALI sind **Verschlussdrücke < 50 mmHg**. In der **Duplexsonografie** können Plaques, Thromben und Stenosierungen direkt nachgewiesen werden (Abb. 13.4 **a**). Eine **Angiografie** sollte anschließend erfolgen: Ein kurzstreckiger Verschluss mit kuppelförmigem, scharf begrenztem Abbruch und nicht kontrastierten peripheren Gefäßen (= keine Ausbildung von Kollateralen) spricht für eine Embolie; ein langstreckiger Verschluss ist typisch für die arterielle Thrombose (Abb. 13.4 **b**).

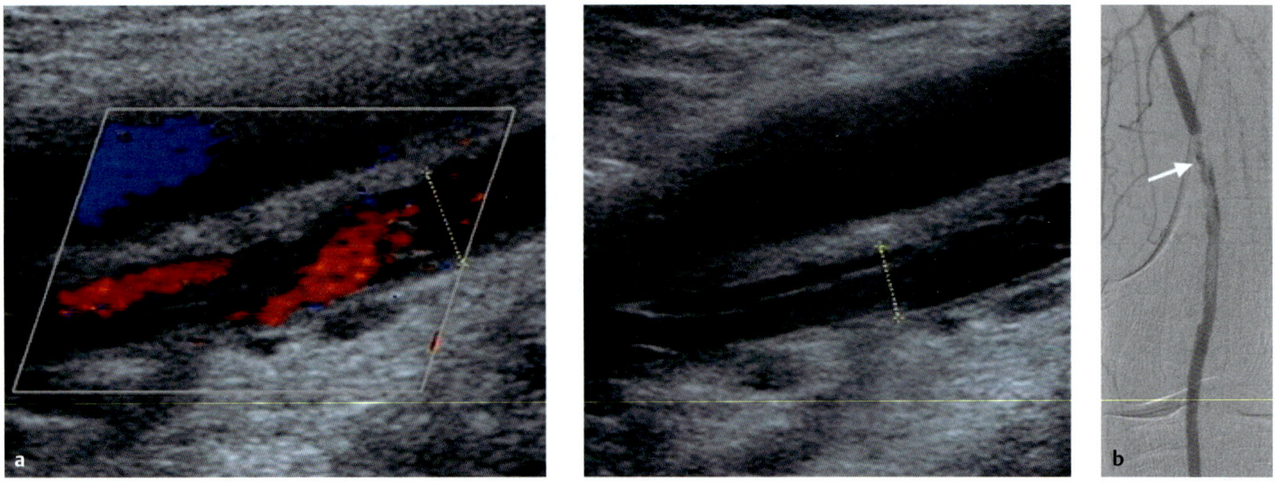

Abb. 13.4 **Akuter Extremitätenarterienverschluss. a** Duplexsonografie mit flottierendem Thrombus in der distalen A. femoralis superficialis. **b** Angiografischer Thrombusnachweis. [aus Greten, Rinninger, Greten, Innere Medizin, Thieme, 2010]

Tab. 13.5 **Stadieneinteilung der akuten kritischen Ischämie** (nach Rutherford)

Kategorie	klinischer Befund	Diagnostik	Therapie	Prognose
I*	**Dopplersonografie:** arterielle und venöse Signale ableitbar **Sensibilität und Motorik:** normal	Doppler-/Duplexsonografie, Angiografie	lokale Lysetherapie, Aspirationsthrombektomie, chirurgische Thrombektomie, konservative Therapie	keine akute Gefährdung der Extremität, mit Therapie gut
IIa*	**Dopplersonografie:** arterielle Signale nicht sicher ableitbar, venöse Fußpulse ableitbar **Sensibilität:** im Zehenbereich evtl. leicht vermindert **Motorik:** normal	Dopplersonografie, Angiografie	lokale Lysetherapie, Aspirationsthrombektomie, chirurgische Thrombektomie	Extremität gefährdet, Ischämie bei rascher Therapie reversibel
IIb**	**Dopplersonografie:** arterielle Signale nicht sicher ableitbar, venöse Signale ableitbar **Sensibilität:** im Zehenbereich und/oder Unterschenkel fehlend **Motorik:** leichte bis mäßige Muskelschwäche	keine weitere Diagnostik (→ Zeitverzögerung)	sofortige operative Therapie	Extremität akut gefährdet, Ischämie bei sofortiger Therapie reversibel
III**	**Dopplersonografie:** arterielle und venöse Signale nicht sicher ableitbar **Sensibilität:** ausgedehnte Sensibilitätsverluste **Motorik:** ausgedehnte Muskelschwäche bis Paralyse	keine weitere Diagnostik (→ Zeitverzögerung)	sofortige operative Therapie	irreversible ischämische Schädigung → Amputation unvermeidbar

* inkomplettes Ischämiesyndrom, ** komplettes Ischämiesyndrom

Anhand der klinischen Einschätzung und Diagnostik erfolgt die Einteilung nach Rutherford (**Tab. 13.5**) und die Planung des weiteren Vorgehens.

Differenzialdiagnosen:

- **Phlegmasia coerulea dolens** (S. 124): sekundäre arterielle Perfusionsstörung bei fulminant verlaufender tiefer Beinvenenthrombose
- **akuter Vasospasmus** oder Raynaud-Syndrom (S. 103): reversible Symptomatik, bestimmte Auslöser (z. B. Kälte)
- **Phlebothrombose** (S. 117): geschwollene und überwärmte Extremität, Besserung der Symptome bei Hochlagerung der betroffenen Extremität.

Therapie:

Sofortmaßnahmen: Extremität **tieflagern** und in Watte packen (keine Wärmeapplikation → Verkürzung der Ischämietoleranzzeit!), ausreichende **Analgesie** (z. B. 5–10 mg Morphin i. v.), sofortige therapeutische **Heparinisierung** (initial 10 000 IE i. v.) zur Vermeidung eines appositionellen Thrombuswachstums und Volumengabe zur **Schockprophylaxe/-bekämpfung**.

LERNTIPP !

Hoch oder tief – die richtige Lagerung ist entscheidend! Überlegen Sie sich genau, was Sie mit der **Lagerung** beim Transport erreichen wollen. Bei einem **akuten Extremitätenarterienverschluss** will man eine Restdurchblutung gewährleisten (den Perfusionsdruck also erhöhen), bei einer Beinvenenthrombose das Ödem verringern (den Perfusionsdruck erniedrigen). Wichtig ist also, dass Sie die klinischen Symptome richtig interpretieren: Durch die Ischämie ist der Fuß kühl und blass, die Fußpulse fehlen, Sie müssen die **Extremität tieflagern**, dann kann hoffentlich noch etwas arterielles Blut in die Peripherie gelangen. **Bei einem Ödem** ist der Fuß überwärmt und spannt, die Pulse sind tastbar, Sie müssen das **Bein hochlagern**, da so der Perfusionsdruck – und damit auch die Schmerzen – reduziert werden.

Interventionelle Therapie: indiziert beim inkompletten Ischämiesyndrom (ALI Stadium I und IIa). Gegebenenfalls wird die lokale Fibrinolyse mit einer **transfemoralen Embolektomie** kombiniert.

Operative Maßnahmen: Beim kompletten Ischämiesyndrom (ALI Stadium IIb) ist wegen des Zeitfaktors die **operative Rekanalisation** zu bevorzugen. Bei einer ALI im Stadium III oder sehr spätem Behandlungsbeginn mit entsprechendem Gewebeuntergang ist eine **Amputation** meistens unvermeidbar.

OP-TECHNIK

Transfemorale Embolektomie (nach Fogarty, **Abb. 13.5a**): Der Embolus wird mithilfe eines Ballonkatheters (nach Fogarty) indirekt entfernt. Nach Lokalanästhesie wird die betroffene Arterie eröffnet (z. B. A. femoralis in der Leiste) und der Katheter bis hinter den Thrombus vorgeschoben. Anschließend wird der Ballon aufgepumpt und der Katheter mitsamt Thrombus zurückgezogen.

Thrombendarteriektomie (TEA):
- **offene TEA** (**Abb. 13.5b**): Der betroffene Gefäßabschnitt wird längs eröffnet und die obliterierende Plaque einschließlich eines eventuellen Thrombus mittels Dissektionsspatel oder Ringstripper entfernt. Der stenosierende Anteil wird innerhalb der Media ausgeschält, wodurch eine Intimastufe entsteht, die fixiert werden muss.
- **geschlossene TEA** (**Abb. 13.5c**): Das Gefäß wird am Beginn oder am Ende des Verschlusses eröffnet und ein Ringstripper blind vorgeschoben.
- **halboffene TEA:** Das Gefäß wird am Beginn und am Ende des Verschlusses eröffnet, der Thrombus gelöst und ebenfalls mittels Ringstripper entfernt.

Postoperative Antikoagulation: Postinterventionell wird eine Antikoagulation mit Heparin eingeleitet. Patienten mit arterieller Thrombose erhalten längerfristig ASS. Bei Patienten mit embolischem Gefäßverschluss und nicht ausschaltbarer Emboliequelle ist eine orale Antikoagulation mit Vitamin-K-Antagonisten oder einem direkten oralen Antikoagulans indiziert.

Prognose: Die Prognose hängt ab von der Dauer bis zum Einleiten der Therapie, der atherosklerotischen Grunderkrankung und dem Nachweis und Ausschalten potenzieller Emboliequellen ab. Die Amputationsrate liegt beim akuten Arterienverschluss bei etwa 5 %, die Mortalitätsrate beträgt etwa 15 %.

PRÜFUNGSHIGHLIGHTS ✘

- ! **Komplikationen:** Das **Kompartmentsyndrom** kann postischämisch, also nach Wiederherstellung der Durchblutung, auftreten und zeigt sich mit zunehmenden Unterschenkelschmerzen und erhöhter Druckempfindlichkeit bei schwach tastbaren Fußpulsen.
- ! **Sofortmaßnahmen:** Die Akuttherapie beim akuten Gefäßverschluss umfasst die **sofortige Gabe eines Schmerzmittels** nach der klinischen Untersuchung.
- ! **Rekanalisation:** Beim akuten Arterienverschluss Stadium IIa ist die sofortige transfemorale Embolektomie Therapie der Wahl.

13.4.3 Periphere arterielle Verschlusskrankheit (pAVK)

LERNTIPP !

Die pAVK ist ein absolutes Prüfungshighlight. Räumen Sie daher dieser Erkrankung ein bisschen mehr Zeit beim Lernen ein.

Synonym: chronische arterielle Verschlusskrankheit der Extremitäten, engl. „peripheral artery occlusive disease" (PAOD)

DEFINITION Chronisch-progrediente Stenosierung und Okklusion der großen peripheren arteriellen Gefäße, die zu einer unzureichenden Durchblutung der Extremitäten führt.

Epidemiologie: häufigste arterielle Gefäßkrankheit. Circa 3 % der über 60-Jährigen leiden an einer symptomatischen pAVK, wobei die Häufigkeit mit zunehmendem Alter ansteigt. Männer sind etwa viermal so häufig betroffen wie Frauen.

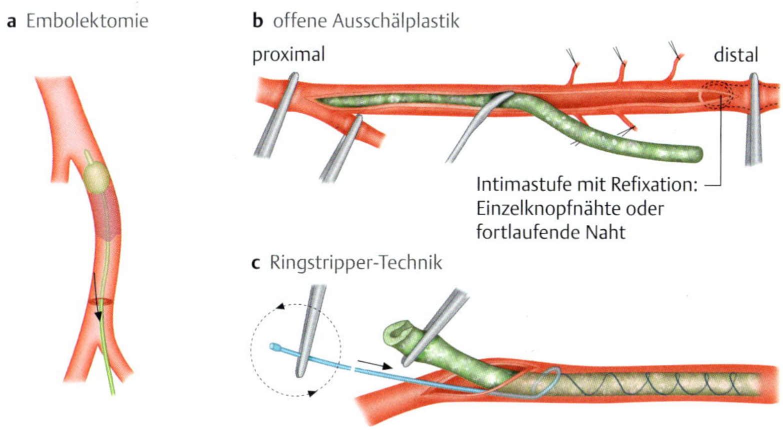

Abb. 13.5 **Gefäßrekonstruktive Verfahren.** **a** Fogarty-Manöver bei Embolektomie. **b** TEA: Ausschälplastik. **c** TEA: Ringstripper-Technik. [aus Hirner, Weise, Chirurgie, Thieme, 2008]

Tab. 13.6 **Einteilung der pAVK nach dem „Etagenprinzip" (Einetagenerkrankungen)**

Typ	Stenoselokalisation	Symptome	fehlende oder abgeschwächte Pulse	Differenzialdiagnosen
untere Extremität (> 90 %)				
Aorta-abdominalis-Typ (Leriche-Syndrom, ca. 1 %)	Aorta abdominalis im Bereich der Aortenbifurkation	Schmerzen im Gesäß, rasche Ermüdbarkeit und Blässe der Beine unter Belastung, bei Männern Impotentia coeundi (erektile Dysfunktion)	beide Beine (!) ab Leiste	Lumbalsyndrom
Beckentyp (ca. 35 %)	Iliakalgefäße	Schmerzen im Oberschenkel und evtl. gluteal	ab Leiste am betroffenen Bein	Ischialgie, Koxarthrose, Spinalkanalstenose
Oberschenkeltyp (ca. 50 %)	A. femoralis, A. poplitea	Schmerzen in der Wade	ab A. poplitea am betroffenen Bein	Wadenkrampf, Gonarthrose, Phlebothrombose
Unterschenkeltyp (ca. 15 %)	Unterschenkel- und Fußarterien	Schmerzen, Kälte- und Taubheitsgefühl im Fuß	fehlende Fußpulse am betroffenen Bein	Polyneuropathie, Fehlbelastung bei Senk-Spreiz-Fuß
obere Extremität (ca. 10 %)				
Schultertyp (ca. 30 %)	A. subclavia und/oder A. axillaris	rasche Ermüdbarkeit des betroffenen Arms bei Überkopfarbeiten (Dyspraxia intermittens), Blutdruckdifferenz zwischen beiden Armen (> 30 mmHg) Sonderform: Subclavian-Steal-Syndrom (zusätzlich Sehstörungen, Ataxie oder Schwindel)	fehlende Pulse der Armarterien der betroffenen Seite	Zervikalsyndrom
digitaler Typ (ca. 70 %)	Aa. digitales	Sekundäres Raynaud-Phänomen, extrem schmerzhafte und kälteempfindliche Rhagaden und Nekrosen an den Fingerkuppen („Rattenbiss"-Nekrosen), Nagelwachstumsstörungen	pathologischer Allen-Test an den betroffenen Fingern	Karpaltunnel-Syndrom, Vibrationstrauma, Raynaud-Syndrom

Ätiologie: Die häufigste Ursache der pAVK ist die **Atherosklerose** (90 %). In 10 % der Fälle liegt der pAVK eine entzündliche Gefäßkrankheit (am häufigsten: Thrombangiitis obliterans) zugrunde.

Risikofaktoren: Die Risikofaktoren entsprechen denen der Atherosklerose. Maßgeblich sind ein **chronischer Nikotinabusus** (2–4-faches Risiko) und der **Diabetes mellitus** (2,6-faches Risiko) sowie weitere Risikofaktoren wie die arterielle Hypertonie und die Hyperlipidämie. Beim Patienten mit Diabetes beobachtet man gehäuft eine zusätzliche Mönckeberg-Mediasklerose.

Einteilung: Anhand der anatomischen Lokalisation werden die pAVK der unteren und oberen Extremität unterschieden, wobei in über **90 %** der Fälle die **untere Extremität** betroffen ist.

Darüber hinaus unterscheidet man **Einetagenerkrankungen** (Tab. 13.6) von **Mehretagenerkrankungen** mit Stenosen in mehreren Gefäßabschnitten.

Klinik:

> **LERNTIPP** !
>
> Bei Schmerzen, die beim Gehen zunehmen und beim Stehenbleiben nachlassen, müssen Sie prinzipiell immer an eine pAVK denken. Oft berichten die Patienten auch, dass sie in der Nacht nicht schlafen können und die Schmerzen ein wenig nachlassen, wenn sie das Bein aus dem Bett hängen lassen.

Die klinischen Symptome der pAVK hängen vom Stenosegrad (Restperfusion), der Kollateraldurchblutung und der Verschlusslokalisation ab. Der Großteil der Fälle verläuft **asymptomatisch**. Das **häufigste Initialsymptom** der pAVK ist der belastungsabhängige Ischämieschmerz im Bein (**Claudicatio intermittens**), der die Patienten zwingt, nach Belastung stehen zu bleiben, bis die Beschwerden abklingen (**„Schaufensterkrankheit"**). Die Schmerzen werden häufig von einem **Kälte- und Schwächegefühl** begleitet. Bei manchen Patienten bessern sich allerdings die Beschwerden trotz weiter andauernder körperlicher Belastung (sog. Walking-through-Phänomen). Etwa 10 % der Patienten entwickeln im Verlauf das Stadium der sog. **kritischen Extremitätenischämie** (critical limb ischemia = **CLI**), die durch einen ischämischen **Ruheschmerz** und **trophische Störungen** (Ulkus, Nekrose, Gangrän) an den Akren und Fersen, gekennzeichnet ist. Die Haut der betroffenen Extremität ist marmoriert oder blass und kühl. Die Ruheschmerzen werden vom Patienten v. a. nachts in Horizontallage der Extremität empfunden. Bei Tieflagerung verbessert sich der Perfusionsdruck, die Patienten verspüren Erleichterung.

Patienten mit pAVK leiden häufig zusätzlich an den Folgen einer **generalisierten Atherosklerose** (KHK, arterielle Verschlusskrankheit der Hirnarterien).

> **LERNTIPP** !
>
> Klagt der Patient über ziehende Schmerzen in Kreuz und Gesäß und gibt eine erektile Dysfunktion an, sollten Sie an das Leriche-Syndrom, also einen Verschluss im Bereich der Aortenbifurkation, denken!

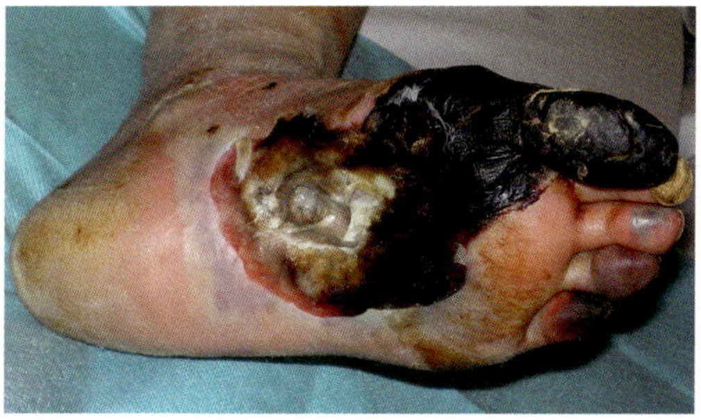

Abb. 13.6 **Klinischer Befund bei pAVK Stadium IV.** Nekrosen, Ulzerationen und Gangrän. [aus Schumpelick et al., Kurzlehrbuch Chirurgie, Thieme, 2010]

LERNTIPP !

Es ist zwar kein schöner Anblick, trotzdem sollten Sie sich **Abb. 13.6** genauer ansehen. Nekrotisch veränderte Akren wurden nämlich schon des Öfteren in der Prüfung gezeigt. Denken Sie daran: Bei einem derartigen Hautbefund können Sie die Fußpulse meist nicht mehr tasten.

Stadien: Tab. 13.7 zeigt die Stadienteilung der chronischen peripheren arteriellen Verschlusskrankheit nach Fontaine und Rutherford.

Komplikationen:

- Nekrosen und Ulzerationen
- gemischtes venös-arterielles Ulcus cruris
- mykotische und bakterielle Infektionen
- akuter Arterienverschluss bei akuter arterieller Thrombose (acute on chronic ischemia).

Diagnostik:

LERNTIPP !

Hier sollten Sie das diagnostische Vorgehen bei V. a. eine pAVK beherrschen. Merken Sie sich dabei die wichtigste Methode, mit der Sie eine pAVK nachweisen bzw. ausschließen: Sie nehmen eine Doppler-Sonde und eine Blutdruckmanschette, messen die **Verschlussdrücke** an Knöchel- und Armarterien und bestimmen den **Knöchel-Arm-Index**.

- **Anamnese:** Schmerzcharakter? maximale Gehstrecke? Risikofaktoren für eine Atherosklerose?
- **körperliche Untersuchung:**
  - Inspektion: blasse, marmorierte Haut, evtl. trophische Störungen

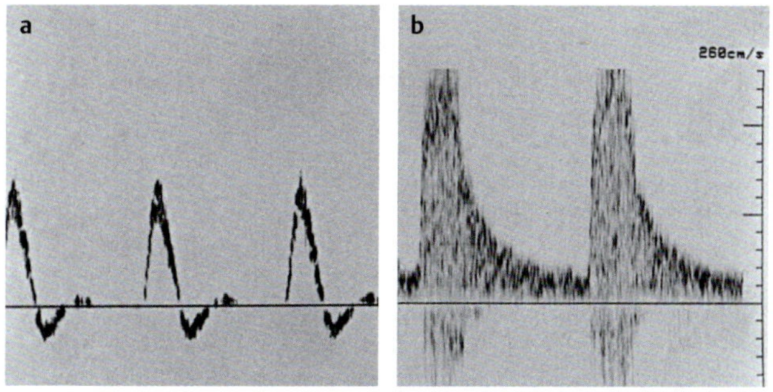

Abb. 13.7 **Dopplersonografie der Beinstammarterien.**
a Normalbefund: Das Frequenzband ist eng und zeigt das typische „offene Fenster" sowie einen Rückfluss in der Spätsystole. [aus Battegay, Differenzialdiagnose Innerer Krankheiten, Thieme, 2017]
b Bei Stenosen > 50 % ist das Frequenzband stark verbreitert. Die Spitzenflussgeschwindigkeiten sind in Systole und Diastole deutlich erhöht. Der Rückstrom fehlt. [aus Battegay, Differenzialdiagnose Innerer Krankheiten, Thieme, 2017]

  - Palpation: abgeschwächte oder fehlende Pulse, kühle Haut
  - Auskultation: Strömungsgeräusche über den stenosierten Gefäßen
- **Funktionsprüfungen:** Die Prüfung der unteren Extremität erfolgt durch die Lagerungsprobe nach Ratschow (S. 88), die der oberen Extremität durch die Faustschlussprobe (S. 89). Der Nachweis der beschwerdefreien Gehstrecke gelingt durch den standardisierten Gehtest (S. 89). Im Stadium der kritischen Extremitätenischämie sind Lagerungsprobe und Gehtraining kontraindiziert.
- **Dopplersonografie**
  - **Druckmessung** über den Fußarterien zur Bestimmung der absoluten **Knöchelperfusionsdrücke** (Verschlussdrücke) und des **Knöchel-Arm-Index** (**CBQ**). Beweisend für die pAVK ist ein CBQ (in Ruhe oder nach Belastung) **< 0,9** (normal: > 0,9). Ab einem **CBQ < 0,5** oder einem Knöchelperfusionsdruck < 50 mmHg liegt eine kritische Ischämie mit Amputationsgefahr der betroffenen Extremität vor. Falsch hohe Werte legen den Verdacht auf eine Mediasklerose nahe.
  - Bestimmung des **Strömungsgeschwindigskeitspulse** (**Abb. 13.7**), um die Stenose zu lokalisieren: Normalerweise lässt sich über Extremitätenarterien in Ruhe (Gefäße mit relativ hohem Widerstand in Ruhe) ein triphasischer Strömungspuls mit schnellem systolischem Fluss, frühdiastolischer Rückflusskomponente und relativ kurzem diastolischem Flussanteil ableiten. Typisch für eine Gefäßstenose ist der **poststenotische monophasische Strömungspuls**.
- **farbcodierte Duplexsonografie:** Beurteilung der **Blutströmung** (Geschwindigkeit, Richtung) und der **Gefäßmorphologie** (Plaques, Aneurysmen)

Tab. 13.7 **Stadieneinteilung der pAVK** nach Fontaine und Rutherford

klinisches Stadium	Fontaine-Stadium	Beschreibung	Rutherford-Stadium/ Kategorie	Beschreibung
asymptomatisch	I	keine Beschwerden	0/0	keine Beschwerden
Claudicatio intermittens	IIa	Gehstrecke > 200 m	I/1	milde Claudicatio intermittens
	IIb	Gehstrecke < 200 m	I/2	mäßige Claudicatio intermittens
			I/3	schwere Claudicatio intermittens
kritische Extremitätenischämie	III	ischämischer Ruheschmerz	II/4	ischämischer Ruheschmerz
	IV	Ulzeration oder Gangrän	III/5	geringer Gewebedefekt
			III/6	großer Gewebedefekt

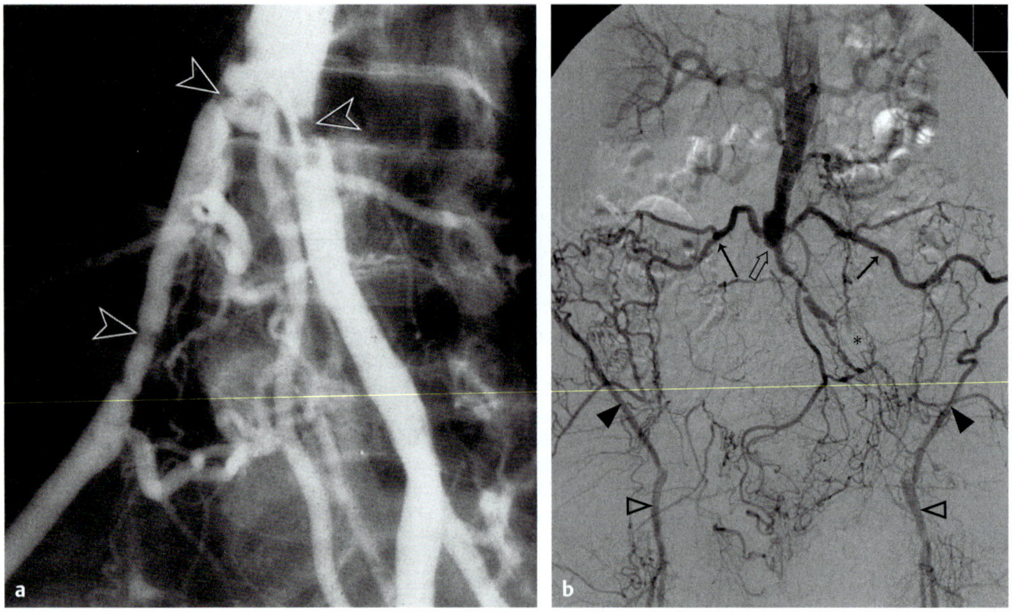

Abb. 13.8 **DSA bei pAVK.** **a pAVK vom Beckentyp:** Die Beckenarterien sind beidseits mehrfach stenosiert (Pfeile). **b Leriche-Syndrom:** distaler Aortenverschluss, Verschluss der rechten Beckenarterien (offener Pfeil), Stenose der A. iliaca communis und Verschluss der linken A. iliaca externa (*). Als Kollateralgefäße fungieren die Aa. circumflexae ilium profundae (Pfeilspitzen) und die Lumbalarterien (dünne Pfeile). Verzögerte Kontrastierung der Femoralgefäße über Kollateralen (weiße Pfeilspitzen). [a: aus Greten, Rinninger, Greten, Innere Medizin, Thieme, 2010; b: aus Reiser, Kuhn, Debus, Duale Reihe Radiologie, Thieme, 2017]

- **präoperativ: MR-** oder **CT-Angiografie**, bei geplanter interventioneller Therapie gilt nach wie vor die **DSA** als Methode der Wahl (**Abb. 13.8**).
- **weitere:** bei trophischen Störungen Röntgenaufnahme oder Szintigrafie zum Ausschluss einer knöchernen Beteiligung (z. B. Osteomyelitis); transkutane Sauerstoffmessung zur Abschätzung des Amputationsrisikos (kritische Ischämie = O_2-Werte < 30 mmHg).

LERNTIPP !

Sie müssen Gefäßverschlüsse in der Angiografie erkennen können. Sehen Sie sich dazu **Abb. 13.8** genau an.

Differenzialdiagnosen: Siehe Tab. 14.8.

Therapie:

Kausale Therapie (stadienunabhängig) und allgemeine Maßnahmen: Beseitigung der kardiovaskulären Risikofaktoren, um die Progression der Atherosklerose aufzuhalten (**sekundäre Prävention**):

- Nikotinabstinenz
- Blutzuckereinstellung bei Diabetes mellitus
- Gewichtsreduktion
- Behandlung einer Dyslipoproteinämie (HMG-CoA-Reduktasehemmer [CSE-Hemmer], PCSK9-Inhibitoren zur Sekundärprävention)
- Blutdruckeinstellung

Zusätzlich erhalten alle pAVK-Patienten **ASS** (100 mg/d) zur Thrombozytenaggregationshemmung. Alternativ kann Clopidogrel (z. B. Plavix 75 mg/d) eingesetzt werden.

Zu den wichtigsten **allgemeinen Zusatzmaßnahmen** gehören:

- Tieflagerung der Extremität (→ Perfusionsdruck ↑)
- Vermeidung trophischer Störungen durch Druckentlastung (geeignetes Schuhwerk) und sorgfältige Fußpflege
- keine lokale Wärmezufuhr.

Symptomatische Therapie (ab Stadium II): Ziel ist die Verbesserung der **Blutversorgung** der Extremität und damit der Gehleistung, sodass trophische Störungen abheilen bzw. gar nicht erst entstehen. Im Stadium II steht das **tägliche Gehtraining** zur **Ausbildung** eines **suffizienten Kollateralkreislaufs und einer Verbesserung der Blutversorgung** im Vordergrund. Revaskularisierende Maßnahmen sind nur nach sorgfältiger Nutzen-Risiko-Analyse (hoher Leidensdruck) oder Erfolglosigkeit der konservativen Maßnahmen indiziert.

Im Stadium III und IV ist das Gehtraining kontraindiziert. Vasodilatatoren (α-Blocker oder Kalziumantagonisten) sind unwirksam, da sie zum sog. Steal-Phänomen (S. 94) führen und die Durchblutung und Sauerstoffversorgung in den poststenotischen Gefäßabschnitten weiter verschlechtern.

Stadium III und IV: Im Stadium der kritischen Extremitätenischämie stehen **revaskularisierende Therapiemaßnahmen** zur Erhaltung der Extremität im Vordergrund.

- **interventionelle Therapie:** Methode der Wahl ist die **perkutane transluminale Angioplastie** (PTA), ggf. mittels eines Paclitaxel-beschichteten Ballons, mit oder ohne Implantation von **Stents** oder Stentgrafts. Bei frischen Thromben kommt zusätzlich eine **lokale Fibrinolyse**, perkutane Aspirationsthrombektomie (PAT) oder perkutane mechanische Thrombektomie (PMT) zum Einsatz. Nach einer Angioplastie müssen die Patienten lebenslang ASS (100 mg/d) zur Thrombozytenaggregationshemmung einnehmen. Nach einer Stenteinlage wird zusätzlich über 4–12 Wochen Clopidogrel eingesetzt.
- **operative Therapie:** Sie wird eingesetzt, wenn interventionelle Verfahren nicht möglich oder nicht erfolgreich sind.
  - **Thrombendarteriektomie** (TEA): Methode der Wahl → Ausschälung mitsamt der Gefäßintima. Ein typisches Beispiel für eine TEA ist die **Profunda-Plastik** (**Abb. 13.9**), die bei Verschlüssen der A. femoralis superficalis (sehr häufig) und der A. profunda femoris indiziert ist. Dabei wird eine TEA der A. femoralis communis und der A. profunda femoris durchgeführt und anschließend der Abgang der A. profunda femoris mittels Patchplastik erweitert. Bei gutem Einstrom in die A. profunda femoris werden Verschlüsse der A. femoralis superficialis häufig sehr gut kollateralisiert und bedürfen daher keiner weiteren Rekanalisation.

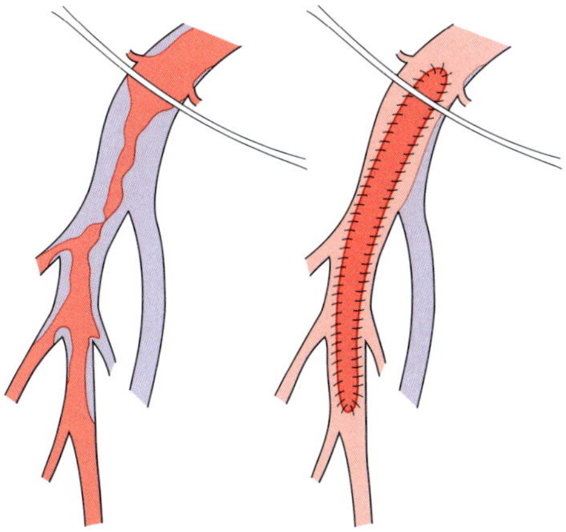

Abb. 13.9 **Profunda-Plastik.** [aus Schumpelick et al., Kurzlehrbuch Chirurgie, Thieme, 2010]

PRAXIS Die A. profunda femoris ist ein natürliches Kollateralgefäß zur Versorgung des Beines, das dessen Durchblutung auch bei Verschluss der A. femoralis superficialis (sehr hohe Inzidenz!) gewährleistet.

- **Bypass:** indiziert, wenn eine Rekanalisation nicht möglich ist. Als Bypass-Material können körpereigene Venen (v. a. V. saphena magna, bessere Prognose) oder Kunststoffmaterial (z. B. PTFE) verwendet werden. Nach der Bypass-Anlage wird eine Thrombozytenaggregationshemmung oder eine orale Antikoagulation (je nach Lokalisation und Material des Bypasses) eingeleitet.
- **Amputation:** Ultima Ratio bei fehlender Rekonstruktionsmöglichkeit, ausgeprägten Nekrosen oder Infektionen („life before limb"). Bei einer Amputation im Bereich des Vorfußes („Minoramputation") hat sich das sog. „**IRA-Prinzip**" durchgesetzt: **I**nfektbeherrschung, **R**evaskularisation und **A**mputation.

LERNTIPP !

Wird eine Amputation im Bereich des Vorfußes notwendig (z. B. nekrotische Zehe), müssen vor dem eigentlichen Eingriff hämodynamisch relevante Verschlüsse behoben werden. Erst danach kann amputiert werden: Eine Amputation ohne Revaskularisation ist nämlich nicht sinnvoll, da die Wunde ohne suffiziente Blutversorgung postoperativ nicht heilen kann („IRA-Prinzip").

Eine pharmakologische Behandlung der pAVK im Stadium III und IV ist bei Erfolglosigkeit revaskularisierender Maßnahmen indiziert. Eingesetzt werden **Prostanoide** (Prostaglandin-E_1 und das Prostazyklin-Analogon Iloprost).

Zusätzliche Maßnahmen im **Stadium IV** mit **Nekrosen** und **Ulzerationen** umfassen:

- Wunddébridement
- Druckentlastung (Watteverband)
- gezielte Antibiose bei sekundären Infektionen und
- Schmerztherapie.

Prognose: Die Lebenserwartung der Patienten wird primär von den kardiovaskulären Begleiterkrankungen und nicht durch die pAVK selbst bestimmt. Generell sinkt die Lebenserwartung eines pAVK-Patienten um durchschnittlich 10 Jahre. 10–15 % der Patienten mit Claudicatio intermittens sterben innerhalb von 5 Jahren (75 % dieser Todesfälle haben kardiovaskuläre Ursachen).

PRÜFUNGSHIGHLIGHTS

- !! **Risikofaktoren:** Vor allem Nikotinabusus und Diabetes mellitus sind ausschlaggebend. Bei Diabetes-Patienten ist gehäuft die Mönckeberg-Mediasklerose ursächlich. Weitere Risikofaktoren: arterielle Hypertonie, Hyperlipidämie.
- ! **Einteilung:** Bei Mehretagenerkrankungen finden sich Stenosen in mehreren Gefäßabschnitten.
- **Klinik:**
  - !!! **Claudicatio intermittens** (belastungsabhängige Beinschmerzen, die beim Gehen zunehmen und beim Stehenbleiben besser werden), mit fortschreitender Erkrankung ischämischer Ruheschmerz und trophische Störungen (Nekrosen und Ulzera v. a. an druckbelasteten Stellen)
- **Fontaine-Stadium:**
  - !! Eine Gehstrecke > 200 m entspricht dem Stadium IIa.
  - !! Eine Gehstrecke < 200 m entspricht dem Stadium IIb.
- **Diagnostik:**
  - ! diagnostischer Algorithmus
  - !!! Am wichtigsten ist die **Doppleruntersuchung** mit Bestimmung der arteriellen **Verschlussdrücke** am Knöchel und des **Knöchel-Arm-Index**.
  - !! Mittels Farbduplex lassen sich die Gefäßmorphologie und Blutströmung darstellen.
  - !! Befunde der **DSA** und **MR-Angio**
- **Therapie:**
  - !!! allgemeine Maßnahmen: Minimieren der Risikofaktoren, Fußpflege, ASS zur Thrombozytenaggregationshemmung, HMG-CoA-Reduktasehemmer (CSE-Hemmer) zur Sekundärprävention
  - !! Gehtraining im Stadium II
  - ! perkutane, transluminale Ballonangioplastie (PTA) mit anschließender Implantation eines Stents
  - ! Vor Minoramputationen im Bereich des Vorfußes muss eine ausreichende Durchblutung sichergestellt sein, d. h., zuerst steht die Revaskularisation der hämodynamisch relevanten Verschlüsse an.

13.4.4 Karotisstenose und Karotisdissektion

Klinik: Die Stenose der A. carotis interna bleibt i. d. R. lange asymptomatisch, bis sie im Verlauf zu **Ischämien** des **Media-** und **Anterior-Stromgebiets** führt. Diese können sich ganz charakteristisch als **Amaurosis fugax** (kurzzeitige Erblindung auf einem Auge infolge einer Mangeldurchblutung der A. ophthalmica) und kontralaterale Halbseitensymptomatik mit zusätzlichen neuropsychologischen Defiziten äußern. Meist tritt jedoch nicht das Vollbild auf.

Ein Wandhämatom der A. carotis interna (**Karotisdissektion**) präsentiert sich typischerweise mit tagelang andauerndem einseitigem **Kopfschmerz** und progredienter **Dysarthrie**, Hypoglossusparese (Abweichung der Zunge zur betroffenen Seite), **Horner-Syndrom** sowie ggf. zentralem fokalneurologischem Defizit. Als begünstigende Faktoren werden (Bagatell-)Traumata angesehen (z. B. ruckartige Bewegungen).

LERNTIPP !

Bei einer Karotisdissektion kann auch kein Trauma erinnerlich sein: Dissektionen können spontan auftreten oder die Patienten dem Ereignis, das zur Dissektion geführt hat (z. B. Gymnastikübungen, Badmintonspiel), keine nähere Beachtung schenken.

LERNPAKET 6

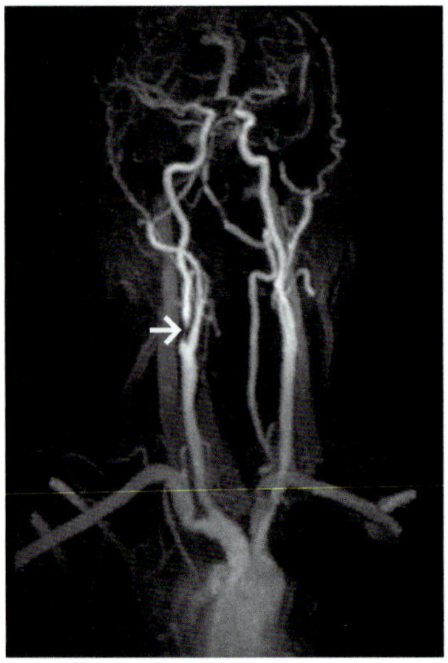

Abb. 13.10 **MR-Angiografie der Halsgefäße.** Hochgradige Stenose der rechten A. carotis interna (Pfeil). [aus Reiser, Kuhn, Debus, Duale Reihe Radiologie, Thieme, 2017]

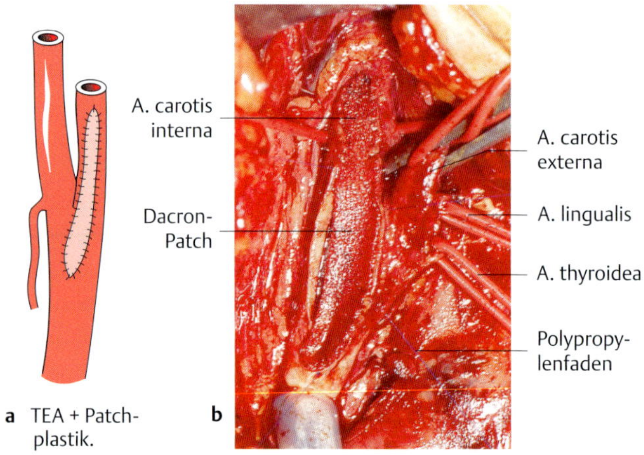

Abb. 13.11 **OP-Verfahren bei Karotisstenose. a** Schema einer TEA und Patchplastik, **b** OP-Situs. [aus Henne-Bruns et al., Duale Reihe Chirurgie, Thieme, 2012]

Diagnostik: Die Diagnose wird mittels farbcodierten Duplex-Ultraschalls gesichert. In komplizierten Fällen kann auch eine CT- oder MRT-Untersuchung bzw. eine Angiografie (**Abb. 13.10**) indiziert sein.

Therapie: Die konservative Therapie besteht aus Thrombozytenaggregationshemmung und optimaler Einstellung der kardiovaskulären Risikofaktoren. Insbesondere Statine senken das Schlaganfallrisiko signifikant. Nach einem zerebrovaskulären Ereignis sollten bis zur Operation Thrombozytenaggregationshemmer verabreicht werden.

Operationsindikation besteht bei einer asymptomatischen Stenose **(Stadium I)** ab einem Stenosegrad von > 60 %, wenn die perioperative Komplikationsrate (Schlaganfall, Myokardinfarkt, Tod) sehr gering bleibt. Männer, Patienten mit einem Serumcholesterin > 250 mg/dl und einem Alter < 75 Jahren profitieren am meisten. Im **Stadium II** (TIA) und im **Stadium III** (akuter Schlaganfall) besteht eine dringliche OP-Indikation bei ipsilateraler Karotisstenose von > 70 %. Bei akutem Schlaganfall (insbesondere beim „progressive stroke") und erhaltenem Bewusstsein kann eine Notfallindikation innerhalb der ersten 6 h bestehen. Auch außerhalb der Notfallindikation wird heute bei symptomatischer Karotisstenose eine OP möglichst rasch nach Auftreten der Symptome empfohlen. Methode der Wahl bei hochgradiger, symptomatischer Stenose ist die **Karotis-Thrombendarteriektomie (TEA)**. Postoperativ ist die Gabe von ASS weiterhin notwendig.

Die **Karotisangioplastie mit Stenting** ist derzeit noch kein Routineverfahren. Sie geht mit einer etwas höheren Rate periprozeduraler zerebraler Ereignisse als die TEA einher. Nach Stenteinlage sollten ASS und Clopidogrel für 1–3 Monate kombiniert eingenommen werden.

Im **Stadium IV** (abgelaufener, länger zurückliegender Schlaganfall mit permanenten Residuen) gelten die gleichen Indikationen wie für die asymptomatische Karotisstenose.

OP-TECHNIK

Die Operation besteht meist aus einer **TEA** mit Patchplastik (**Abb. 13.11**). Dabei wird die Karotisgabel freigelegt, Gefäßverengung und innere Wandschichten werden ausgeschält und das Gefäß mit einem Patch versehen. Intraoperativ wird der Blutdruck hyperton gehalten und der Patient heparinisiert, um die Gefahr eines Apoplex zu reduzieren. Um das Gehirn vor kritischen Ischämien zu schützen, wird während der Gefäßrekonstruktion außerdem ein intraluminaler Shunt eingelegt oder die Patienten mittels neurologischen Monitorings überwacht (transkranielle Dopplersonografie, intraoperatives EEG). Bei kritischen Signalverlusten ist die Shuntimplantation angezeigt.

Komplikationen und Prognose: Typische Komplikationen sind der perioperative Apoplex (2–3 %) und eine Läsion des N. hypoglossus (Abweichung der Zunge zur betroffenen Seite, ca. 5 %), die meist reversibel ist. Die OP-Letalität liegt bei ca. 1 %, Rezidive treten in 3 % der Fälle auf.

PRÜFUNGSHIGHLIGHTS

- ! **Klinik bei Karotisstenose:** Amaurosis fugax (kurzzeitige Erblindung auf einem Auge infolge einer Mangeldurchblutung der A. ophthalmica)
- ! **Klinik bei Karotisdissektion:** tagelang andauernder einseitiger Kopfschmerz, Horner-Syndrom, Dysarthrie, Hypoglossusparese (Abweichung der Zunge zur betroffenen Seite), evtl. fokalneurologisches Defizit; ausgelöst nach (Bagatell-)Traumata (z. B. ruckartige Bewegungen, Badminton)
- ! **Diagnostik:** Duplexsonografie hirnversorgender Gefäße
- ! **MR-Befund** einer hochgradigen Karotisstenose
- ! Die **Operation** ist bereits bei einer **asymptomatischen Karotisstenose ab 60 %** indiziert.
- ! **postoperative Komplikationen:** Schlaganfall und Hypoglossus-Läsion mit Abweichen der Zunge zur betroffenen Seite.

13.5 Funktionelle Durchblutungsstörungen (funktionelle Arteriopathien)

13.5.1 Raynaud-Syndrom

DEFINITION Anfallsartige, schmerzhafte Vasospasmen mit reversibler Ischämie der Akren (Finger und Füße).

Epidemiologie: Vom primären Raynaud-Syndrom sind vorwiegend Frauen betroffen, Altersgipfel: 20–40. Lebensjahr.

Ätiopathogenese:

- **primäres (idiopathisches) Raynaud-Syndrom:** Ursächlich ist ein **funktioneller Vasospasmus**, der durch Kälteexposition und psychischen Stress ausgelöst wird. Die genaue Ätiologie ist unklar, vermutet werden ein erhöhter Sympathikotonus und eine erhöhte Empfindlichkeit der Gefäßmuskulatur für sympathische Reize. Meistens sind **junge Frauen** mit vegetativer Labilität betroffen.
- **sekundäres Raynaud-Syndrom:** Nebenwirkung bestimmter Medikamente (z. B. Ergotamin, Zytostatika) oder Grunderkrankungen wie Kollagenosen (z. B. progressive Sklerose, SLE, Sharp-Syndrom, Sjögren-Syndrom), arterielle Verschlusskrankheit, Polymyositis, Thrombangitis obliterans, Trauma (anerkannte Berufserkrankung im Rahmen chronischer Vibrationstraumata, und Hypothenar-Hammer-Syndrom) sowie neurologische (z. B. Morbus Sudeck) und hämatologische Erkrankungen (z. B. Kryoglobulinämie). Anders als beim primären Raynaud-Syndrom wird der Vasospasmus von **organischen Veränderungen** der Digitalarterien begleitet.

Klinik: Typisch ist der anfallsartige Vasospamus in 3 Phasen (sog. **Tricolore-Phänomen**):

- **Blässe („weiße Finger")**: blasse Akren (**Abb. 13.12a**), Parästhesien und Taubheitsgefühl (funktioneller Vasospasmus).
- **Akrozyanose („blaue Finger")**: blau-zyanotische Haut durch kapilläre und venöse Paralyse
- **Rötung („roter Finger")**: schmerzhafte Hyperämie nach Lösung des Spasmus.

Typisch für das **primäre Raynaud-Syndrom** sind der **symmetrische Befall** der **Finger II–V** (der Daumen ist i. d. R. nicht betroffen) und das **Fehlen trophischer Störungen**. Beim **sekundären Raynaud-Syndrom** fehlt der symmetrische Charakter, außerdem leiden die Patienten häufig an persistierenden Ruheschmerzen, Parästhesien und trophischen Störungen (v. a. Fingerkuppennekrosen, **Abb. 13.12b**). Die Phasen der reaktiven Hyperämie und/oder Akrozyanose können auch fehlen (z. B. bei fixierten Stenosen).

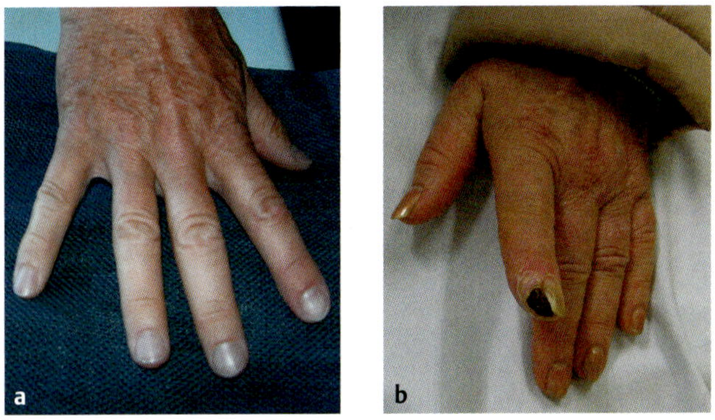

Abb. 13.12 **Raynaud-Phänomen.** **a** Abblassung der Digiti III–V. **b** Fingerkuppennekrose bei sekundärem Raynaud-Syndrom. [aus Baenkler et al., Duale Reihe Innere Medizin, Thieme, 2018]

LERNTIPP !

Denken Sie dran: Vasospasmen können auch infolge chronischer Vibrationstraumata auftreten. Das vibrationsbedingte sekundäre Raynaud-Syndrom (vibrationsbedingtes vasospastisches Syndrom) ist daher eine anerkannte Berufskrankheit (z. B. Forstarbeit in der Kälte).

Diagnostik:

- **Ischämienachweis** mittels Provokationstestungen
  - Kälteprovokationstest (Eintauchen der Hände in Eiswasser für 3 min)
  - Faustschlussprobe (wiederholte Faustschlüsse mit erhobener Hand und komprimiertem Handgelenk)
- Diagnosekriterien des primären Raynaud-Syndroms:
  - **symmetrischer** Fingerbefall an beiden Händen
  - **keine Nekrosen**
  - **Auslösung** durch **Kälte** oder emotionalen Stress
  - keine über den Anfall hinausgehenden Schmerzen
  - Ausschluss eines sekundären Raynaud-Syndroms (Kapillarmikroskopie und Labor normal)
- Diagnosekriterien des sekundären Raynaud-Syndroms:
  - **Nagelfalz-Kapillarmikroskopie** (Nachweis struktureller Kapillarveränderungen)
  - Nachweis der Grunderkrankung.

Differenzialdiagnosen:

- Embolie (Ischämiedauer > 30 min)
- pAVK (Auslösung der ischämischen Schmerzen durch Belastung)
- Akrozyanose und Erythromelalgie (**Tab. 13.8**).

LERNPAKET 6

Tab. 13.8 **Weitere funktionelle Durchblutungsstörungen**

	Akrozyanose	Erythromelalgie
Epidemiologie	Frauen häufiger betroffen	sehr selten, v. a. bei Männern im mittleren Alter
Ätiologie	unklar	hereditär (Mutationen im Gen des spannungsabhängigen Natriumkanals NaV 1.7), idiopathisch oder sekundär im Rahmen von meist hämatologischen Grunderkrankungen
Pathophysiologie	nicht anfallsartiger Vasospasmus	anfallsartige Durchblutungssteigerung
Klinik	schmerzlose Zyanose der Akren (verstärkt durch Kälte, aber dadurch nicht auslösbar)	schmerzhafte, ödematöse Rotfärbung der Akren nach Wärmekontakt (erhöhte Außentemperatur, Wärmflasche)
Therapie	Kälte meiden	Kühlen, NSAR

Therapie:
- primäres Raynaud-Syndrom:
  - konsequenter **Kälteschutz** der **Akren**
  - Sport, Nikotinverbot und Stressvermeidung
  - **Vasodilatatoren** wie Kalziumantagonisten (z. B. Diltiazem, Nifedipin), ACE-Hemmer, Nitropräparate, α_1-Rezeptor-Blocker und Angiotensin-II-Rezeptor-Blocker
- sekundäres Raynaud-Syndrom:
  - Behandlung der Grunderkrankung
  - Verbesserung der Durchblutung mit Infusionen von Prostaglandin E_1 bei trophischen Störungen bzw. Ruheschmerzen.
  - Bei Sklerodermie mit rezidivierenden Fingernekrosen: Bosentan (Endothelin-Rezeptor-Antagonist), Sildenafil (Phosphodiesterase-5-Inhibitor).

Prognose: Die Prognose des primären Raynaud-Syndroms ist gut. Die Prognose des sekundären Raynaud-Syndroms hängt entscheidend von der Grundkrankheit ab.

PRÜFUNGSHIGHLIGHTS

- ! **Raynaud-Syndrom:** Anfallsartige, schmerzhafte Vasospasmen mit reversibler Ischämie der Akren (Finger und Füße)
- ! **Klinik:** bei Kälte Abblassen der Finger, Taubheitsgefühl und Schmerzen
- ! **Auslöser** des primären Raynaud-Syndroms: Kälteexposition, psychischer Stress
- **sekundäres** Raynaud-Syndrom:
  - !! **Ursachen** sind Vibrationstraumata, Kryoglobulinämie, Thrombangitis obliterans, Kollagenosen (Sharp-Syndrom, SLE, Sjögren-Syndrom) oder Polymyositis
  - ! **Diagnostik:** Kapillarmikroskopie
- !! **Therapie: Kalziumantagonisten** (z. B. Diltiazem, Nifedipin).

13.6 Aneurysmen und Dissektionen

13.6.1 Grundlagen

DEFINITION

- **Aneurysma:** segmentale Ausweitung der arteriellen Gefäßwand auf mehr als das 1,5-Fache des normalen Lumens
- **Dissektion:** Aufspaltung der Gefäßwand
- **Aneurysma dissecans:** Dissektion in einem aneurysmatisch erweiterten Gefäßabschnitt oder Aneurysa infolge der Dissektion.

Ätiopathogenese: Ursächlich sind **angeborene** oder **erworbene Gefäßwandschwächen:**
- **Atherosklerose** (häufigste Ursache)
- **Mediadegeneration:** zystische Medianekrose Erdheim-Gsell (idiopathische Mediadegeneration mit Degeneration des Muskel- und Bindegewebes), generalisierte Störungen der Kollagensynthese (Marfan-Syndrom, Ehlers-Danlos-Syndrom)
- **angeborene** Fehlbildungen der Gefäßwandschichten
- **entzündliche Gefäßerkrankungen:** bakterielle Infektionen (= mykotisches Aneurysma; bei Lues = luetisches Aneurysma), Vaskulitiden (Riesenzellarteriitis, Takayasu-Arteriitis, Panarteriitis nodosa, Morbus Behçet)
- **Traumata** und **iatrogene Verletzungen** der Gefäße.

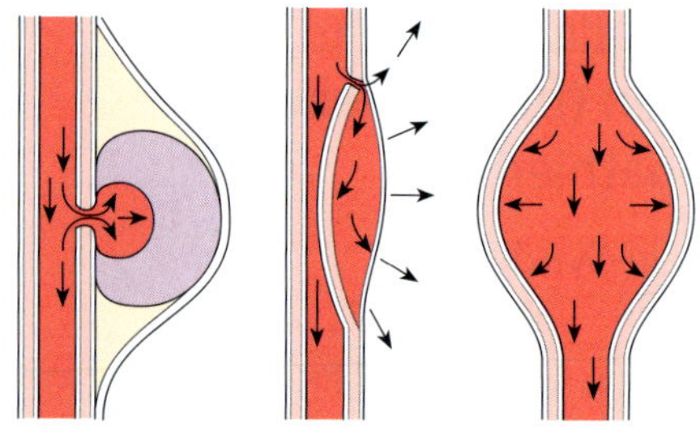

Abb. 13.13 Aneurysmaformen. [aus Schumpelick et al., Kurzlehrbuch Chirurgie, Thieme, 2010]

Formen (Abb. 13.13):
- **echtes Aneurysma** (**Aneurysma verum**, ca. 80 %): Ausweitung der gesamten arteriellen Gefäßwand, der dreischichtige Gefäßwandaufbau (Adventitia, Media, Intima) bleibt erhalten. Abhängig von der Morphologie der Aussackung spricht man von
  - sackförmigen Aneurysmen (Aneurysma sacculare)
  - spindelförmigen Aneurysmen (Aneurysma fusiforme)
  - keilförmigen Aneurysmen
- **Aneurysma dissecans** (15–20 %):
  - klassische Aortendissektion: Intimariss mit Wühlblutung in die geschwächte Media („Entry") und Aufspaltung der Gefäßwand in Längsrichtung, Ausbildung eines zweiten, falschen Gefäßlumens („Pseudolumen"), das weiter distal wieder Anschluss an das echte Lumen („Reentry") finden kann.
  - selten: Einblutungen aus den Vasa vasorum in die destabilisierte Media mit Bildung eines intramuralen Hämatoms, das sich in Längsrichtung ausbreitet.
- **falsches Aneurysma** (**Aneurysma spurium**): traumatische Gefäßverletzung (z. B. Stichwunde, arterielle Punktion), aus der Blut in die Umgebung fließt. Das perivaskuläre Hämatom steht mit dem eigentlichen Gefäßlumen in Verbindung. Im Zuge der Hämatomorganisation bildet sich um das „falsche Aneurysma" eine bindegewebige Wand aus Granulationsgewebe.

Lokalisation:
- Aorta und Iliakalarterien
- periphere Extremitätenarterien (v. a. A. poplitea)
- Viszeralarterien
- Nierenarterien
- zerebrovaskuläre Gefäße.

Komplikationen:
- Durchblutungsstörungen:
  - arterioarterielle Embolie
  - Verschluss aus dem Aneurysma abgehender Äste
  - (akuter) thrombotischer Verschluss: insbesondere in kleinen Gefäßen (z. B. Popliteaaneurysma)
  - Stenosierung des Gefäßlumens bei Aortendissektion: Findet das falsche Lumen keinen Anschluss an das Ursprungslumen oder ist der Blutfluss innerhalb des falschen Lumens größer als der Abstrom über den Reentry, bläht sich das falsche Lumen während der Systole sackartig auf und stenosiert das wahre Lumen (dynamische Stenose). Bleibt die Dissektion auf die Media beschränkt (kein Doppellumen), bildet sich ein Hämatom, das auf das betroffene Blutgefäß drückt (statische Stenose).
- **Kompression** von und **Penetration** in Nachbarstrukturen/-organe (begleitende Venen, Nerven, benachbarte Hohlorgane)
- **Dissektion**
- **Ruptur** (offen oder gedeckt).

PRAXIS Proximale Aneurysmen (Aorta) neigen zur Ruptur, distale (A. poplitea) führen in erster Linie zu peripheren Embolien!

PRÜFUNGSHIGHLIGHTS

- ! Das **Marfan-Syndrom** kann Ursache für Aneurysmen und Dissektionen sein.
- ! **falsches Aneurysma** (Aneurysma spurium): traumatische Gefäßverletzung, aus der Blut in die Umgebung fließt
- ! **Aneurysma dissecans:** Intimariss mit Wühlblutung in die Media und Ausbildung einer Gefäßwandaufspaltung in Längsrichtung.

13.6.2 Bauchaortenaneurysma (BAA)

Synonym: abdominelles Aortenaneurysma (AAA)

DEFINITION Echte Aneurysmen der Bauchaorta mit einer Aufweitung des Aortendurchmessers ≥ 3 cm.

Epidemiologie: Etwa 80 % aller Aneurysmen betreffen die Bauchaorta, 95 % davon liegen unterhalb des Abgangs der A. renalis (**infrarenales BAA**). An einem BAA erkranken v. a. Männer jenseits des 50. Lebensjahres. Frauen sind i. d. R. seltener und später betroffen (> 70 Jahre). Nicht selten findet man bei den Patienten gleichzeitig Aneurysmen von Aorta thoracica und A. poplitea.

Ätiologie: Das BAA entwickelt sich in den meisten Fällen auf dem Boden einer **Atherosklerose**. Die wichtigsten Risikofaktoren sind die **arterielle Hypertonie** (→ ca. 10 % der Hypertoniker > 65 Jahre leiden an einem BAA) und das **Rauchen**. Seltenere Ursachen sind das infektiös-bakterielle Aneurysma (sog. mykotisches Aneurysma) und das inflammatorische Aneurysma (fibrosierende Entzündung der Media, der Adventitia und des perivaskulären Gewebes im Bereich der atherosklerotisch veränderten Aortenwand).

Klinik: Das BAA verläuft in den meisten Fällen asymptomatisch und wird zufällig im Rahmen einer Abdomensonografie entdeckt. Mögliche Symptome sind **Schmerzen** im **Rücken** und **Unterbauch**, die in **Flanken**, **Gesäß** und **Beine ausstrahlen**.

Komplikationen:

Ruptur: Die bedrohlichste Komplikation ist die **freie Aneurysmaruptur**, die zu schlagartig einsetzenden Vernichtungsschmerzen und einem fulminanten hypovolämischen Schock führt. Die meisten Patienten verbluten bei einer freien Ruptur innerlich vor Erreichen des Krankenhauses. Bei einer **gedeckten Ruptur** klagen die Patienten über akut einsetzende, anhaltende, heftige Bauchschmerzen, die in Rücken, Flanken und Beine ausstrahlen. Durch Einblutungen in den Retroperitonealraum kann es zum hypovolämischen Schock kommen.

LERNTIPP !

Anhaltende heftige Bauchschmerzen, die in den Rücken und in die Flanken ausstrahlen, müssen Sie differenzialdiagnostisch immer an ein gedeckt rupturiertes Aortenaneurysma denken lassen.

Das **Rupturrisiko** korreliert eng mit dem **Aneurysmadurchmesser** (ca. 3 %: < 5 cm, > 60 %: > 7 cm). Auch die **Wachstumstendenz** (> 0,5 cm/Jahr: hohes Rupturrisiko), die **Aneurysmaform** (besonders rupturgefährdet sind sakkuläre Aneurysmen), das **Geschlecht** (hohe Rupturgefahr bei Frauen) und **Begleitfaktoren** (schlecht eingestellte Hypertonie, COPD, familiäre Disposition und Nikotinabusus) haben einen Einfluss auf die Rupturrate.

Weitere Komplikationen:

- Verschluss aus dem Aneurysma abgehender Äste (z. B. Verschluss der A. mesenterica inferior beim infrarenalen BAA)
- **Aortendissektion** (S. 107) bei Einriss der Intima
- Penetration in Nachbarorgane: Gastrointestinaltrakt (→ gastrointestinale Blutung), V. cava inferior (→ AV-Fistel mit High-Output-Herzversagen), Urogenitaltrakt (→ ausgeprägte Hämaturie)
- Plaqueembolisation aus dem thrombotischen Aneurysma mit akutem arteriellem Gefäßverschluss
- Hydronephrose durch Ureterkompression.

Diagnostik:

- **Anamnese:** atherosklerotische Grunderkrankung (z. B. Angina pectoris, pAVK)? Risikofaktoren (v. a. arterielle Hypertonie)?
- **klinische Untersuchung:** evtl. tastbarer pulsierender Tumor im Mittelbauch bei großem BAA (Durchmesser > 5 cm), Strömungsgeräusche in der Auskultation
- **Abdomensonografie:**
  - Methode der Wahl zum Screening, zur Akut- und Verlaufsdiagnostik
  - > 90 % der BAA können hiermit sicher diagnostiziert und bezüglich Größe, Lokalisation und Längsausdehnung erstbeurteilt werden
  - hohe diagnostische Treffsicherheit v. a. bei freier Ruptur (Nachweis freier Flüssigkeit)
- **CT-Angiografie** (Abb. 13.14): Methode der Wahl zur genauen Abklärung (Lokalisation, Morphologie, Größe, Längenausdehnung, Nachbarschaftsbeziehungen).

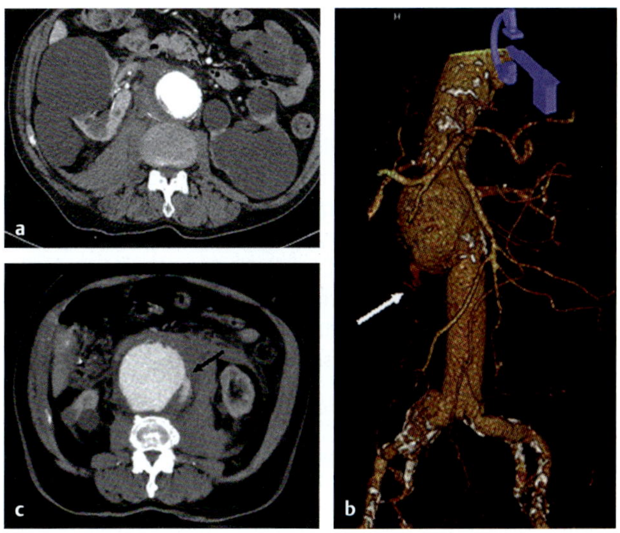

Abb. 13.14 **CT-Diagnostik gedeckter Aortenrupturen in Folge eines abdominalen Aortenaneurysmas.** [a–c aus Beck T, Engelhardt M, Hackenbroch C. Gefäßnotfälle im Notarztdienst – Teil 2: rupturiertes Bauchaortenaneurysma und akute Aortendissektion. Der Notarzt 2018; 34(03): 140–155. doi:10.1055/a-0597-9447]

a Gedeckt rupturiertes Aneurysma der Aorta abdominalis.
b VRT-Rekonstruktion: Paraaortales und retroperitoneales Hämatom rechts. Der Pfeil zeigt auf einen filiformen Kontrastmittelaustritt = akute Blutung!
c Großes Aneurysma der Aorta abdominalis mit gedeckter Ruptur: Retroperitoneales Hämatom links und Nachweis einer aktiven Blutung in der CT-Angiografie (Pfeil, Kontrastmittelfahne).

LERNTIPP !

Wenn alle Symptome auf eine Ruptur des Aortenaneurysmas hinweisen, sollte der Patient ohne weitere Untersuchungen **sofort laparotomiert** werden. In unklaren Fällen ist, wenn **sofort** verfügbar, eine CT indiziert. Bei unbekannter Anamnese ist im Notfall die Sonografie zulässig.

Differenzialdiagnosen: andere Ursachen eines akuten Abdomens, Rückenschmerzen infolge von Wirbelsäulenerkrankungen, Nieren- oder Uretererkrankungen (Flankenschmerzen), ischämische Kolitis, Angina abdominalis.

Therapie: Das wichtigste therapeutische Ziel ist die Rupturprävention. Die Auswahl des geeigneten Therapieverfahrens hängt von der Aneurysmagröße, der Morphologie und der Symptomatik ab.

Konservative Therapie: Asymptomatische BAA mit einem Durchmesser < 5,0–5,5 cm bei Männern bzw. < 4,5 cm bei Frauen werden konservativ behandelt. Entscheidend sind eine **konsequente Einstellung der Risikofaktoren** und eine regelmäßige (halbjährliche) sonografische Kontrolle.

Interventionelle und operative Therapie:
- **jedes symptomatische BAA** (dringlich innerhalb von 24 h)
- **asymptomatische** Bauchaortenaneurysmen mit einem Durchmesser von **> 5,0–5,5 cm** bei Männern bzw. **> 4,5 cm** bei Frauen oder einer Wachstumstendenz in den Verlaufskontrollen (elektiv)
- freie oder gedeckte **Ruptur** (Sofort-OP).

Voraussetzung für eine **interventionelle Therapie** (Stentimplantation) ist ein maximaler Durchmesser der an das Aneurysma angrenzenden Aorta von 3 cm. Damit die Aorta am Aneurysmahals sicher abgedichtet werden kann, muss der Abstand zwischen Aneurysmahals und A. renalis mindestens 2 cm betragen. Geeignet für eine interventionelle Therapie sind infrarenale BAA vom Typ I–IIb (Tab. 13.9). Kontraindiziert ist die Stentimplantation bei einem stark geschlängelten Aneurysmahals und BAA vom Typ IIc–III. Aufgrund der Entwicklung im Bereich der Stentgrafts (z. B. „gebranchte" Prothesen mit Seitenarmen zu den Nierenarterien oder der A. iliaca interna) lassen sich heute immer mehr Aneurysmen endovaskulär versorgen.

Die **operative Therapie** umfasst die Längseröffnung des Aneurysmas, Ausräumung evtl. vorhandener Thromben und Implantation einer Rohr- oder Y-Prothese innerhalb des geöffneten Gefäßlumens und Nahtverschluss der Aneurysmawand über der Prothese (sog. Inlay-Technik).

Tab. 13.9 **Einteilung des infrarenalen BAA** nach der Heidelberger-Klassifikation

Typ	Beschreibung	Therapie
I	BAA der infrarenalen Aorta ohne Einschluss der Bifurkation	interventionell oder operativ
IIa	BAA reicht bis an die Bifurkation	
IIb	BAA mit Einschluss der Bifurkation	
IIc	BAA mit Einschluss der A. iliaca communis	bevorzugt operativ
III	jedes infrarenale BAA ohne „infrarenalen Hals" (keine Abgrenzung von der A. renalis)	

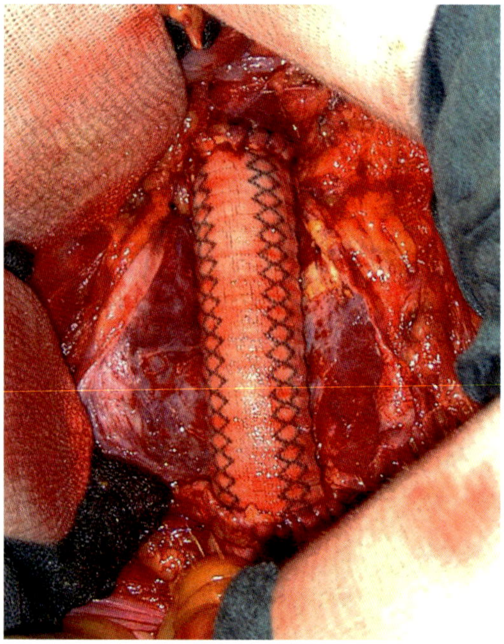

Abb. 13.15 **Prothesenimplantation bei Aortenaneurysma.** [aus Schumpelick et al., Kurzlehrbuch Chirurgie, Thieme, 2010]

OP-TECHNIK

Konventionelle Operation: mediane Laparotomie, Darstellung der infrarenalen Aorta und Abklemmen des betroffenen Gefäßabschnitts proximal und distal des Aneurysmas. Danach eröffnet man das Aneurysma, näht eine Gefäßprothese aus Teflon oder Polyester in das Gefäßlumen ein (sog. Inlay-Technik) und legt anschließend den Aneurysmasack um die Prothese (Abb. 13.15). Dabei unbedingt den Kontakt zwischen dem Darm und dem Kunststoff der Prothese vermeiden (→ Fistelgefahr). Sind Gefäßabgänge betroffen, müssen diese anschließend ebenfalls rekonstruiert werden.

Postoperatives Management und Komplikationen: Häufige Komplikationen sind Pneumonien, Lungenversagen, Niereninsuffizienz, seltener Wundinfekte, Nachblutungen, Thrombose und Ischämie des Kolons. Bei Patienten mit unklarer gastrointestinaler Blutung (schwarz gefärbter Stuhl) und vorangegangenem Aortenersatz muss man eine aortointestinale Fistel annehmen, bis das Gegenteil bewiesen ist.

Prognose: Die Prognose des BAA wird wesentlich von der Rupturgefahr bestimmt (s. o.). Bei elektiver Operation beträgt die Letalität 1–5 %; bei Stentprothesenversorgung 1,4 %. Die Operationsletalität bei rupturiertem Aneurysma liegt auch heute noch bei ca. 40 %.

PRÜFUNGSHIGHLIGHTS

- Komplikationen:
  - ! **freie Aneurysmaruptur:** schlagartige Schmerzen und fulminanter hypovolämischer Schock
  - ! **gedeckte Ruptur:** akute, anhaltende, heftige Rückenschmerzen, die in Flanken und Beine ausstrahlen
- !! **Therapie:** Sofort-OP bei Ruptur
- ! Eine **aortointestinale Fistel** kann komplikatorisch nach Einsatz einer Aortenprothese auftreten. **Klinik** → schwarz gefärbter Stuhl durch gastrointestinale Blutung.

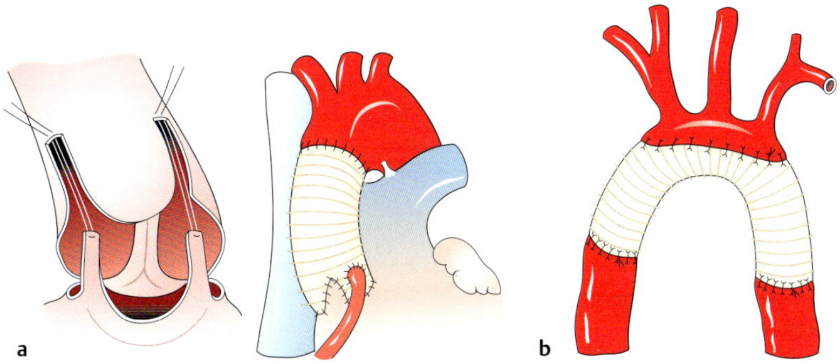

Abb. 13.16 **Chirurgische Therapie des thorakalen Aortenaneurysmas. a** Ersatz von Aorta ascendens; klappenerhaltende Operation. **b** Ersatz des Aortenbogens. [aus Henne-Bruns et al., Duale Reihe Chirurgie, Thieme, 2012]

13.6.3 Thorakales Aortenaneurysma (TAA)

DEFINITION **Erweiterung** des thorakalen Aortendurchmessers **≥ 3,5 cm**.

Epidemiologie und Ätiologie: selten (3 % aller echten Aneurysmaformen). Betroffen sind v. a. Patienten > 60 Jahre. Die häufigste Ursache des TAA ist die **Atherosklerose**. Beachte dazu auch die Ätiopathogenese der Aneurysmen und Dissektionen (S. 104).

Klinik: i. d. R. **asymptomatischer** Verlauf (Zufallsbefund). Gelegentlich klagen die Patienten über **retrosternale Schmerzen**. Häufig wird das TAA erst durch seine **Komplikationen** symptomatisch:
- Aortenklappeninsuffizienz
- Kompression von Nachbarstrukturen: Ösophagus (→ Dysphagie), Trachea (→ Stridor), Bronchien (→ Dyspnoe, rezidivierende Pneumonien), N. laryngeus recurrens (→ Heiserkeit), V. cava superior (→ obere Einflussstauung), Halssympathikus (→ Horner-Syndrom)
- Aortendissektion (S. 107)
- freie Ruptur
- Ruptur ins Mediastinum, Pleura (→ hämorrhagischer Pleuraerguss), Perikard (→ Herzbeuteltamponade), Ösophagus, Bronchien
- Thromboembolie.

Diagnostik: Die Röntgen-Thoraxaufnahme zeigt bei Patienten mit TAA eine Mediastinalverbreiterung. Am sichersten gelingt der Nachweis einer TAA in der **CT-Angiografie** und **Echokardiografie**.

Therapie: Operationsindikationen sind:
- Aneurysmagröße > 5,5 cm, bei Marfan-Patienten bereits früher (4,0–5,0 cm).
- Zunahme der Größe von > 1 cm innerhalb eines Jahres
- exzentrische Ausprägung (erhöhte Rupturgefahr)
- Beschwerden, die auf das Aneurysma zurückzuführen sind
- Aortenklappeninsuffizienz
- Perforation mit Perikarderguss
- Kompression angrenzender Strukturen.

OP-TECHNIK Der Zugang erfolgt über eine mediane Sternotomie, danach Anschluss an die Herz-Lungen-Maschine und Kardioplegie. Prinzipiell werden die aneurysmatischen Gefäßabschnitte reseziert, eine Prothese eingesetzt und Gefäßabgänge des betroffenen Bereiches in die Prothese implantiert. Bei Aneurysmen im Bereich der Aorta ascendens wird gleichzeitig die Aortenklappe in die Prothese eingenäht oder ein klappentragendes Conduit (Gefäßprothese mit implantierter Kunstklappe) eingesetzt. Ein Verfahren zum Ersatz des **Aortenbogens** macht eine Hirnprotektion nötig (tiefe Hypothermie oder selektiv zerebrale Perfusion). Die Gefäßabgänge werden meistens mit der gemeinsamen Aortenbasis abgesetzt und so wieder in der Prothese vernäht. Aneurysmen der Aorta descendens können alternativ mit einer **Stentimplantation** versorgt werden. Die Operationsverfahren sind in **Abb. 13.16** dargestellt.

PRAXIS Entscheidend ist die konsequente Blutdruckeinstellung.

13.6.4 Aortendissektion

Synonym: Aneurysma dissecans

DEFINITION Aufspaltung der thorakalen Aortenwand durch Einriss der Intima.

Epidemiologie: Die Inzidenz der thorakalen Aortendissektion beträgt ca. 3/100 000 Einwohner und Jahr. Sie tritt v. a. jenseits des 60. Lebensjahres auf (früher bereits bei Patienten mit angeborenen Gefäßwandstörungen, z. B. Marfan-Syndrom). Männer sind etwa doppelt so häufig betroffen wie Frauen. Dissektionen der abdominellen Aorta sind selten (5 % aller Aortendissektionen).

Ätiologie: Die wichtigste Ursache der thorakalen Aortendissektion ist die Kombination von **Atherosklerose** und **arterieller Hypertonie** (75 %). Seltenere Ursachen sind Marfan-Syndrom (v. a. bei jüngeren Patienten), zystische Medianekrose Erdheim-Gsell, Lues, Dezelerationstrauma (z. B. Abbremsen in einem Rennwagen) und Riesenzellarteriitis.

Einteilung: Die thorakale Aortendissektion wird anhand der **Dissektionsausbreitung** (**Tab. 13.10** und **Abb. 13.17**) eingeteilt. Der entscheidende Parameter ist die Beteiligung der Aorta ascendens, da sie sich klinisch und therapeutisch vom Befall der Aorta de-

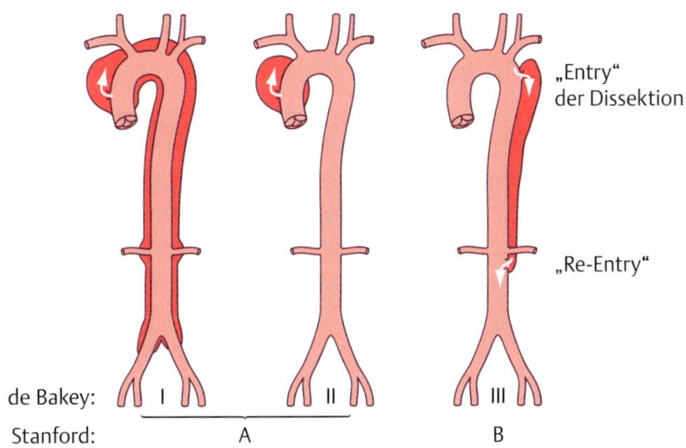

Abb. 13.17 Einteilung der Aortendissektion nach DeBakey und Stanford. [aus Reiser, Kuhn, Debus, Duale Reihe Radiologie, Thieme, 2017]

Tab. 13.10 **Einteilung der thorakalen Aortendissektion** nach Standford und DeBakey

Stanford	DeBakey	Beschreibung
Typ A (ca. 80 %)	I	Dissektion der Aorta ascendens und des Aortenbogens
	II	nur Aorta ascendens betroffen
Typ B (ca. 20 %)	III	Dissektion der Aorta descendens

scendens unterscheidet. Man unterscheidet zwischen der **akuten** (Symptome bis zu 2 Wochen nach Dissektion) und **chronischen** Aortendissektion (Symptome ab der 3. Woche, Thrombosierung des falschen Lumens mit Entwicklung verschiedener Durchblutungsstörungen).

LERNTIPP !

So merken Sie sich die Stanford-Einteilung leichter: **Typ A** betrifft die **a**szendierende Aorta und den **A**ortenbogen.

Klinik: Leitsymptom ist der **akute, heftige Thoraxschmerz** (Vernichtungsschmerz). Patienten mit Stanford-A-Dissektion spüren die Schmerzen v. a. retrosternal. Außerdem kann eine Puls- und Blutdruckseitendifferenz der Arme bestehen. Ein **abgeschwächter Leistenpuls links** kann ein Hinweis auf eine Aortendissektion bis in die linke A. iliaca sein. Typisch für die Stanford-B-Dissektion sind heftige Thoraxschmerzen, die in den Rücken, das Abdomen und zwischen die Schulterblätter ausstrahlen. Viele Patienten berichten über **wandernde Thoraxschmerzen**, die durch das Fortschreiten der Dissektion nach distal entstehen. Setzt sich die Dissektion bis in die Iliakalgefäße fort, kann es zu einer Minderperfusion eines oder beider Beine mit einem Schweregefühl oder Beinschmerzen kommen.

Komplikationen: Die bedrohlichste Komplikation ist die **Aortenruptur** mit hypovolämischem Schock. Die übrigen Komplikationen hängen von der Lokalisation der Dissektion ab:

- **Dissektion der Aorta ascendens/Aortenbogen** (**Typ-A-Dissektion**): Hämoperikard und Herzbeuteltamponade (leise Herztöne, Halsvenenstauung), Aortenklappeninsuffizienz, Herzinfarkt (Verlegung der Koronarien), Schlaganfall (Verlegung der Aortenbogenarterien) oder kardiogener Schock
- **Dissektion der Aorta descendens** (**Typ-B-Dissektion**): Hämatothorax (Einbruch in die Pleura), Einblutungen in das Abdomen, absteigendes Ischämiesyndrom mit Beinischämie (Verlegung der Iliakalgefäße), Mesenterialinfarkt (kolikartige Bauchschmerzen und Erbrechen durch Verlegung der Mesenterialgefäße), Niereninfarkt und akutes Nierenversagen (Verlegung der Nierengefäße), neuromuskuläre Defizite (Verlegung der Rückenmarksgefäße).

LERNTIPP !

Prägen Sie sich die **Symptome** der Aortendissektion gut ein und lernen Sie die dazugehörigen **Komplikationen**. Das IMPP gibt eigentlich immer die klassischen Konstellationen der Typ-A- und -B-Dissektion in seinen Fragestellungen vor, sodass Sie diese in jedem Fall sicher beherrschen sollten: heftige Thoraxschmerzen, Blutdruckdifferenz zwischen den beiden Armen (Typ A), Ausstrahlung zwischen die Schulterblätter, wandernde Schmerzen nach distal (fortschreitende Typ-B-Dissektion), Schocksymptomatik bei Ruptur.

Achten Sie auch auf das Alter des Patienten, so können Sie bereits die Ursache vermuten: **junger Patient → Marfan-Syndrom**, **älterer Patient → arterielle Hypertonie**.

Diagnostik:

LERNTIPP !

Bei der Typ-A-Dissektion kann man evtl. an beiden Armen unterschiedliche Blutdruckwerte messen. Grund dafür ist ein durch die Dissektion verlegter Truncus brachiocephalicus (Blutdruck rechts niedrig) während die A. subclavia sinistra normal durchblutet wird (Blutdruck links normal).

- Anamnese: bekannte Grunderkrankungen (arterielle Hypertonie? Marfan-Syndrom?)
- klinische Untersuchung: Symptomatik, evtl. Puls- und Blutdruckdifferenz zwischen den Armen bzw. bei Aorteninsuffizienz (tritt bei Typ-A-Dissektion auf): Diastolikum im 2. ICR rechts und arterielle Hypotonie (v. a. diastolisch niedriger Wert)
- Röntgen-Thorax: unspezifisch, häufig Mediastinalverbreiterung und Perikard-/Pleuraerguss
- transösophageale Echokardiografie (TEE): Erfassung v. a. von Veränderungen im Bereich der Aorta ascendens, einer begleitenden Aortenklappeninsuffizienz bzw. eines Perikardergusses
- **Angio-CT** von **Thorax** und **Abdomen** mit 3D-Rekonstruktion: Goldstandard, Erfassung der Dissektionsmembran, der Dissektionsausdehnung, der Beteiligung abgehender Gefäße und von Thromben (randständige hypodense Areale) im Gefäßlumen (Abb. 13.18).

LERNTIPP !

Prägen Sie sich **Abb. 13.18** gut ein, damit Sie eine Aortendissektion im CT sicher erkennen.

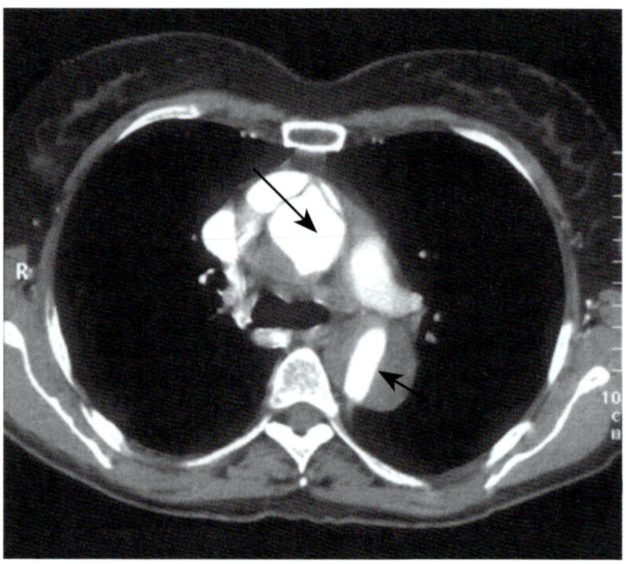

Abb. 13.18 **Thorakale Aortendissektion in der Angio-CT.** Das wahre Lumen ist kontrastmittelreicher als das falsche. [aus Henne-Bruns et al., Duale Reihe Chirurgie, Thieme, 2012]

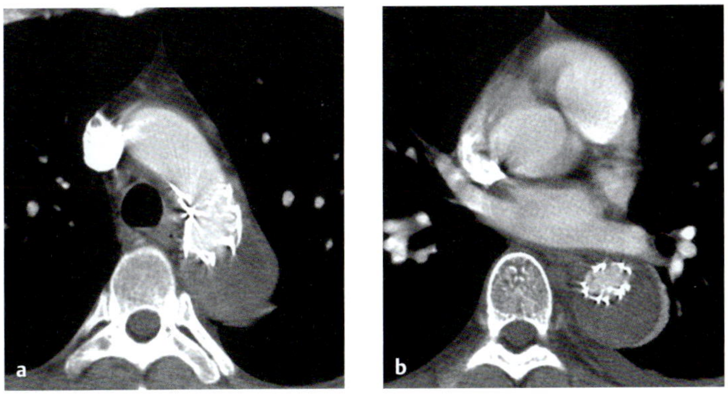

Abb. 13.19 **Aortendissektion nach Stenteinlage in der CT.** **a** Nach Einlage des Stents ist das falsche Lumen auf Höhe des Aortenbogens thrombosiert. **b** Die gitterförmige hyperdense Struktur in der Aorta descendens entspricht dem Stent. [aus Chavan, Vaskuläre Interventionen, Thieme, 2016]

Differenzialdiagnosen: Differenzialdiagnostisch kommen alle Ursachen des **akuten Thoraxschmerzes** in Betracht:

- **Myokardinfarkt:** positive EKG-Zeichen und Herzenzyme im Labor
- **Lungenembolie:** anamnestische Hinweise (lange Immobilisation, Operation, bekannte Thrombophilie, Beinvenenthrombose), positive D-Dimere, Embolusnachweis im Angio-CT
- **Spannungspneumothorax:** fehlende Atemgeräusche, hypersonorer Klopfschall und Zeichen der oberen Einflussstauung in der klinischen Untersuchung, Mediastinalverlagerung und Lungenkollaps im Röntgen-Thorax
- **Ösophagusruptur:** Auftreten häufig nach schwerem Erbrechen, Mediastinalverbreiterung und -emphysem im Röntgen-Thorax, direkter Rupturnachweis in der Ösophagoskopie.

Therapie:

Sofortmaßnahmen: Die Aortendissektion ist ein absoluter Notfall, der eine sofortige Krankenhauseinweisung erfordert. Blutdrucksenkung und Schmerzbekämpfung stehen im Vordergrund: Sauerstoffgabe, Anlage eines peripher-venösen Zugangs, Sedierung und Analgesie.

LERNTIPP !

Fragen nach der Therapie werden häufiger gestellt: Merken Sie sich v. a., wann man **operiert** (**jede Typ-A-Dissektion**, komplizierte Typ-B-Dissektion) und wann man konservativ vorgeht (unkomplizierte Typ-B-Dissektion).

Es ist auch schon vorgekommen, dass das IMPP Vergleiche zieht zwischen der Therapie bei Myokardinfarkt und einer Aortendissektion. Solche Fragen lassen sich eigentlich relativ problemlos beantworten, man muss sich einfach klarmachen, was man mit der Therapie erreichen will. Beim Myokardinfarkt sind aufgrund des Gefäßverschlusses eine Heparingabe bzw. die Thrombozytenaggregationshemmung (ASS) sinnvoll. Bei der Aortendissektion wäre dieser Schritt allerdings ein fataler Fehler, da die Blutung so ja weiter gefördert würde.

Konservative Therapie: Indikationen für eine konservative Therapie sind:

- komplikationslose Typ-B-Dissektion (Operationsletalität ist höher ist als das Risiko einer Spontanruptur)
- chronische Aortendissektion
- Am wichtigsten ist die konsequente **Blutdruckeinstellung** auf systolische Werte von ca. 100 mmHg.

Operative Therapie: Indikationen für eine sofortige operative Therapie sind:

- jede Aortendissektion Typ A
- komplizierte Typ-B-Dissektion.

Der dissezierte Aortenanteil wird reseziert und durch eine Prothese ersetzt. Bei einer Aortenklappeninsuffizienz wird zusätzlich ein offener Aortenklappenersatz durchgeführt. Verlegt die Dissektionsmembran das Gefäßlumen, wird die Aorta eröffnet und die Dissektionsmembran gefenstert (Schaffung eines Reentrys in das echte Lumen).

OP-TECHNIK

Die komplizierte Typ-B-Dissektion wird verbreitet mittels endovaskulärer Stents versorgt (**Abb. 13.19**).

Prognose und Nachsorge: Die Prognose der Typ-A-Dissektion ist schlecht. Ohne Operation versterben die Hälfte der Patienten innerhalb der nächsten 48 h und > 90 % innerhalb eines Monats an einer Ruptur. Die Typ-B-Dissektion hat eine deutlich bessere Prognose. Verbliebene disseziierte Aortenanteile können sich im Verlauf zu einem Aneuryma erweitern. Langfristig sollte nach einer Aortendissektion auf eine gute Blutdruckeinstellung geachtet werden, bei der β-Blocker prognostisch günstig zu sein scheinen. In regelmäßigen Abständen sollten außerdem Bildgebungen der Aorta zur Kontrolle stattfinden, um die Entwicklung weiterer Aortenpathologien rechtzeitig zu erkennen. Thrombozytenaggregationshemmer wie Aspirin sind ggf. als Sekundärprophylaxe einer Arteriosklerose sinnvoll, Cumarine jedoch würden das Blutungsrisiko zu stark erhöhen.

PRÜFUNGSHIGHLIGHTS ✗

- ! **Ätiologie:** arterielle Hypertonie (eher älterer Patient), Marfan-Syndrom (eher jüngerer Patient), Dezelerationstrauma
- ! **Einteilung:** chronische Aortendissektion → Thrombosierung des falschen Lumens mit Entwicklung vielfältiger Durchblutungsstörungen
- !!! **Klinik:** plötzlicher Vernichtungsschmerz mit Ausstrahlung zwischen die Schulterblätter oder ins Abdomen, wandernde Thoraxschmerzen, ggf. Durchblutungsstörung der Beine mit Schweregefühl, Blutdruckdifferenz zwischen beiden Armen (bei Typ-A-Dissektion), abgeschwächter Leistenpuls links als Hinweis auf eine Aortendissektion bis in die linke A. iliaca.
- **Komplikationen:**
  - ! bei beiden Formen Aortenruptur und hypovolämischer Schock
  - !! bei Typ B: Mesenterialinfarkt, Beinischämie
- !! **Diagnostik:** Angio-CT als Goldstandard
- **Therapie:**
  - !! umgehende OP-Indikationen sind jede Typ-A-Dissektion und komplizierte Typ-B-Dissektionen
  - ! bei unkomplizierter Typ-B-Dissektion konsequente Blutdruckeinstellung
  - !! radiologischer Befund nach Einlage einer endoluminalen Prothese nach einer Typ-B-Dissektion.

LERNPAKET 6

Tab. 13.11 **Übersicht über Aneurysmen außerhalb der Aorta**

	Hirnbasisaneurysmen	A.-poplitea-Aneurysma	Aneurysmen der Viszeral- und Nierenarterien
Ätiologie	am häufigsten angeboren	Atherosklerose	angeboren, Atherosklerose, Gefäßentzündungen, fibromuskuläre Dysplasie
Epidemiologie	2–3 % der Bevölkerung	bis zu 12 % aller Aneurysmen, häufig beidseits	selten (häufigste Lokalisation: A. lienalis)
Klinik und Komplikationen	Symptomatisch ist die Ruptur (Subarachnoidalblutung).	häufig asymptomatisch, Claudicatio intermittens (S. 98), akuter peripherer Gefäßverschluss (S. 94) bei Thromboembolie, akute Thrombose oder Ruptur	häufig asymptomatisch, Embolien können zu akuten Organinfarkten führen, Kompression von Nachbarstrukturen, Aneurysmaruptur ist selten
Diagnostik	Angio-MRT	Palpation, Doppler- und Duplexsonografie, Angio-CT, DSA	Doppler- und Duplexsonografie, Angio-CT
Therapie	Therapie der Wahl (ab ⌀ > 0,8 cm): interventionelles Coiling	asymptomatische Aneurysmen (⌀ > 2 cm) und symptomatische Aneurysmen: Aneurysmaausschaltung durch ein Interponat oder einen Bypass	Therapie ab einem ⌀ > 2 cm oder bei Beschwerden sowie jedes Milzarterienaneurysma, interventionell (Stentgraftimplantation), operativ (Aneurysmaresektion, Gefäßinterponat, Bypass)

- **Prognose und Nachsorge:**
  - **!** Gefahr der Aneurysmabildung durch verbliebene disseziierte Aortenanteile
  - **!** langfristig gute Blutdruckeinstellung anstreben, ggf. mit β-Blockern
  - **!** regelmäßige Kontrolle der Aorta durch Bildgebungen (Gefahr der Entwicklung weiterer Aortenpathologien)
  - **!** Thrombozytenaggregationshemmer wie Aspirin ggf. als Sekundärprophylaxe einer Arteriosklerose, jedoch keine Cumarine (Blutungsrisiko zu hoch).

13.6.5 Aneurysmen anderer Lokalisation

Aneurysmen anderer Lokalisation sind in **Tab. 13.11** dargestellt.

13.6.6 Aneurysma spurium

Am häufigsten **iatrogen** nach einem diagnostischen oder interventionellen Gefäßeingriff (arterielle Punktion) in der **Leiste** verursacht. Klinisch klagen die Patienten über eine postinterventionell auftretende **druckschmerzhafte Schwellung**, über der sich häufig ein spindelförmiges Systolikum auskultieren lässt. Die Diagnose erfolgt mithilfe der **farbcodierten Duplexsonografie**. Sie zeigt eine durchblutete perivaskuläre Höhle, die über einen Stiel mit dem Ursprungsgefäß verbunden ist. Bei falschen Aneurysmen < 2 cm Durchmesser kann die spontane Thrombosierung abgewartet werden. Größere Aneurysmen werden unter sonografischer Kontrolle **manuell komprimiert** oder durch **Injektion** von **Thrombin** verschlossen. Eine operative Versorgung ist nur selten notwendig.

PRÜFUNGSHIGHLIGHTS

- **! Therapie bei Aneurysma der A. poplitea:** Aneurysmaausschaltung durch ein Interponat.

13.7 Arteriovenöse Fisteln

LERNTIPP

AV-Fisteln werden vergleichsweise selten geprüft – und wenn, dann interessiert sich das IMPP vor allem für die zerebralen AV-Fisteln (s. Skript Neurologie).

DEFINITION Pathologische Kurzschlussverbindungen (Shunt) zwischen dem arteriellen und venösen Kreislaufschenkel.

Ätiologie:

- **angeborene AV-Fisteln** entstehen im Rahmen von **Angiodysplasien** (angeborene Gefäßmissbildung: Klippel-Trenaunay-Syndrom, von-Hippel-Lindau-Syndrom, Osler-Rendu-Syndrom).
- **erworbene AV-Fisteln: posttraumatisch** (penetrierende Verletzungen) oder **iatrogen** (nach Gefäß- oder Organpunktion). Seltenere Ursachen sind Gefäßarrosionen bei Tumoren, Entzündungen oder arterielle Aneurysmen. Eine **Sonderform** der erworbenen AV-Fistel ist die therapeutisch angelegte arteriovenöse Verbindung zur Dialyse (**Dialyseshunt**), für die meist die V. cephalica und die A. radialis verwendet werden (**Brescia-Cimino-Fistel**)

Pathophysiologie: Arteriovenöse Fisteln führen zu einer vermehrten **Volumenbelastung mit lokalen und systemischen hämodynamischen Veränderungen.** Durch geänderte Druckverhältnisse kommt es zu einer Strömungsumkehr in den beteiligten Arterien und Venen. Die Folge ist eine funktionelle Stenose im arteriellen (→ Ischämie distal der Fistel) und im venösen Schenkel (→ venöse Hypertonie). Durch den Druckgradienten bilden sich arterioarterielle und venovenöse Kollateralen, die die Fistel umgehen. Die erhöhte Volumenbelastung in den fistelversorgenden und -drainierenden Gefäßen führt in den Arterien zur Aneurysma- und in den Venen zu Krampfaderbildung. Durch den arteriellen Bluteinstrom in das venöse Gefäßsystem kommt es auch zu **systemischen Veränderungen**: Der Blutrückfluss zum Herzen und somit das Herzzeitvolumen nehmen zu.

Klinik: Je zentraler eine Fistel liegt, desto höher ist das Shuntvolumen und desto gravierender sind ihre hämodynamischen Auswirkungen:
- globale myokardiale Dysfunktion (ab einem Shuntvolumen von etwa 1–1,5 l → Herzzeitvolumen 20–30 % ↑)
- periphere Ischämie
- Aneurysmabildung
- venöse Hypertonie mit sekundärer Varikosis und chronisch-venöser Insuffizienz.

Diagnostik: Über der Fistel lässt sich häufig ein systolisch-diastolisches Strömungsgeräusch („Maschinengeräusch") auskultieren und ein Schwirren palpieren. Hilfreich ist der sog. **Nicoladoni-Branham-Test**: Die Kompression der Fistel führt durch eine Abnahme des Shuntvolumens zu einem Blutdruckanstieg und einer Bradykardie.

Die Fistel kann mithilfe der farbcodierten Duplexsonografie oder einer Angiografie nachgewiesen werden. Im Röntgen-Thorax (Herzdilatation) und in der Echokardiografie (Bestimmung des HZV) können die kardialen Auswirkungen beurteilt werden.

Therapie: Ziel ist die **Fistelausschaltung** unter Erhaltung der beteiligten Arterie und Vene. Indikationen bestehen bei größeren AV-Fisteln mit mittlerem und großem Shuntvolumen, um eine Herz-Kreislauf-Insuffizienz zu vermeiden. Grundsätzlich stehen **interventionelle** (angiografischer Shuntverschluss) und **operative** Methoden (Umstechungsligatur, Fisteldurchtrennung, Trennung von Arterie und Venen sowie Rekonstruktion) zur Auswahl.

13.8 Gefäßverletzung

LERNTIPP !

In der letzten Zeit wurde nur nach der traumatischen Aortenruptur gefragt. Trotzdem, und vor allem für mündliche Prüfungen, ist es aber nicht schlecht, wenn Sie auch über die Ursachen und die Versorgung von Gefäßverletzungen Bescheid wissen.

Ätiologie:
- direkte Gefäßverletzungen
  - **stumpfe Verletzungen:** Kontusionen, Konstriktionen (Gips, Verband) oder Kompressionen (Hämatom, Knochenfragmente).
  - **scharfe Verletzungen:** Schnitt-, Stich-, Schuss- oder Pfählungverletzungen, in ⅓ der Fälle auch iatrogen. Es liegt immer eine offene Wunde vor.
- **indirekte Gefäßverletzungen:** stumpfe Verletzungen infolge von Überdehnung bei Luxationen oder Frakturen sowie nach einem Dezelerationstrauma.

Klinik: Blutungen nach außen oder innen, periphere Ischämie, Schock bei ausgeprägtem Blutverlust.

PRAXIS Stumpfe Gefäßverletzungen werden aufgrund der nicht sichtbaren Wunde häufig lange übersehen.

Therapie bei Verletzungen von Arterien:
- **Blutstillung** (Kompression der zuführenden Arterie mit den Fingern, Druckverband; wichtigste Maßnahme!)
- Schocktherapie
- schnellstmögliche OP.

PRAXIS Um Folgeschäden (s. u.) zu vermeiden, dürfen die Gefäße nicht abgeklemmt und die betroffene Extremität nicht erhöht gelagert werden.

OP-TECHNIK

Chirurgisches Vorgehen: direkte Naht (bei inkompletter Durchtrennung) oder **primäre End-zu-End-Anastomose** (bei kompletter Durchtrennung) der beiden Gefäßenden. Bei einer kompletten Durchtrennung werden die Gefäßränder dabei zunächst angeschrägt (= größerer Querschnitt) und anschließend zirkulär und nach außen gerichtet durch alle Schichten hindurch vernäht. Bei größeren Verletzungen erfolgt die Resektion des betroffenen Stücks und eine Rekonstruktion mittels **Patch** oder **Interponat** (z. B. V. saphena magna).

Komplikationen: Die Amputationsrate nach arteriellen Verletzungen liegt zwischen 2 und 10 %. Häufige Komplikationen sind der erneute Verschluss, Infektionen oder Nachblutungen (z. B. Anastomoseninsuffizienz). Spätkomplikationen sind ein Aneurysma spurium oder AV-Fisteln.

13.8.1 Traumatische Aortenruptur

Ätiopathogenese: Aortenrupturen entstehen typischerweise nach **Dezelerationstraumata** (Lenkradaufprall, Sturz aus großer Höhe). In > 90 % d. F. reißt die Aorta horizontal im Isthmusbereich distal des Abgangs der A. subclavia sinistra und des Ansatzes des Lig. arteriosum Botalli (loco classico), da die Aorta dort fixiert ist.

Klinik:
- Kreislaufinstabilität bis Schocksymptomatik
- Thorax- sowie Rückenschmerzen, die in die Schulter strahlen
- Atemnot
- akutes „Koarktationssyndrom" (traumatische Aortenisthmusstenose) mit hohem Blutdruck an der oberen und niedrigen Werten an der unteren Extremität
- Hämatothorax und verbreitertes Mediastinum.

Ein vollständiger Aortenriss durch alle Wandschichten wird nicht überlebt. Eine Überlebenschance besteht bei partiellen Rupturen, wenn die kräftige Adventitia intakt bleibt, sodass das Gefäß in seiner Kontinuität erhalten bleibt. Durch Sickerblutungen kann sich ein Aneurysma spurium oder ein pulsierendes Hämatom bilden (Gefahr der zweizeitigen Ruptur). Die Aortenruptur kann auch gedeckt verlaufen und nur zufällig durch einen scheinbaren „Mediastinaltumor" in der Bildgebung auffällig werden.

Diagnostik: Wichtig ist eine möglichst rasche Diagnostik: nach Möglichkeit Spiral-CT mit Kontrastmittelgabe.
- Spiral-CT mit Kontrastmittelgabe: Methode der Wahl
- Röntgen-Thorax (a.-p.): verbreitertes Mediastinum, verstrichene Herzkontur
- transösophageale Echokardiografie: selten eingesetzt
- Aortografie: kontraindiziert bei kreislaufinstabilem Patienten.

Therapie: Jede Aortenruptur muss operiert werden, der Zeitpunkt wird allerdings von den Begleitverletzungen und der Symptomatik bestimmt. Verletzungen der Bauch- und Beckenorgane werden bei stabilen Kreislaufbedingungen zuerst versorgt. Idealerweise werden Aortenrupturen am 2. Tag operiert, da die Akutbehandlung mit einer höheren Letalität verbunden ist. Bei einem Koarktationssyndrom ist die sofortige Operation indiziert.

Methode der Wahl ist dabei das endovaskuläre Stenting. Offene Verfahren umfassen die direkte Naht oder die Interposition einer Prothese.

Prognose: Die endovaskuläre Versorgung birgt weniger systemische Komplikationen und benötigt weniger Transfusionen. Die häufigste Komplikation ist ein Leck im Bereich des Stents. Wird die Aortenruptur nicht erkannt, bildet sich ein Aneurysma spurium, das zur 2-zeitigen Ruptur mit Verbluten führen kann.

PRÜFUNGSHIGHLIGHTS

- ! In der Mehrzahl der Fälle **reißt** die Aorta im **Isthmusbereich** distal des Abgangs der A. subclavia sinistra.
- ! Bleibt die Aortenverletzung unentdeckt, kann sich ein **Aneurysma spurium** entwickeln.

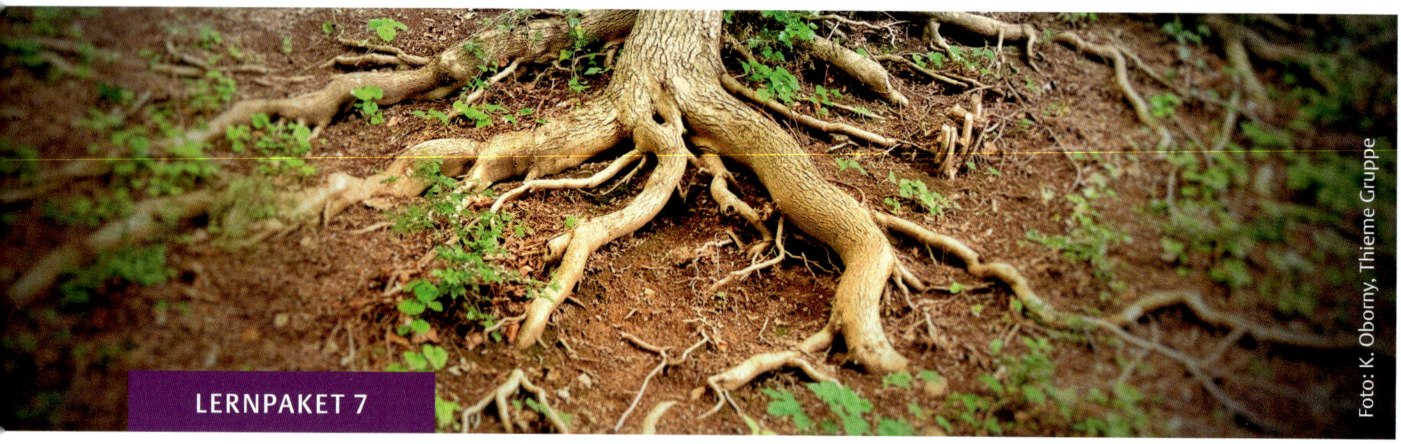

14 Venöses Gefäßsystem

14.1 Grundlagen

Erkrankungen des venösen Gefäßsystems sind sehr häufig und manifestieren sich meist im Bereich der unteren Extremität. Die häufigste Ursache sind eine gestörte Klappenfunktion und die daraus resultierende venöse Hypertonie. Bis zu 50 % der Bevölkerung in den Industriestaaten leiden an einer primären Varikosis, etwa 0,3 % in Form eines floriden Ulcus cruris venosum.

14.1.1 Einteilung venöser Erkrankungen

Die Einteilung erfolgt nach der Lokalisation. Grundsätzlich setzt sich das Venensystem der Extremitäten aus einem **oberflächlichen** (epi-, supra- und extrafasziales) und **tiefen Venensystem** (subfasziales oder Leitvenensystem) zusammen, die durch die Fascia superficialis voneinander getrennt sind. Beide Systeme sind durch Venen, die die Fascia superficialis durchbohren (**Vv. perforantes**, **Abb. 14.1**), miteinander verbunden (**transfasziales Venensystem**).

Jedes Bein verfügt über etwa 90–150 Vv. perforantes. Die wichtigsten lassen sich in 3 Gruppen gliedern:

- **Cockett'sche Perforansvenen:** befinden sich 5–20 cm oberhalb der Fußsohle auf der sog. Linton'schen Linie (gedachte Gerade zwischen Malleolus medialis und Kniekehlenmitte). Sie haben die größte klinische Bedeutung: Bei Insuffizienz kehrt sich die Blutströmung um und das Blut wird aus der Tiefe in das oberflächliche Venensystem gepresst („Blow-out").
- **Boyd'sche Perforansvenen:** befinden sich eine Handbreit unter dem Kniegelenk und verbinden die V. saphena magna mit den Vv. tibiales.
- **Dodd'sche Perforansvenen:** befinden sich im Bereich des Adduktorenkanals am Oberschenkel und verbinden die V. saphena magna mit der V. femoralis.

Zu den Erkrankungen des oberflächlichen und transfaszialen Venensystems zählen:

- primäre Varikosis
- Thrombophlebitis.

Zu den Erkrankungen des tiefen Venensystems zählen:

- Phlebothrombose (tiefe Venenthrombose)
- postthrombotisches Syndrom (Spätkomplikation einer tiefen Beinvenenthrombose).

Störungen sowohl des tiefen als auch des oberflächlichen Venensystems können eine **chronisch-venöse Insuffizienz** (CVI) verursachen.

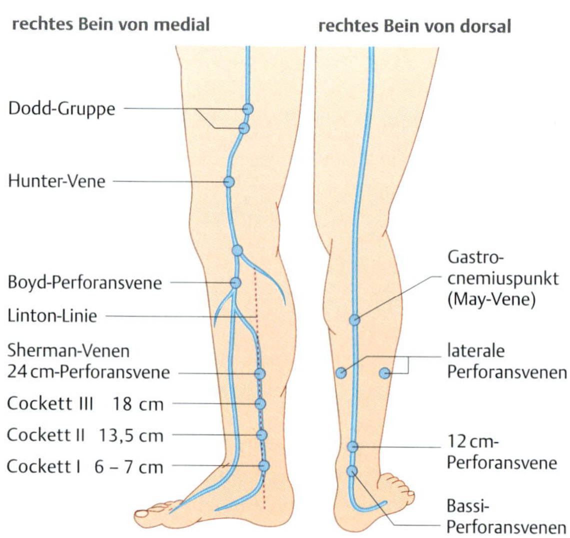

Abb. 14.1 Die wichtigsten Vv. perforantes der unteren Extremität. [aus Greten, Rinninger, Greten, Innere Medizin, Thieme, 2010]

14.1.2 Pathogenese und Pathophysiologie

LERNTIPP !

Zur Pathophysiologie gibt es zwar keine IMPP-Fragen, trotzdem sollten Sie sich kurz auch mit diesem Abschnitt befassen, um das Prinzip und die Auswirkungen von venösen Erkrankungen zu verstehen. Bei der Diagnostik reicht es eigentlich, wenn Sie sich v. a. die sonografischen Möglichkeiten näher anschauen. Sie sind nicht nur die diagnostische Methode der Wahl bei Venenerkrankungen, sondern werden bei den jeweiligen Erkrankungen auch tatsächlich abgefragt.

Der gemeinsame Ausgangspunkt venöser Erkrankungen ist der gestörte Rücktransport des venösen Blutes zum Herzen (**Strömungsinsuffizienz**), die auf **strukturellen Venenveränderungen** und **funktionellen Störungen** beruht (Tab. 14.1).

Die wichtigste Folge der Strömungsinsuffizienz ist die **venöse Hypertonie**, die zum Symptomenkomplex der **chronisch-venösen Insuffizienz** (S. 125) führt. Abhängig von der Ursache wird die Strömungsinsuffizienz in 2 Formen unterteilt:

Retrograde Strömungsinsuffizienz: Sie entsteht durch eine **Störung** der **Venenklappen** im **tiefen Beinvenensystem**. Normalerweise wird das Blut aus Haut und subkutanem Gewebe von den oberflächlichen Venen gesammelt und über die transfaszialen Venen in das tiefe Venensystem drainiert. Die Extremitätenvenen verfügen über zahlreiche halbmondförmige Klappen, die so ausgerichtet sind, dass ein venöser Transport nur zum Herzen hin erfolgen kann. Die Klappen in den Vv. perforantes garantieren, dass das Blut nur von den oberflächlichen zu den tiefen Venen strömen kann. Bei geschlossener distaler und geöffneter proximaler Venenklappe wird das Blut durch die Muskelkontraktion Richtung Herz gepresst (**Muskelpumpe**). Die geschlossene distale Klappe verhindert, dass das Blut zurückfließen kann. Wenn sich die Muskulatur entspannt, öffnen sich die distalen Klappen und die proximale Klappen schließen sich. So kann das Blut von distal nach proximal nachfließen. Ist die **Klappenfunktion** in den tiefen Leitvenen **gestört**, kommt es zu einer Umkehrung der Strömungsrichtung (sog. **Leitveneninsuffizienz**). Hierdurch kann auch die Muskelpumpe nicht mehr effizient arbeiten, das Blut staut sich in der Peripherie (sog. **venöses Pooling**) und fließt über das oberflächliche Venensystem ab. Eine retrograde Strömungsinsuffizienz findet sich v. a. bei fehlenden Venenklappen (Avalvulie), dekompensierter primärer Varikosis (S. 114) oder beim postthrombotischen Syndrom (S. 124) mit Rekanalisation, aber defekten Venenklappen.

Anterograde Strömungsinsuffizienz: Ursächlich ist eine **strukturelle** („venöser Block" bei Phlebothrombose oder äußerer Kompression) oder **funktionelle Abflussstörung** (insuffiziente Muskelpumpe bei Volumen- oder Drucküberlastung des tiefen Venensystems, z. B. bei schwerer Stammvarikose mit relativer Venenklappeninsuffizienz, AV-Fisteln, Rechtsherzinsuffizienz oder Ausfall der Pumpfunktion, z. B. bei Muskellähmung oder Gelenkversteifung). In beiden Fällen kann das Blut nicht ungehindert über die tiefen Leitvenen zum Herzen fließen und es bilden sich kompensatorische Kollateralen, über die das Blut in das oberflächliche Venensystem abfließt (**sekundäre Varikosis**).

14.1.3 Spezielle Diagnostik des venösen Gefäßsystems

Bildgebende Diagnostik

Sonografie: Die Sonografie ist das **wichtigste diagnostische Verfahren** zur Aufdeckung von Störungen im venösen Gefäßsystem. Bei schwierigen Untersuchungsverhältnissen (Adipositas, Meteorismus) kann ersatzweise eine CT- oder MR-Phlebografie durchgeführt werden.

Bei der **Kompressionssonografie** werden die Venen im Querschnitt dargestellt und mit dem Schallkopf zusammengedrückt. Sie ist die Methode der Wahl zur **Thrombosediagnostik**. Lässt sich das Gefäß nicht vollständig komprimieren, liegt eine Thrombose vor. Eine partielle Komprimierbarkeit spricht für eine Thrombusbildung an der Gefäßinnenwand (parietaler Thrombus) oder eine postthrombotische Wandverdickung.

Mit der **farbcodierten Duplexsonografie** kann die Hämodynamik überprüft werden. Klappeninsuffizienzen (postthrombotisch oder bei der primären Varikose) lassen sich durch eine Farbumkehr darstellen, wenn sich der intraabdominale Druck erhöht (z. B. Valsalva-Pressversuch). Die farbcodierte Duplexsonografie ist daher das optimale Verfahren zur Abklärung eines postthrombotischen Syndroms oder einer Varikosis.

Phlebografie: Bei der Phlebografie wird das **gesamte Venensystem** durch **Kontrastmittelinjektion** (in eine Fußrückenvene) röntgenologisch dargestellt. Nachteile im Vergleich zur Sonografie entstehen durch das invasive Vorgehen und die Verwendung von Kontrastmitteln. Sie ist v. a. bei unklaren Sonografiebefunden und vor interventionellen komplexen Eingriffen an den Venen indiziert.

Hämodynamische Funktionstests

Hämodynamische Funktionstests dienen zur Bestimmung der venösen Kapazität (= maximale Aufnahmefähigkeit einer Vene für Blut als indirektes Zeichen für die Venendehnbarkeit) und der venösen Drainage. Standardverfahren sind die

Tab. 14.1 **Pathogenese und Ursachen venöser Erkrankungen**

Pathomechanismus	Ursachen
Stenose oder Verschluss im tiefen Venensystem	Phlebothrombose (am häufigsten), Venenkompression durch perivaskuläre Prozesse (Tumoren, Entzündungen, Hämatome)
Klappendysfunktion	erworben: primär (erworbene Venenwandschwäche) oder sekundär (postthrombotisches Syndrom, AV-Fisteln) angeboren: Klappenagenesie/-dysgenesie
venöse Hypervolämie	Rechtsherzinsuffizienz, AV-Fisteln
Ausfall der Extremitätenpumpe	Parese, Immobilisation (z. B. Gips)

- **Photoplethysmografie** (PPG) bzw. die Lichtreflexionsrheografie (LRR) zur Bestimmung der venösen Drainage bzw. von Klappenfunktionsstörungen mit pathologischem Reflux
- Venenverschlussplethysmografie (VVP) zur Bestimmung der venösen Kapazität. Eine **erhöhte venöse Kapazität** spricht für eine erhöhte Venendehnbarkeit (z. B. primäre Varikosis), eine **verminderte venöse Kapazität** entsteht durch eine thrombotische Lumeneinengung bzw. einen thrombotischen -verschluss, eine verdickte Gefäßwand (PTS) oder eine perivaskuläre Kompression des Venenlumens.
- **Phlebodynamometrie** (PD) zur Bestimmung des Venenruhedrucks und der venösen Drainagekapazität.

PRÜFUNGSHIGHLIGHTS ✘

– ! Bei der **Kompressionssonografie** wird mit dem Schallkopf Druck auf das Gewebe und die darin befindlichen Gefäße ausgeübt.

14.2 Varikosis

Synonym: Krampfadern

DEFINITION Unregelmäßige, sackförmige oder zylindrische Erweiterungen der oberflächlichen Venen mit geschlängeltem Verlauf.

LERNTIPP !

Krampfadern sind ein sehr häufiges Krankheitsbild, sodass es sich v. a. auch im Rahmen mündlicher Prüfungen anbietet, danach zu fragen. Schließlich leiden viele Patienten daran – wenn es sich auch oft nur um einen Nebenbefund handelt. Merken Sie sich, wie es zu Varizen kommt, welche unterschiedlichen Formen es gibt und wie man sie richtig diagnostiziert und anschließend behandelt. Das IMPP hat in den letzten Jahren interessanterweise aber nie danach gefragt.

Epidemiologie: Etwa 30 % der Erwachsenen leiden an einer **Stammvarikosis**, bei etwa 80 % der Bevölkerung finden sich **Besenreiser** und/oder **retikuläre Varizen**. Die Prävalenz der Varikosis nimmt mit dem Alter zu. Frauen sind etwa 3-mal so häufig betroffen wie Männer.

Ätiopathogenese:
- **primäre (genuine) Varikosis** (90 %): Die genaue Ursache ist unbekannt. Pathogenetisch liegt ihr eine **angeborene** (Klappenagenesie, -dysgenesie) oder **erworbene** Störung der Klappenfunktion im oberflächlichen Venensystem zugrunde. **Prädisponierend** wirken stehende Tätigkeiten (venöser Druck ↑), Schwangerschaft, weibliches Geschlecht, hormonelle Kontrazeption, Alter und Übergewicht.
- **sekundäre Varikosis** (10 %): Ursache ist am häufigsten eine kompensatorische Bildung von Kollateralgefäßen bei einer **chronischen Abflussstörung** im tiefen Venensystem (Phlebothrombose), seltener durch Volumenüberlastung (arteriovenöse Fisteln oder Rechtsherzinsuffizienz).

Krampfadertypen: Nach Morphologie und Lokalisation unterscheidet man verschiedene Typen (**Tab. 14.2**):

Einteilung der Stammvarikosis: Bei der Stammvarikosis werden eine komplette und eine inkomplette Form unterschieden. Die Einteilung richtet sich nach der **Lokalisation** des **proximalen Insuffizienzpunktes** (= Stelle, an der die variköse Erweiterung beginnt).

Komplette Stammvarikosis: Der proximale Insuffizienzpunkt liegt im Bereich der Mündungsklappe (**Mündungsklappeninsuffizienz**). Die **Ausprägung** hängt von der Lage des **distalen Insuffizienzpunktes** (= Stelle, an der die Klappen der Stammvene wieder normal schließen und das Blut in das tiefe Venensystem drainiert wird) ab. Je weiter distal der **distale Insuffizienzpunkt** liegt, desto größer ist das rezirkulierende Blutvolumen und desto ausgeprägter ist die Varikosis (Einteilung in Stadien nach Hach, **Abb. 14.2** und **Tab. 14.3**).

Inkomplette Stammvarikosis: Bei einer inkompletten Stammvarikosis liegt der proximale Insuffizienzpunkt distal der Mündungsklappen: Die Mündungsklappen (Venenkrosse) sind intakt, distal kommt es jedoch zur Insuffizienz der Perforans- oder Seitenastvenen. Unterschieden werden dabei Seitenast-, Perforans- und dorsaler Typ.

Pathophysiologie der Stammvarikosis: Charakteristisch ist die Ausbildung eines **Rezirkulationskreislaufs**. Durch die **insuffiziente Mündungsklappe** (proximaler Insuffizienzpunkt) strömt ein Teil des Blutes gegen die normale Strömungsrichtung aus dem tiefen Venensystem in die Stammvene. In der Stammvene fließt das Blut retrograd bis zum **distalen Insuffizienzpunkt**. Von dort aus gelangt es über Seitenastvarizen und suffiziente Perforans-

Tab. 14.2 **Krampfadertypen**

Krampfadertyp	Definition	klinische Bedeutung:
Stammvarikosis	Varikosis der V. saphena magna (medialer Ober- und Unterschenkel) und/oder der V. saphena parva (Unterschenkelrückseite) bei Mündungsklappeninsuffizienz (komplette Stammvarikose) oder Perforansinsuffizienz (inkomplette Stammvarikose)	→ klinisch die wichtigste und folgenschwerste Varizenform
Seitenastvarikosis	Erweiterung der Seitenäste der V. saphena magna oder parva	gering
Perforansvarikosis	Varikosis der Vv. perforantes bei Klappeninsuffizienz der Perforansvenen	→ Die größte klinische Bedeutung hat die Cockett-Venenvarikosis oberhalb des Innenknöchels
retikuläre Varikosis	netzartige Erweiterung (∅ 1–3 mm) subkutaner Nebenastvenen (v. a. Kniekehle und Außenseite des Ober- und Unterschenkels)	kosmetische Bedeutung (hämodynamisch irrelevant, da keine Verbindung zum tiefen Venensystem)
Besenreiser	spinnengewebsartige intradermale Mikrovarizen (∅ < 1 mm), v. a. Oberschenkelrückseite	ausschließlich kosmetisch relevant

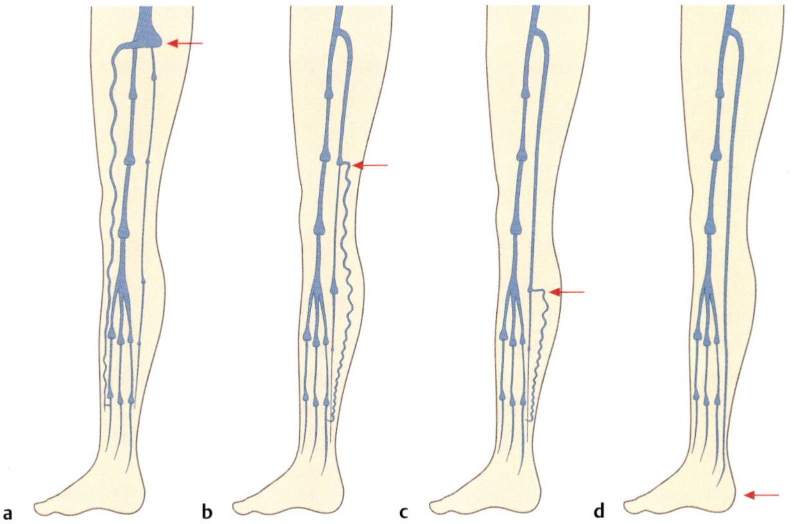

Abb. 14.2 **Stadieneinteilung der kompletten Stammvarikosis der V. saphena magna** nach Hach.
a Stadium I: Insuffizienz der Krosse. **b** Stadium II: Reflux bis oberhalb des Kniegelenks. **c** Stadium III: Reflux bis unterhalb des Kniegelenks. **d** Stadium IV: Reflux bis zum Knöchel. [aus Baenkler et al., Duale Reihe Innere Medizin, Thieme, 2018]

Tab. 14.3 **Einteilung der kompletten Stammvarikosis nach dem distalen Insuffizienzpunkt** (nach Hach)

Stadium	Vena saphena magna	Vena saphena parva
I	Insuffizienz der Krosse	Insuffizienz der Mündungsklappe in der Kniekehle
II	Reflux bis oberhalb des Kniegelenks	Insuffizienz bis Unterschenkelmitte
III	Reflux bis unterhalb des Kniegelenks	Insuffizienz bis zum Außenknöchel
IV	Reflux bis zum Knöchel	–

venen in die **tiefen Leitvenen** und wird mithilfe der Extremitätenpumpe in Richtung Herz geleitet. In der Leistenregion tritt ein Teil des Blutes erneut über insuffiziente Mündungsklappen in den pathologischen Rezirkulationskreislauf ein.

- **kompensierter Rezirkulationskreis:** Die Klappenfunktion in den tiefen Leitvenen ist normal und das rezirkulierende Blutvolumen kann ausreichend nach proximal abgeleitet werden.
- **dekompensierter Rezirkulationskreis:** Die tiefen Venen werden durch die chronische Volumenüberlastung überdehnt, und es entwickelt sich eine Klappeninsuffizienz in den tiefen Leitvenen. Folge: retrograde Strömungsinsuffizienz (S. 113) und im Spätstadium chronisch-venöse Insuffizienz (S. 125).

Klinik: Patienten mit einer Varikosis klagen über **Schmerzen** sowie ein **Schwere-** und **Stauungsgefühl** im betroffenen Bein. Die Beschwerden bessern sich im Liegen sowie bei Bewegung und nehmen bei langem Stehen zu. Typische Begleitsymptome sind **abendliche Knöchelödeme, Juckreiz** und **nächtliche Fuß-** und **Wadenkrämpfe**. Die klinische Stadieneinteilung ist in **Tab. 14.4** dargestellt.

Komplikationen:

- chronisch-venöse Insuffizienz (S. 125): wichtigste Komplikation einer Stammvarikose
- Varikophlebitis (S. 116): Gefürchtet ist die aszendierende Varikophlebitis mit Gefahr der tiefen Beinvenenthrombose.
- Varizenruptur: durch ein mechanisches Trauma → besonders leicht rupturieren Varizenknoten (ausgeprägte Aussackungen).

Tab. 14.4 **Stadieneinteilung der Varikosis** (nach Marschall)

Stadium	klinische Symptome
I	keine Beschwerden, evtl. kosmetisch störend
II	Stauungsgefühl, nächtliche Krämpfe, Parästhesien, beginnende Schwellungsneigung
III	klinische Beschwerden stärker ausgeprägt als Stadium II Zeichen der beginnenden chronisch-venösen Insuffizienz: Hautinduration, Pigmentierung, Ekzem, Dermatitis, Atrophie, abgeheiltes Ulcus cruris
IV	klinische Beschwerden der Varikosis wie im Stadium III Zeichen der fortgeschrittenen chronisch-venösen Insuffizienz: florides Ulcus cruris venosum

Diagnostik:

Inspektion: Bei stehenden (schlanken) Patienten lassen sich die erweiterten, geschlängelten Venen bereits **inspektorisch** erkennen. Bei einer Perforansvarikosis lässt sich über ihrem Abgang aus der Stammvene häufig eine erbsengroße wegdrückbare Hautvorstülpung tasten, die durch die Strömungsumkehr des Blutes entsteht (sog. **Blow-out-Phänomen**). Im fortgeschrittenen Stadium erkennt man während der Inspektion häufig die typischen Hautveränderungen der chronisch-venösen Insuffizienz.

Apparative Diagnostik:

- **farbcodierte Duplexsonografie:** Beurteilung von Morphologie und Funktion des Venensystems
- **Valsalva-Pressmanöver:** zum Nachweis der Klappeninsuffizienz (→ durch die Aktivierung der Bauchpresse kommt es in der klappeninsuffizienten Vene zu einer retrograden Blutströmung)
- **Kompressionssonografie:** zur Beurteilung der Durchgängigkeit des tiefen Venensystems. Für ein frei durchgängiges tiefes Venensystem sprechen die vollständige Komprimierbarkeit des Gefäßes und der Nachweis eines atemvariablen Blutabstroms.
- **Phlebografie:** nur ausnahmsweise bei unklaren Sonografiebefunden und vor einer Varizenoperation indiziert.

Therapie: Alle Therapieansätze der Varikosis verfolgen das Ziel, die chronische-venöse Hypertonie durch Ausschaltung der pathologischen Rezirkulationskreisläufe zu beseitigen und die Entwicklung einer chronisch-venösen Insuffizienz zu vermeiden. Die Entscheidung über die Behandlung (konservative Therapie, Sklerosierung, Operation) hängt vom Stadium und den Beschwerden des Patienten ab.

Konservative Therapie:

- **konsequente Kompressionstherapie** (Kompressionsstrümpfe) → fördern den venösen Rückstrom und die Rückresorption von Ödemen
- **regelmäßige Bewegung** und gezieltes Muskeltraining zur Stärkung der Muskelpumpe
- **Hochlagerung** der Extremität, kalte Hydrotherapie (Kneipp-Kuren) und venentonisierende Medikamente → zur Minderung von peripheren Ödemen und subjektiven Beschwerden. Kontraindikationen sind eine Phlegmasia coerulea dolens (S. 124) und eine dekompensierte Herzinsuffizienz.
- **Sklerosierung** (mit Verödungsmitteln wie Polidocanol) ist aus kosmetischen Gründen bei retikulären, Besenreiser- und kleinen Seitenastvarizen indiziert.

Operative Therapie: Indikationen für eine operative Therapie sind:

- hämodynamische relevante Varizen mit Verbindungen zum tiefen Venensystem (Therapie der 1. Wahl bei Stammvarikosis, ausgeprägter Seitenast- und Perforansvarikosis)
- Varizenkomplikationen (Varizenblutung, Varikophlebitis, Stauungsdermatitis, Ulcus cruris venosum).

Die wichtigste Voraussetzung für eine chirurgische Sanierung ist die nachgewiesene **Durchgängigkeit** und **Funktionalität** des **tiefen Venensystems**. Diese muss präoperativ mittels Phlebografie oder Duplexsonografie überprüft werden. Die erkrankten Venen werden immer am stehenden Patienten markiert, da sie im Liegen nicht mehr sichtbar sind.

Die operative Therapie verfolgt das Prinzip, alle insuffizienten Venenanteile eines Rezirkulationskreislaufs zu entfernen. Suffiziente Venensegmente sollten nicht entfernt werden, damit sie ggf. später noch für Venenbypässe verwendet werden können. Vorgehen:

OP-TECHNIK

Standardmäßig wird die **Venexhairese nach Babcock** durchgeführt. Nach einem Leistenschnitt sucht man den Venenstern (Krosse) in der Fossa ovalis auf (= Mündungsstelle der V. saphena magna zusammen mit 3–10 weiteren Venen in die V. femoralis), ligiert alle Seitenäste und setzt sie ab (**Krossektomie**). Im Anschluss wird die V. saphena magna im Bereich des Innenknöchels freigelegt, distal ligiert und eine sog. Babcock-Sonde von distal nach proximal vorgeschoben. Proximal wird die V. saphena magna von der V. femoralis abgesetzt, dann an der Sonde befestigt und nach distal herausgezogen (**Stripping**, Abb. 14.3). So reißen auch die kleinen Seitenäste ab. Bei größeren Widerständen werden Entlastungsschnitte gesetzt und die Seitenäste ligiert. Insuffiziente Perforans-Venen und präoperativ eingezeichnete (oberflächliche) Venenkonvolute müssen ebenfalls aufgesucht und sorgfältig ligiert werden (**Exhairese**). Abschließend muss ein Kompressionsverband angelegt werden.

Komplikationen: Verletzung des N. saphenus und der V. femoralis, Blutungen, Hämatome, Wundinfektionen oder die Entwicklung von Lymphfisteln.

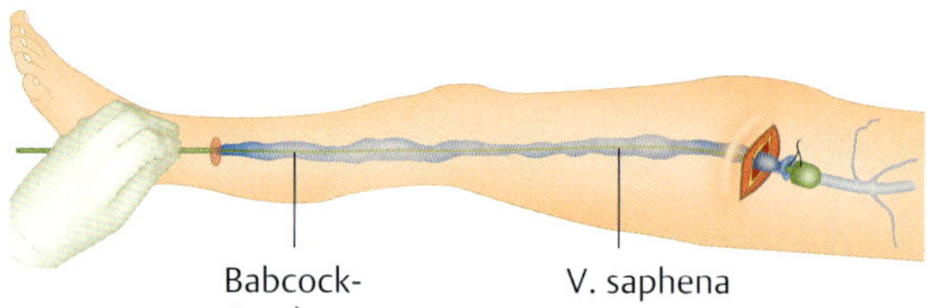

Abb. 14.3 Varizenstripping nach Babcock. Erläuterung s. Text. [aus Hirner, Weise, Chirurgie, Thieme, 2008]

Alternative Verfahren sind die **Kryoexhairese** und endovenöse Katheterverfahren wie die **Laser**- bzw. **Radiofrequenzablation**. Letztere Methoden setzen sich wegen der geringeren Invasivität immer mehr durch. Die Überlegenheit dieser Verfahren ist allerdings noch nicht abschließend belegt.

Prognose: Wichtig ist die konsequente Anwendung des Kompressionsverbandes mit elastischen Binden, um Nachblutungen zu verhindern. Nach Abschluss der Wundheilung müssen 4–6 Wochen lang Kompressionsstrümpfe getragen werden.

Nach einer Sklerosierung kommt es in > 50 % der Fälle zu einem Rezidiv, bei der Operation in < 5 % der Fälle. Rezidive treten meist durch nicht versorgte Vv. perforantes des insuffizienten Krossenstumpfes auf.

14.3 Thrombophlebitis

DEFINITION Akuter thrombotischer Verschluss oberflächlicher Venen mit begleitender Entzündung der Venenwand.

Ätiologie:

- **untere Extremität** (ca. 90 %): kleine Gefäßverletzungen in varikös vorgeschädigten Stammvenen und ihren Seitenästen (**Varikophlebitis**), begünstigend wirken kleine mechanische Traumata (z. B. Druck durch zu enge Kleidung) und Immobilisation
- **obere Extremität** (ca. 10 %): **iatrogen** (Venenverweilkanülen, Injektion intimareizender Medikamente), i. v.-Drogenabhängigkeit.

Sonderformen:

- **Thrombophlebitis migrans/Thrombophlebitis saltans:** münzgroße Rötungen im Verlauf nicht varikös veränderter Venen, die entweder von einem Venenabschnitt zum nächsten „springen" (Thrombophlebitis saltans) oder sich kontinuierlich entlang oberflächlicher Venen einer Extremität ausbreiten (Thrombophlebitis migrans). Häufig als **Frühsymptom** einer **Thrombangiitis obliterans** oder als **paraneoplastisches Syndrom** (bei 50 % der Patienten).
- **Morbus Mondor:** strangförmige Thrombophlebitis der **seitlichen Thoraxvenen** bei Entzündungen des Brustraums, nach Trauma oder idiopathisch.

Klinik: Typisch ist der **druckschmerzhafte**, **strangförmig verdickte**, thrombosierte Venenverlauf. Die Umgebung ist häufig gerötet, überwärmt, schmerzhaft und geschwollen. Eine Beinschwellung tritt nicht auf (Abfluss über distale Perforansvenen in das tiefe Beinvenensystem).

PRAXIS Unterscheiden Sie Thrombophlebitis und Phlebothrombose (s. u.) anhand der Klinik: Bei der Thrombophlebitis findet sich oft ein schmerzhaftes Bein mit einem derben, berührungsempfindlichen und geröteten Strang im Venenverlauf, evtl. tasten Sie auch einen Knoten. Die Entzündung tritt meistens bei bestehenden Varizen auf. Im Unterschied zur Phlebothrombose ist die Extremität aber nicht geschwollen.

Komplikationen:
- septische Thrombophlebitis
- transfasziale Varikophlebitis (20% d. F.): Übergreifen auf die tiefen Beinvenen mit der Folge einer tiefen Beinvenenthrombose über insuffiziente Vv. perforantes oder Mündungsklappen (sog. Kragenknopfphlebitis mit Kragenknopfthrombose).

Diagnostik: i. d. R. **Blickdiagnose**. Zum Ausschluss einer transfaszialen Varikophlebitis mit Beteiligung tiefer Venen sollte eine Duplexsonografie durchgeführt werden.

Differenzialdiagnosen:
- **Phlebothrombose** (S. 117): Anders als die Thrombophlebitis geht die Phlebothrombose mit einer Schwellung der Extremität einher.
- **Erysipel:** scharf abgegrenzte Rötung, die häufig mit allgemeinem Krankheitsgefühl und Fieber einhergeht
- **Behçet-Syndrom:** Charakteristisch ist die Trias Hypopyon-Iritis, Aphthen der Mund- und der Genitalschleimhaut sowie Hautknoten an den Unterschenkeln.
- **Thrombangiitis obliterans:** Abgrenzung durch Angiografie
- **Lymphangitis** (S. 127): schmerzhafte Rötung entlang einer Lymphbahn.

Therapie:
- **keine Immobilisation:** Patient soll sich **viel bewegen**, da Bettruhe das appositionelle Thrombuswachstum bis in das tiefe Venensystem fördert
- **Kompressionsverband**
- **Stichinzision** und Entfernung des thrombotischen Materials bei **frischer Thrombophlebitis**
- **symptomatische Maßnahmen:** kalte Umschläge, lokale Salbenverbände mit Heparin, orale NSAR bei starken Schmerzen
- **prophylaktische Heparinisierung:** bei ausgeprägter Thrombophlebitis am Oberschenkel, am dorsalen Unterschenkel (Mündung der V. saphena magna bzw. parva) und bei bettlägerigen Patienten zur Prophylaxe einer sekundären Phlebothrombose
- Bei Thrombophlebitis in einer Stammvene mit Krossenbeteiligung ist evtl. eine Operation indiziert.

Prognose: Meist ist die Entzündung nach 1–2 Wochen rückläufig, wobei die Vene noch monatelang als derber Strang tastbar ist.

PRÜFUNGSHIGHLIGHTS

- ! **Symptome:** strangförmige rötliche Verdickung über dem Venenverlauf, Umgebung geschwollen und gerötet.
- !! **Therapie: Bewegung, Lokalmaßnahmen** wie Heparinsalbenverband, **Kompressionsverband**, bei frischer Thrombophlebitis auch **Stichinzision** und Entfernung des thrombotischen Materials.

14.4 Phlebothrombose

14.4.1 Grundlagen

Synonym: tiefe Venenthrombose

DEFINITION Blutgerinnselbildung im Bereich des tiefen Venensystems, die zu einem partiellen oder kompletten Verschluss des Venenlumens führt.

Lokalisation: Die venöse Thrombose entwickelt sich am häufigsten (> 90 %) im Bereich der **unteren Extremität** als tiefe Bein- und Beckenvenenthrombose (S. 119). Deutlich seltener entstehen Phlebothrombosen in den **Arm-** und **Schultervenen** (Paget-von-Schroetter-Syndrom (S. 124)), in der **unteren** und **oberen Hohlvene** (V.-cava-inferior-/superior-Thrombose) und in den **Organvenen** (S. 124).

Ätiopathogenese: Die von **Virchow** beschriebene **Trias** fasst die 3 **pathogenetischen Grundlagen** der Thromboseentstehung zusammen (Tab. 14.5):
- **Gefäßwandveränderungen:** Bei einem Endothelschaden entfällt die lokale gerinnungshemmende Wirkung. An die raue Endotheloberfläche lagern sich Thrombozyten an, und durch die Freilegung von subendothelialem „thrombogenem" Gewebe wird die plasmatische Gerinnungskaskade aktiviert.
- **Änderung des Blutstroms:** Eine verlangsamte Blutströmung führt zu einer Verklumpung der Erythrozyten und Aggregation der Thrombozyten (Sludgebildung), die sich leicht am Endothel ablagern können.
- Veränderungen der Blutzusammensetzung mit **Hyperkoagulabilität**.

LERNTIPP !

Merken Sie sich die Virchow-Trias. Sie besteht aus einer **veränderten Gefäßwand**, einer **veränderten Blutzusammensetzung** und einem **veränderten Blutstrom**. Hieraus können Sie sich alle möglichen Auslöser schnell und einfach ableiten: In den IMPP-Fallbeispielen wurden bisher die Immobilisation, das paraneoplastische Syndrom und die postmenopausale Östrogensubstitution als Thrombose-Auslöser genannt.

Klinische Pathologie: Es werden insgesamt vier Thrombusformen unterschieden:
- **Abscheidungsthrombus:** Entsteht über Endothelläsionen, die mit dem strömenden Blut in Kontakt treten und auf der sich Thrombozyten ablagern (**weißer Plättchenthrombus**). Über Mediatoren der Thrombozyten wird das plasmatische Gerinnungssystem aktiviert und es lagert sich ein maschenartiges Fibrinnetz ab, in dem sich Leukozyten und Erythrozyten verfangen (**roter Thrombus**). Die periodische Schichtung der weißen und roten Thrombusbestandteile zeigt sich morphologisch als geriffelte Gerinnseloberfläche.
- **Gerinnungsthrombus** (**roter Thrombus**): Entsteht durch ein intravasales Abflusshindernis mit Stagnation des Blutflusses. Der damit einhergehende Sauerstoffmangel führt zur Freisetzung gerinnungsaktivierender Mediatoren. Die stehende Blutsäule gerinnt zu einem homogenen erythrozytenhaltigen (roten) Thrombus, in dem die Thrombozyten und das Fibrin locker und ungeordnet verstreut liegen. Die Instabilität des Ge-

LERNPAKET 7

Tab. 14.5 **Pathogenetische Faktoren und Ursachen (Risikofaktoren) der Thrombose (Virchow-Trias)**

Faktor	Auslöser
Gefäßwandveränderungen	▪ Entzündungen der Gefäßwand (Phlebitis) ▪ traumatisch (Gefäßwandverletzungen, Operationen, iatrogen, Druck von außen (z. B. durch perivaskuläre Prozesse), Mikrotraumata durch einseitige körperliche Aktivität („thrombose par effort") ▪ toxische Gefäßwandschädigungen (Medikamente, ionisierende Strahlung)
Blutstromveränderungen	▪ Immobilisation (langes Sitzen, Bettlägerigkeit, Lähmungen, Gips) ▪ Herzinsuffizienz ▪ lokale Abflussbehinderungen (z. B. Tumoren, Thoracic-Inlet-Syndrom, venöse Aneurysmen, Varizen, postthrombotisches Syndrom, chronisch-venöse Insuffizienz)
veränderte Blutzusammensetzung mit gesteigerter Gerinnungsaktivität (Thrombophilie)	▪ erhöhte Blutviskosität („Hyperviskositätssyndrom"): – Exsikkose (Diuretika, starke Verbrennungen, Durchfallerkrankungen) – Polyglobulie, Thrombozytose, Plasmozytom ▪ erhöhte Freisetzung von Gewebsthrombokinase: posttraumatisch, postoperativ, nach Verbrennungen ▪ Tumorzerfall bei malignen Erkrankungen (→ evtl. Erstsymptom einer unbekannten Neoplasie bzw. paraneoplastisches Syndrom) ▪ hormonell: Schwangerschaft, postpartal, Östrogen- („Pille") oder Steroideinnahme, postmenopausale Östrogensubstitution ▪ angeborene oder erworbene Störungen im Gerinnungssystem (Mangel an Gerinnungsinhibitoren oder verminderte Aktivität des Fibrinolysesystems): – erworben: Antiphospholipid-Syndrom, Protein-C-/-S-Mangel (Lebererkrankungen, Therapiebeginn mit Vitamin-K-Antagonisten, Vitamin-K-Mangel), Antithrombin-III-Mangel (Lebererkrankungen, Eiweißverlustsyndrom, DIC), Heparin-induzierte Thrombozytopenie Typ II, Dysfibrinogenämie – hereditär (in der Reihenfolge der Häufigkeit): APC-Resistenz (Faktor-V-Leiden-Mutation), Hyperhomozysteinämie, Prothrombinmutation, Protein-C-/-S-/Antithrombin-III-Mangel

rinnsels macht den Gerinnungsthrombus zu einer gefährliche Emboliequelle.

- **gemischter Thrombus:** Den „Kopf" des gemischten Thrombus bildet ein Abscheidungsthrombus, der sekundär zu einer Stagnation des Blutflusses und Anlagerung eines Gerinnungsthrombus führt. Die Schichtung wirkt morphologisch zwiebelschalenartig.
- **hyaliner Mikrothrombus:** Zerfallene Thrombozyten und Fibrin bilden hyaline, eosinrote kleine Gerinnsel als morphologisches Korrelat einer Verbrauchskoagulopathie.

Thrombusschicksal: Die **körpereigene Fibrinolyse** verfolgt sofort das Ziel, das verschlossene Gefäßlumen zu **rekanalisieren**. Gelingt dies nicht, folgt die **Organisation** des Thrombus: Nach **24 h** umhüllen endotheliale Zellen das Gerinnsel, und nach ca. **72 h** ist der thrombotische Inhalt gleichmäßig eingeschmolzen. Etwa ab dem **4. Tag** dringen Fibroblasten, Makrophagen und einsprossende Kapillaren in den Thrombus ein, der Thrombus wird durch kollagene Fasern fest mit der Gefäßwand verbunden: Das verbliebene thrombotische Material wird proteolysiert und phagozytiert bzw. bindegewebig organisiert. Nach Abschluss der Organisationsvorgänge verbleibt meist ein rekanalisiertes Gefäßlumen mit einer sklerosierten, verdickten Gefäßwand und Narbensträngen, die von einer Gefäßwand zu anderen ziehen (sog. **Strickleiterphänomen**). Durch die Entzündungsvorgänge in der Gefäßwand können während dieses „Reparaturvorgangs" Proteasen und Granulozyten in den Thrombus eindringen und zu einer sekundären Aufweichung (**putride Erweichung**) führen. Lagert sich Kalk in den Thrombenrest ein, entstehen sog. **Phlebolithen**, die verknöchern können.

Pathophysiologie: Distal der Thrombose kommt es durch eine anterograde Strömungsinsuffizienz (S. 113) zu einem **Blutrückstau** mit Entwicklung einer **venösen Hypertonie**, die – anders als bei der primären Varikose – auch im Liegen persistiert. Durch den steigenden Kapillardruck und die abnehmende Flüssigkeitsresorption bilden sich **Ödeme**. Die vermehrte Volumenbelastung lässt die Venen dilatieren, sodass die Klappen nicht mehr vollständig schließen können (**sekundäre Klappendysfunktion**). Sind die Perforansvenen betroffen, fließt das Blut retrograd aus dem gestauten tiefen Venensystem in die oberflächlichen Venen (**Kollateralkreislauf**). Durch den vermehrten Blutfluss über die Kollateralen werden diese überdehnt und klappeninsuffizient (**sekundäre Varikosis**).

Komplikationen: Die wichtigste und gefährlichste Frühkomplikation der venösen Thrombose ist die **venöse Thromboembolie**, insbesondere die **Lungenembolie**. Mehr als 90 % der Emboli stammen aus den tiefen Becken- und Oberschenkelvenen. Morgendliches Aufstehen, starkes Pressen (z. B. Defäkation) und plötzliche körperliche Anstrengung können die Thrombusablösung fördern. Eine Pfortaderembolie ist selten. Die wichtigste Spätfolge der venösen Beinvenenthrombose ist das **postthrombotische Syndrom** (S. 124).

Thrombophiliediagnostik: Für die **Rezidivprophylaxe** der venösen Thrombose ist es wichtig, die **Ursache** abzuklären. Hierbei stehen insbesondere das Thrombophiliescreening und die Tumorsuche im Vordergrund.

Thrombophiliediagnostik:

- **Indikationen:** idiopathische Thromboembolie bei jungen Patienten (< 50 Jahren), ungeklärte Thromboembolien in der Familie, Thromboembolierezidiv trotz effektiver Antikoagulation, ungewöhnliche Thromboselokalisation (z. B. Sinusvenen- oder Mesenterialvenenthrombose), Hinweise auf ein Antiphospholipidantikörpersyndrom (Frauen mit Aborten in der Anamnese).

- **Voraussetzung:** Durchführung frühestens 3 Monate nach Abklingen der akuten Thrombose. Frauen dürfen zu diesem Zeitpunkt keine oralen Antikonzeptiva einnehmen oder schwanger sein.
- **Getestet werden:** APC-Resistenz und genetischer Faktor-V-Leiden-Test, Prothrombin-20210-Mutation, Protein-C- und -S-Aktivität, AT III, Faktor-VIII-Aktivität, Phosholipidantikörper.

Tumorsuche: Eine paraneoplastische Thrombose sollte v. a. bei Patienten > 50 Jahre ausgeschlossen werden (Abklärung des unteren Gastrointestinaltrakts, z. B. mittels abdominaler Sonografie, der Prostata und der weiblichen Geschlechtsorgane). Verdächtig sind insbesondere auch ein Gewichtsverlust in der Anamnese (B-Symptomatik) sowie Thrombosen, die unter laufender Antikoagulation auftreten.

LERNTIPP !

Bei **rezidivierenden Thrombosen**, v. a. bei solchen, die **ohne erkennbaren Auslöser** bei **älteren Patienten** auftreten, sollten Sie immer auch an eine **maligne Grunderkrankung** denken. Fragen Sie nach weiteren tumorassoziierten Beschwerden wie einem ungewollten Gewichtsverlust in den letzten Monaten und sehen Sie sich die Laborbefunde an. Häufig ist die Ursache im Gastrointestinalbereich zu erwarten. Eine Blutungsanämie im Labor (Hb, MCV und Serum-Ferritin ↓) sowie auffällige Leberwerte erhärten den Verdacht. Zur Tumorsuche wäre in so einem Fall eine Abdomen-Sonografie der nächste diagnostische Schritt.

Venöse Thromboembolieprophylaxe: Sie ist bei Patienten mit einem persistierenden oder reversiblen erhöhten Risiko für thromboembolische Ereignisse indiziert (z. B. Immobilisation, prädisponierende internistische Erkrankungen, perioperativ).

Primärprophylaxe:
- Frühmobilisierung nach operativen Eingriffen
- aktive Bewegungsübungen zur Förderung des venösen Rückstroms (Anspannen und Entspannen der Unterschenkelmuskulatur)
- Kompressionstherapie
- Absetzen thrombosefördernder Medikamente
- **Antikoagulation:** In der primären Thromboembolieprophylaxe werden heute i. d. R. **niedermolekulare Heparine** oder das Heparinanalogon **Fondaparinux** eingesetzt.

Sekundärprophylaxe: Die Sekundärprophylaxe wird als **orale Antikoagulation** mit Vitamin-K-Antagonisten (z. B. Phenprocoumon) oder mit einem direkten oralen Antikoagulans (Dabigatran, Rivaroxaban, Apixaban, Edoxaban) durchgeführt. Die Dauer der oralen Antikoagulation richtet sich nach (**Tab. 14.6**):
- **Pathogenese** des thromboembolischen Ereignisses (idiopathisch oder sekundär)
- **Art der Risikofaktoren** (reversibel oder persistierend)
- **Anzahl der Thrombosen** in der Anamnese (erste Thrombose oder Rezidivthrombose).

PRAXIS Thrombozytenaggregationshemmer wie Acetylsalicylsäure oder Clopidogrel sind im venösen System nur schwach wirksam.

Tab. 14.6 **Dauer der oralen Antikoagulation nach Thromboembolie**

Konstellation	Dauer
erste Thromboembolie	
▪ bei reversiblen Risikofaktoren (z. B. postoperativ, Immobilisation, Antikonzeption)	▪ 3–6 Monate
▪ idiopathische Genese bzw. Thrombophilie	▪ 6–12 Monate oder unbefristet
▪ bei kombinierter Thrombophilie oder Antiphospholipid-Antikörper-Syndrom	▪ 12 Monate oder unbefristet
rezidivierende idiopathische Thromboembolie	Dauertherapie
aktive Krebserkrankung	Dauertherapie

PRÜFUNGSHIGHLIGHTS ✘

- **Ätiologie:**
  - ! **Virchow-Trias:** Veränderungen von Gefäßwand, Blutstrom und Blutzusammensetzung
  - !! prädisponierende Faktoren sind z. B. **Immobilisation**, **maligne Erkrankungen** oder eine **postmenopausale Östrogensubstitution**
- ! **Thrombophiliediagnostik:** Bestimmung von APC-Resistenz, Protein-C- und -S-Aktivität, Faktor-VIII-Aktivität, Antithrombin III (AT III)
- !! Bei Verdacht auf eine maligne Thromboseursache ist die **Abdomensonografie** eine wichtige diagnostische Methode.
- ! **3–6-monatige Therapie** mit oralen Antikoagulanzien bei reversiblen Risikofaktoren (z. B. **postoperativ**)
- ! **Dauertherapie mit oralen Antikoagulanzien** bei rezidivierender idiopathischer Thromboembolie.

14.4.2 Tiefe Beinvenenthrombose (TVT)

DEFINITION Intravitale Blutgerinnselbildung im Bereich der tiefen Becken- und Beinvenen.

Epidemiologie: Inzidenz etwa 1–2/1000 Einwohner/Jahr. Sie nimmt mit steigendem Lebensalter zu. Das jährliche Risiko für Menschen < 40 Jahren wird auf 1:10 000 geschätzt, für Menschen > 60 auf 1:100/Jahr. Frauen sind häufiger betroffen.

Einteilung: Venöse Thrombosen können prinzipiell in allen Etagen der unteren Extremität auftreten. Die Thromben können sich auf die Gefäße einer Etage beschränken (**Einetagenthrombose**) oder deszendierend bzw. aszendierend in andere Etagen hineinwachsen (**Mehretagenthrombose**). Die Häufigkeit der Thrombosen nimmt von proximal nach distal zu (Becken ca. 10 %, Oberschenkel 10 %, Fossa poplitea 20 %, Unterschenkel 60 %). Etwa ⅔ der tiefen Beinvenenthrombosen treten im **linken Bein** auf. Ursächlich hierfür sind die:
- Überkreuzung der V. iliaca communis sinistra durch die A. iliaca communis dextra („**Überkreuzungsphänomen**“)
- Ausbildung eines Beckenvenensporns an der Einmündung der V. iliaca communis sinistra in die untere Hohlvene (**May-Thurner-Syndrom**).

Meist entstehen die Thromben in den Venen des Unterschenkels und breiten sich von dort nach proximal aus (**aszendierende Thrombose**). Von einer **transfaszialen Thrombose** spricht man bei Einbruch eines epifaszial wachsenden Thrombus in das tiefe Venensystem. Siehe auch Thrombophlebitis (S. 116). Wenn die Thrombose in den Beckenvenen beginnt, spricht man von einer **deszendierenden Thrombose**. Diese wird besonders im Rahmen eines May-Thurner-Syndroms und in der Schwangerschaft beobachtet.

Ätiopathogenese: Siehe Abschnitt Grundlagen der Phlebothrombose (S. 117).

Risikofaktoren: Grundsätzlich wird zwischen **temporären** und **anhaltenden** Risikofaktoren unterschieden. Häufig wirken sich mehrere Faktoren additiv aus. Zusätzlich zu den Faktoren der Virchow-Trias (S. 117) gelten als Risikofaktoren:

- Adipositas
- Alter > 60 Jahre
- positive Thromboseanamnese.

Klinik: Die klinische Symptomatik einer Thrombose variiert erheblich. Sie kann **asymptomatisch** bleiben, mehr oder weniger spezifische Beschwerden (oft **subfebrile Temperaturen**) verursachen oder sich erst durch das Auftreten einer **Lungenembolie** bemerkbar machen. Wenn es durch das Thrombuswachstum zu einer kompletten Verlegung des Gefäßlumens kommt, staut sich das venöse Blut bis ins Kapillarbett zurück. Der orthostatische Druck steigt und Flüssigkeit wird ins Gewebe filtriert, es kommt zum **Ödem**. Das **Bein schwillt** an und fühlt sich **schwer** an, die Haut spannt sich (**Glanzhaut**). Das gestaute sauerstoffarme Blut kann dabei zur **zyanotischen Verfärbung** und zur **Überwärmung** des Beins führen. Der steigende Gewebedruck und die Reizung der Gefäßwände können **Schmerzen** verursachen, die je nach Lokalisation der Thrombose an unterschiedlichen Stellen auftreten bzw. an typischen Druckpunkten provoziert werden können (**Abb. 14.4**). Die Schmerzen werden stärker, wenn das Bein tiefgelagert wird. Durch den Rückstau des Blutes in den Leitvenen kann es zur Strömungsumkehr in die epifaszialen Venen mit Zerstörung der Klappen der Vv. perforantes kommen (**verstärkte Venenzeichnung**). An der Schienbeinkante finden sich häufig sichtbare Kollateralvenen (sog. **Pratt-Warnvenen**). Im Gegensatz zur pAVK sind die Fußpulse üblicherweise tastbar.

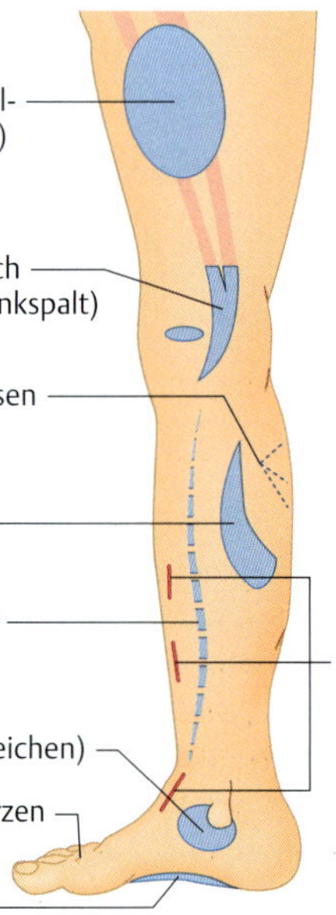

Abb. 14.4 **Schmerzhafte Druckpunkte bei tiefer Beinvenenthrombose.** [aus Hirner, Weise, Chirurgie, Thieme, 2008]

> **LERNTIPP** !
>
> Denken Sie bei **Schmerzen in der Wade** und einem „schweren" Bein an eine TVT, insbesondere wenn die Beschwerden nach längerem Sitzen (z. B. auf **Flugreisen**) oder längerer Immobilisation (z. B. **Gipsbehandlung**) auftreten. Um die Diagnose zu bestätigen oder auszuschließen, sollten Sie als Nächstes unbedingt eine Ultraschalluntersuchung (**Kompressionssonografie**!) des betroffenen Beins veranlassen.

Komplikationen:

- **Lungenembolie:** Die Lungenembolie ist die **wichtigste Frühkomplikation**. Sie entsteht durch eine Verschleppung des Thrombus in das pulmonalarterielle Gefäßsystem, das entweder partiell oder komplett verlegt wird. Das höchste Lungenembolierisiko haben Patienten mit **Beckenvenenthrombose**. Eine Lungenembolie kann asymptomatisch oder aber auch schnell letal verlaufen. Bei geringstem Verdacht auf eine Lungenembolie muss eine TVT ausgeschlossen bzw. behandelt werden.
- **paradoxe Embolie:** Ein venöser Thrombus gelangt durch einen Vorhofseptumdefekt (z. B. offenes Foramen ovale) in die arterielle Strombahn des großen Kreislaufs. Mögliche Folge: arterieller Gefäßverschluss (z. B. **Apoplex**).
- **postthrombotisches Syndrom** (S. 124): Etwa ⅓ der Patienten mit TVT entwickelt im **Spätverlauf** ein postthrombotisches Syndrom mit einer chronisch-venösen Insuffizienz (S. 125).
- **Rezidivthrombose**
- **Phlegmasia coerulea dolens** (S. 124): fulminant verlaufende tiefe Beinvenenthrombose mit sekundärer Behinderung der arteriellen Durchblutung (Letalität ca. 10 %, bei Gangrän bis zu 50 %).

Diagnostik: Das Ausmaß der Diagnostik orientiert sich an der klinischen Wahrscheinlichkeit einer TVT (Vortestwahrscheinlichkeit nach Wells, Wells-Score, **Tab. 14.7**).

- **Anamnese:** bekannte Risikofaktoren und Vorerkrankungen?
- **körperliche Untersuchung:** klassische klinische Trias „Schwellung, Schmerz und Zyanose" nur bei 10 % der Patienten nachweisbar

Tab. 14.7 **Vortestwahrscheinlichkeit nach Wells et al. (Wells-Score)**

Parameter	Punkte
aktive Krebserkrankung	1,0
Lähmung oder nicht lange zurückliegende Immobilisation der Beine	1,0
Bettruhe (> 3 Tage); große Chirurgie (< 12 Wochen)	1,0
Schmerz und/oder Verhärtung entlang der tiefen Venen	1,0
Schwellung des ganzes Beins	1,0
Unterschenkelschwellung > 3 cm im Vergleich zur Gegenseite	1,0
eindrückbares Ödem am symptomatischen Bein	1,0
Kollateralvenen	1,0
frühere, dokumentierte TVT	1,0
alternative Diagnose mindestens ebenso wahrscheinlich wie tiefe Venenthrombose	–2,0

Score > 2,0: Wahrscheinlichkeit hoch, Score < 2,0: Wahrscheinlichkeit gering

- **Labor: erhöhte D-Dimere** (praktisch bei jeder frischen Thrombose)! Daher gilt: D-Dimere im Referenzbereich sprechen mit hoher Wahrscheinlichkeit gegen eine frische Thrombose. **D-Dimere** sind aber **nicht spezifisch** für eine **Thrombose**, da sie als Abbauprodukte der Fibrinnetze bei jedem fibrinolytischen Vorgang im Körper freigesetzt werden (z. B. nach Operationen, bei Malignomen und der disseminierten intravasalen Gerinnung).
- **Duplexsonografie:** zur Diagnosesicherung (direkter Thrombusnachweis, Abb. 14.5 **a** und **b**). **Thrombosezeichen** sind eine verminderte oder fehlende Komprimierbarkeit des Venenlumens (Kompressionssonografie, Abb. 14.5 **c** und **d**), eine aufgehobene Atemmodulation der Blutströmung und der fehlende Blutfluss bei komplettem Venenverschluss.

LERNTIPP !

Die **Duplexsonografie** ist die Methode der Wahl zum Nachweis einer Thrombose. Sie ist indiziert, wenn der klinische Verdacht auf eine Thrombose besteht. Im Labor sind die D-Dimere erhöht. Passen Sie aber auf, es gibt viele Ursachen, die die D-Dimere erhöhen – sie sind also keinesfalls spezifisch. Umgekehrt ist aber eine Thrombose sehr unwahrscheinlich, wenn die D-Dimere normal sind.

- **Phlebografie:** nur bei unklaren Sonografiebefunden
- **CT- oder MRT-Phlebografie:** Thrombosen in den Beckenvenen oder der V. cava inferior bei unzureichender sonografischer Beurteilbarkeit. Im thrombosierten Teil zeigt sich ein erweitertes Lumen. Der Thrombus stellt sich als umflossener Füllungsdefekt dar. Bei einem kompletten Verschluss fehlt jede Kontrastmittelanreicherung, der postthrombotische Abschnitt ist hypodens. Außerdem sind Kollateralgefäße nachweisbar. Abb. 14.6 zeigt eine Thrombose der V. cava inferior in der kontrastmittelgestützten CT.

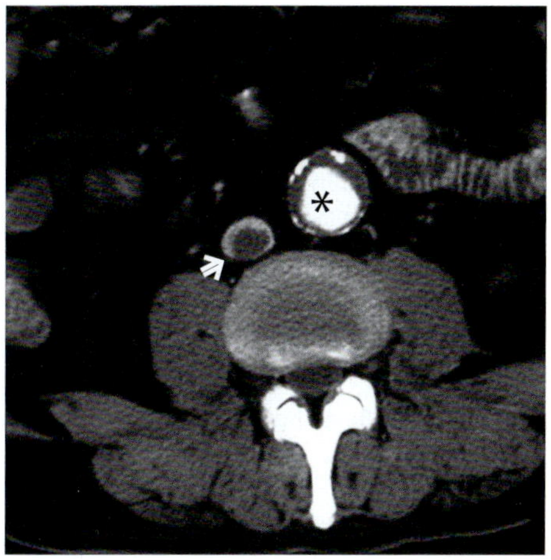

Abb. 14.6 **Thrombose der V. cava inferior.** In der kontrastmittelgestützten CT erkennt man einen Thrombus in der V. cava inferior (Pfeil). Der Stern kennzeichnet die Aorta abdominalis. [aus Reiser, Kuhn, Debus, Duale Reihe Radiologie, Thieme, 2017]

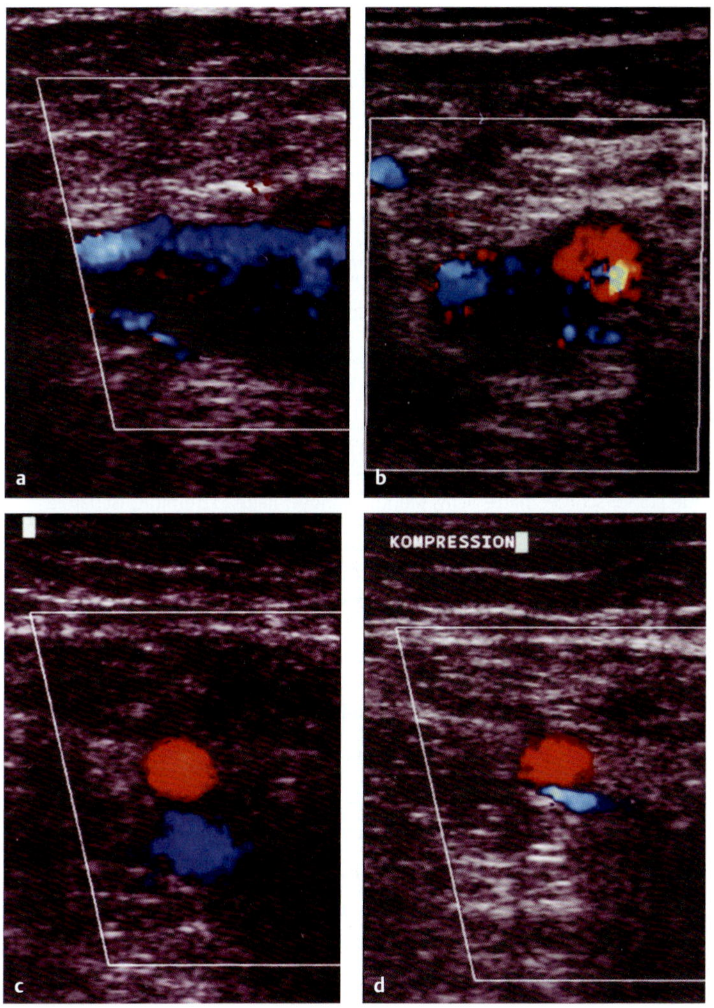

Abb. 14.5 **Duplexsonografischer Nachweis einer tiefen Beinvenenhrombose.** Im Längs- (**a**) und Querschnitt (**b**) zeigt sich eine partiell umflossene Thrombose der V. femoralis superior (blaues Signal). Die benachbarte Arterie weist hingegen ein kräftiges Flusssignal in entgegengesetzter Richtung vor (rot). Auf der Gegenseite ist ein Normalbefund mit unauffälligem Flusssignal von Venen und Arterien ohne (**c**) und mit (**d**) Kompression nachweisbar. Bei Vorliegen einer Thrombose wäre die Vene nicht komprimierbar (hier nicht gezeigt). [aus Reiser, Kuhn, Debus, Duale Reihe Radiologie, Thieme, 2017]

Im Anschluss sollte immer auch die Ursache der TVT geklärt werden (Thrombophiliediagnostik und Tumorsuche, s. o.).

Differenzialdiagnosen: s. Tab. 14.8.

PRAXIS Für venöse Erkrankungen gilt: Die klinischen Symptome nehmen durch langes Stehen, im Laufe des Tages oder bei warmen Wetter zu. Bewegung und Hochlagerung lindern die Beschwerden (DD: arterielle Durchblutungsstörungen)!

Therapie: Ziele der Therapie sind die Verhinderung einer Thrombusaszension und einer Lungenembolie sowie der Erhalt der Venenklappenfunktion zur Prophylaxe eines postthrombotischen Syndroms. Die Akuttherapie basiert auf 3 Säulen:
- Kompressionsbehandlung
- Mobilisation
- Antikoagulation.

LERNTIPP !

Die Therapie der TVT basiert auf der **Antikoagulation** und der **Kompressionsbehandlung**. Eine Immobilisation ist unabhängig von der Lokalisation (distal oder proximal), Ausdehnung und Morphologie (frei flottierend oder an der Wand haftend) der Thrombose **nicht** indiziert. Die meisten Thrombosen werden heute ambulant behandelt. Die **Antikoagulation** beginnt man zunächst mit unfraktioniertem oder niedermolekularem Heparin und stellt dann rasch auf die orale Therapie mit Vitamin-K-Antagonisten um. Alternativ kommen heute direkte orale Antikoagulanzien zum Einsatz (s. u.). Wie lange eine Antikoagulation dann notwendig ist, hängt vor allem von der Anzahl der Thrombosen (erstes Ereignis oder rezidivierende Thrombosen) und den Risikofaktoren ab (Tab. 14.6).

Tab. 14.8 **Differenzialdiagnose der Beinschwellung und der Beinschmerzen**

Diagnose	Kennzeichen
Beinschwellung	
Varikosis und chronisch-venöse Insuffizienz	Ödemneigung v. a. am Abend, Besserung durch Hochhalten, trophische Störungen
Lymphödem	Ausbreitung des Ödems auf die Zehen, Fibrosierung der Haut
Ödeme bei Rechtsherzinsuffizienz oder Niereninsuffizienz	• Rechtsherzinsuffizienz: gestaute Hals- und Zungengrundvenen, Pleuraerguss, Stauungsleber (Aszites), Stauungsgastritis, Stauungsnieren (Proteinurie) • Niereninsuffizienz: fluid lung, Urämie (Pruritus, urämische Gastroenteritis, Polyneuropathie, Perikarditis, Pleuritis), renale Anämie • beidseitig
Proteinmangel	• Leberzirrhose: u. a. Leberhautzeichen, Gerinnungsstörungen, Ikterus • nephrotisches Syndrom: Proteinurie, Hypoproteinämie, hypoalbuminämische Ödeme, Hyperlipoproteinämie • Mangelernährung • beidseitig
Beinschwellung und Schmerzen im Bein	
Bakerzyste	vorbestehende Knieschmerzen/Kniegelenkserguss bei rupturierter Bakerzyste plötzliche, schmerzhafte Wadenschwellung, klinisch von einer TVT kaum zu unterscheiden
Erysipel	starke Rötung und Überwärmung, Fieber, Entzündungszeichen, inguinale Lymphknoten
Stauungsdermatitis	vorbestehende venöse Insuffizienz, Lipodermatosklerose, Hyperpigmentierung
posttraumatische Schwellung	Trauma in der Anamnese
Phlegmasia coerulea dolens (S. 124)	plötzlich auftretende starke schmerzhafte Schwellung, Zyanose, kalte Extremität, Ischämie, Venenstauung, Paresen
complex regional pain syndrome (CRPS)	häufig Trauma in der Anamnese, Schmerzen, Ödeme, Dysästhesie, Paresen, autonome Funktionsstörungen (Schweißsekretionsstörungen, trophische Störung)
Schmerzen im Bein	
Muskelfaserriss	plötzlicher, anhaltender Wadenschmerz, meistens beim Gehen oder nach Muskelkrampf, gelegentlich größere intramuskuläre Hämatome mit Wadenschwellung
akuter Extremitätenarterienverschluss (S. 94)	6 P (pain, pulselessness, paleness, paraesthesia, paralysis, prostration)
pAVK (S. 97)	Belastungsschmerzen, Besserung bei Tieflagerung
Thrombophlebitis (S. 116)	schmerzhafter, oberflächlicher Venenstrang, Rötung, Überwärmung, keine Beinschwellung
Spinalkanalstenose	intermittierende Schmerzen, Besserung im Sitzen, ggf. Paresen und Sensibilitätsstörungen
Wurzelkompressionssyndrom	Schmerzen in der LWS, die in das Bein ausstrahlen und durch Pressen verstärkt werden, ggf. Paresen, Sensibilitätsstörungen, Reflexabschwächung
Polyneuropathie	distal betonte, häufig strumpfförmige Parästhesien, ggf. schlaffe Paresen

Die **Kompressionsbehandlung** fördert den venösen und lymphatischen Rückstrom. Das Bein wird mit elastischen Kurz- oder Mittelzugbinden oder Kompressionsstrümpfen versorgt (**Cave:** keine Kompressionsbehandlung bei schwerer pAVK oder Phlegmasia coerulea dolens!). Durch eine konsequente Kompressionstherapie werden die **Schmerzen gelindert** und das **Risiko** eines **postthrombotischen Syndroms** um etwa 50 % **gesenkt**. Die **Mobilisation** lindert Schmerzen und die Schwellung. Entgegen früherer Auffassung erhöht sie das Lungenembolierisiko nicht. Die einzige Indikation für Bettruhe ist die **Symptomlinderung** bei **stark schmerzhafter Beinschwellung**. Die Patienten sollten eine **Stuhlregulierung** erhalten, um die Bauchpresse (→ Loslösung des Thrombus und Lungenembolie) auszuschalten.

PRAXIS Eine Wärmebehandlung ist kontraindiziert bei einer frischen Thrombose, da dadurch die Embolieneigung verstärkt wird.

Antikoagulation:

- **Initialtherapie:** Initial wird die Antikoagulation mit niedermolekularen Heparinen (NMH) in therapeutischer Dosierung oder dem Pentasaccharid Fondaparinux (kontraindiziert bei Niereninsuffizienz!) **s. c.** durchgeführt. Beide Substanzen haben eine deutlich längere Halbwertszeit als unfraktionierte Heparine (UFH), sodass eine 1–2-mal tägliche Gabe ausreicht. Bei gleicher Wirksamkeit ist die **Nebenwirkungsrate**, insbesondere das Risiko einer Heparin-induzierten Thrombozytopenie Typ II, **deutlich niedriger**. Anders als bei den UFH sind **Laborkontrollen** i. d. R. **nicht notwendig**. Ausnahmen sind die Anwendung bei **eingeschränkter Nierenfunktion** (Kumulationsgefahr durch renale Elimination), Schwangeren und Kindern. In diesen Fällen muss die Therapie mit NMH oder Fondaparinux durch Bestimmung der Anti-Faktor-Xa-Aktivität kontrolliert werden. Bei schwerer Niereninsuffizienz (Kreatininclearance ≤ 30 ml/min) ist die Gabe von **UFH i. v.** indiziert.
- **Erhaltungstherapie:** Die Erhaltungstherapie kann mit **Vitamin-K-Antagonisten** durchgeführt werden. Sie wird **überlappend** ab dem 1. oder 2. Behandlungstag mit niedermolekularen Heparinen oder Fondaparinux begonnen. Die Einnahme erfolgt p. o. und richtet sich nach der INR (Zielbereich: INR 2,0–3,0). Liegt der **INR-Wert** 2 Tage lang bei **2–3**, kann das **Heparin abgesetzt** werden. Die orale Antikoagulation sollte mindestens 3 Monate fortgeführt werden (Dauer der Rezidivprophylaxe s. **Tab. 14.6**).
- **direkte orale Antikoagulanzien:** Der direkte Thrombinantagonist Dabigatran und die direkten Faktor-Xa-Inhibitoren Rivaroxaban, Apixaban und Edoxaban sind heute als Alternative zu den Vitamin-K-Antagonisten zur oralen Antikoagulation bei tiefer Beinvenenthrombose und/oder Lungenembolie zugelassen. Rivaroxaben und Apixaban ermöglichen eine komplett orale Therapie ohne einleitende Gabe von NMH. Die Zulassung von Dabigatran und Edoxaban sieht hingegen eine fünftägige Vorbehandlung mit NMH s. c. vor.

Rekanalisationstherapie: Zur Verfügung stehen die medikamentöse Lysetherapie und interventionell-operative Therapieverfahren. Beide sind nur selten indiziert.

Lysetherapie: Eine Lysetherapie mit Streptokinase, Urokinase oder rtPA ist nur bei Patienten mit frischer TVT (< 7–10 Tagen) sinnvoll (Thrombus noch frei mobilisierbar, Venenklappen und -wand ohne sekundäre Schädigungen). Indikation v. a. bei jungen Patienten mit hoher Lebenserwartung (hohe Wahrscheinlichkeit, im Spätverlauf ein PTS zu entwickeln) und proximalen Thrombosen. Nachteilig ist das erhöhte Risiko einer intrazerebralen Blutung. Wichtig zu wissen ist in diesem Zusammenhang, dass heute aufgrund der höheren Komplikationsrate praktisch keine systemische Fibrinolyse mehr durchgeführt wird. Kathetergesteuerte, lokale Lyse- und Thrombektomieverfahren sind hingegen auf dem Vormarsch.

OP-TECHNIK

Operative Therapie:

- **Indikationen:** Phlegmasia coerulea dolens, Thrombosen der V. cava inferior und Beckenvenenthrombosen vom deszendierenden Typ bei Kontraindikationen für eine Lysetherapie.
- **Vorgehen:** Bei der proximalen Beinvenenthrombose ist es möglich, einen **Kava-Filter** zu implantieren (Verringerung des Lungenembolierisikos). Während der Operation wird der Patient mit Überdruck beatmet (**PEEP**), mit erhöhtem Oberkörper gelagert und **heparinisiert** (Minimierung der Lungenemboliegefahr); die Aufklärung über die Möglichkeit einer Embolie und einer notwendigen Notfallthorakotomie ist obligat. Die V. femoralis wird auf der erkrankten Seite freigelegt und die Thromben mittels Fogarty-Katheter entfernt.
- **Ergebnis:** In 60 % der Fälle kann der Thrombus vollständig entfernt werden. Die Gefahr eines postthrombotischen Syndroms lässt sich allerdings nur bei einem raschen Eingriff relevant minimieren. Die Operationsletalität (v. a. intraoperative Lungenembolie) liegt < 1 %.

Prognose: Besonders gefürchtet ist das postthrombotische Syndrom (S. 124). Zum letalen Ausgang kann es durch Lungenembolien oder durch ein für die Thrombose ursächliches Tumorleiden kommen.

PRÜFUNGSHIGHLIGHTS

Das gesamte Krankheitsbild ist äußerst prüfungsrelevant. Besonders wichtig ist die Kenntnis der

- **! Risikofaktoren:** Immobilisation, z. B. langes Sitzen im Flugzeug, Gipsbehandlung, Operation; → aufgrund der anatomischen Gegebenheiten ist das linke Bein häufiger betroffen als das rechte
- **!!! Klinik:** Schwellung, livide Verfärbung, verstärkte Venenzeichnung, Spannungsgefühl, Schmerzen, die beim Herabhängen des Beins zunehmen
- **! Komplikation:** paradoxe Embolie (venöser Thrombus gelangt durch Vorhofseptumdefekt, z. B. offenes Foramen ovale, in arterielle Strombahn des großen Kreislaufs).
- **Diagnostik:**
  - **!!** klinischer Befund
  - **!** Labor: erhöhte D-Dimere
  - **!!!** Die Duplexsonografie (Kompressionssonografie) ist die Methode der Wahl und der nächste Schritt, wenn klinisch der Verdacht auf eine Thrombose besteht. Die D-Dimer-Erhöhung ist keinesfalls spezifisch.
- **Therapie:**
  - **!** eine Wärmebehandlung ist bei einer frischen Thrombose kontraindiziert → verstärkte Embolieneigung
  - **!** bei stark eingeschränkter Niereninsuffizienz (Kreatininclearance ≤ 30 ml/min) UFH i. v.

14.4.3 Paget-von-Schroetter-Syndrom

DEFINITION **Thrombose** der **V. axillaris** oder **V. subclavia** (ca. 2 % aller Thrombosen).

Ätiologie:
- **Kompressionssyndrom** in der **oberen Thoraxaperatur** (Thoracic-Inlet-Syndrom): oft durch Armarbeit ausgelöst
- **Kompression** der Vene durch einen **Tumor** oder eine sonstige Raumforderung
- **Schädigung** der Venen (lange liegende zentrale Venenkatheter, Port, Schrittmachersonden, Infusion hyperosmolarer Lösungen oder venenreizender Medikamente).

Klinik und Diagnostik: Typisch ist die Trias **Schwellung**, **Zyanose** und **Schmerzen** (Schulter, Ober- und Unterarm), außerdem häufig sich verstärkt abzeichnende Kollateralvenen. Die wichtigste Komplikation ist die Lungenembolie (ca. 3 %). Die **Diagnose** kann i. d. R. mithilfe der farbcodierten Duplexsonografie gesichert werden. Bei unklaren Befunden hilft die Phlebografie.

Therapie:
- Kompression des Arms
- therapeutische Heparinisierung, anschließend i. d. R. orale Antikoagulation mit Vitamin-K-Antagonisten für 3–6 Monate, alternativ direkte orale Antikoagulanzien.
- Fibrinolyse nur bei ausgeprägter, frischer Armvenenthrombose
- operative Therapie bei Kontraindikationen für eine Lyse und behandelbare Ursachen für die Kompression (z. B. Resektion der 1. Rippe).

14.4.4 Phlegmasia coerulea dolens

DEFINITION **Fulminant** verlaufende **tiefe Beinvenenthrombose** mit Thrombosierung sämtlicher Venen einer Extremität.

Ätiopathogenese: Auftreten postoperativ sowie im Rahmen von Infektions-, Lungen- oder malignen Grunderkrankungen. Durch die venöse Abflussstörung kommt es zu einer raschen Ödembildung mit massivem Anstieg des Gewebedrucks und einer sekundären Kompression der arteriellen Strombahn.

Klinik und Diagnostik: heftige **Schmerzen**, **Schwellung**, kühle und **zyanotische Haut** im Bereich der betroffenen Extremität (Abb. 14.7). Die wichtigsten Komplikationen sind die Verbrauchskoagulopathie, der hypovolämische Schock und die Gangrän der gesamten Extremität. Die **Diagnose** lässt sich anhand der typischen klinischen Symptomatik stellen. Thrombose und sekundäre arterielle Verlegung können mit der Duplexsonografie nachgewiesen werden. Die Phlebografie ist kontraindiziert.

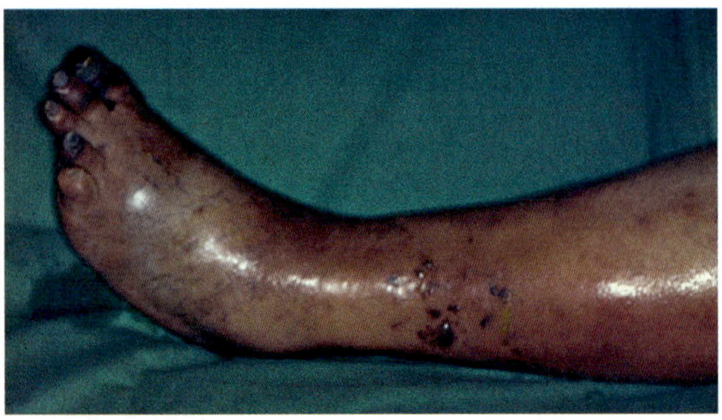

Abb. 14.7 **Phlegmasia coerulea dolens.** [aus Hirner, Weise, Chirurgie, Thieme, 2008]

Therapie: Es handelt es sich um einen angiologischen **Notfall** mit sofortiger Therapieindikation: **Thrombektomie**, **Fasziotomie** (Senkung des erhöhten Gewebedrucks) und **Antikoagulation** mit **Heparin**. Es besteht eine hohe Letalität (20–50 %) und Amputationsgefahr (10–50 %).

14.4.5 Organvenenthrombosen

Tab. 14.9 gibt eine Übersicht über die verschiedenen Manifestationen der Organvenenthrombose.

PRÜFUNGSHIGHLIGHTS

– ! Therapie der Phlegmasia coerulea dolens: operative transinguinale venöse Thrombektomie und Antikoagulation

14.5 Postthrombotisches Syndrom

DEFINITION Spätkomplikation einer tiefen Becken- und Beinvenenthrombose.

Epidemiologie: Etwa 30 % der Patienten mit tiefer Becken- und Beinvenenthrombose und ≥ 50 % der Patienten mit Mehretagenthrombose entwickeln im Spätverlauf ein PTS.

Pathogenese und Pathophysiologie: Ursache ist ein **nicht vollständig aufgelöster Thrombus** und/oder eine Schädigung der **Venenklappen** im Rahmen der Thrombusorganisation (S. 118). Häufig entwickeln sich Narbenstränge im Gefäß, die die Venenklappen miteinbeziehen und zu einer **Klappendehiszenz und -insuffizienz** führen. Durch den Thrombusverschluss und/oder die Klappeninsuffizienz staut sich das Blut in der betroffenen Extremität, der venöse Druck steigt (**venöse Hypertonie**), und das Blut wird über die intrafaszialen und oberflächlichen Venen drainiert. Durch die chronische **Volumenüberlastung** des tiefen Beinvenensystems (Leitveneninsuffizienz) kommt es im Laufe der Zeit zu einer Dilatation und Klappeninsuffizienz der Kollateralkreisläufe mit **sekundärer Varikosis**.

Klinik: Die typischen Symptome des PTS sind Schweregefühl, Krämpfe, Schmerzen, Juckreiz und Parästhesien der betroffenen Extremität, die v. a. im Stehen oder Sitzen auftreten. Im Spätstadium führt das PTS zu einer chronisch-venösen Insuffizienz (S. 125). Tab. 14.10 zeigt die Stadieneinteilung des PTS.

Diagnostik:
- **Anamnese** (Zeitpunkt des Thromboseereignisses, evtl. auch asymptomatischer Verlauf)
- **klinische Symptomatik**
- **Duplexsonografie** (verdickte Venenwand, retrograder Blutfluss und Klappendysfunktion in den tiefen Venen).
- **hämodynamische Funktionstests** (zur **Schweregradeinteilung**).

Therapie: Die Behandlung entspricht derjenigen der CVI.

Prognose: Das postthrombotische Syndrom lässt sich durch eine **frühzeitige** und **konsequente Behandlung** der Thrombose deutlich verzögern oder teilweise sogar verhindern.

Tab. 14.9 **Organvenenthrombosen** (Übersicht)

Thromboseform	Ätiologie	Klinik	Therapie
Pfortaderthrombose	neoplastische oder entzündliche Erkrankungen der Leber und umgebender Organe, Leberzirrhose, Hyperkoagulopathie	portale Hypertension	akut: Heparinisierung langfristig: orale Antikoagulation
Mesenterialvenenthrombose	hämatologische Systemerkrankungen, venöse Abflussstörungen (portale Hypertension, Neoplasien, Briden), entzündliche Prozesse in der Umgebung (z. B. Appendizitis, Pankreatitis), Hyperkoagulopathie	langsam einsetzende Abdominalschmerzen, Übelkeit, Erbrechen, blutige Diarrhö hämorrhagische Darminfarzierung	akut: Heparinisierung, operative Thrombektomie und Resektion infarzierter Darmabschnitte langfristig: orale Antikoagulation
Milzvenenthrombose	entzündliche und maligne Pankreasprozesse, Hyperkoagulopathie	uncharakteristische abdominelle Beschwerden, Splenomegalie	akut: Heparinisierung langfristig: orale Antikoagulation
Lebervenenthrombose	Gefäßanomalien, Hyperkoagulopathie, Polycythaemia vera	rasche Entwicklung: akutes Leberversagen langsame Entwicklung: portale Hypertension	akut: Heparinisierung langfristig: orale Antikoagulation
Nierenvenenthrombose	Neoplasien (v. a. Nierenzellkarzinom), nephrotisches Syndrom, Thrombophilie	Nierenversagen, Proteinurie, Hämaturie, Flankenschmerzen hämorrhagische Niereninfarzierung	frische Thrombose: Thrombolyse später: Heparin
Sinusthrombose	entzündliche Prozesse in Nachbarstrukturen (Mastoiditis, Nasenfurunkel, Meningitis), Hyperkoagulopathie	Kopfschmerzen, Fieber, Hirndrucksymptome, neurologische Ausfälle, Sepsis, zerebrale Blutungen	Heparin und Cumarine, septische Sinusthrombose: Herdsanierung (operativ und antibiotisch)

Tab. 14.10 **Klinik und Stadieneinteilung des postthrombotischen Syndroms**

Stadium	Zeitpunkt	Symptome	Pathophysiologie
I (beginnendes PTS)	ca. 1 Monat nach Thrombose	persistierende Ödeme	gestörter venöser Abfluss in der betroffenen Extremität mit persistierender venöser Hypertonie
II (kompensiertes PTS)	ca. 1 Jahr nach Thrombose	beginnende sekundäre Varikosis, zunehmende Schwellungsneigung	Kompensation der Leitveneninsuffizienz durch Ausbildung funktionstüchtiger Kollateralen über intrafasziale und oberflächliche Venen
III (dekompensiertes PTS)	zwischen 5 und 20 Jahren nach Thrombose	sekundäre Varikosis und Leitveneninsuffizienz → chronisch-venöse Insuffizienz	Dekompensation des Kollateralkreislaufs durch großes Rezirkulationsvolumen (Dilatation und Klappendysfunktion in den Kollateralen)

14.6 Chronisch-venöse Insuffizienz (CVI)

Synonym: chronisch-venöses Stauungssyndrom (CVSS), chronische Veneninsuffizienz

DEFINITION Klinische Folgen einer persistierenden venösen Hypertonie als Folge einer Klappeninsuffizienz in den tiefen und/oder oberflächlichen Beinvenen.

Epidemiologie: Etwa 2–5 % der Bevölkerung in westlichen Industrieländern leiden an einer CVI. Frauen sind häufiger betroffen als Männer.

Ätiologie:
- dekompensierte primäre Varikosis und Leitveneninsuffizienz
- dekompensiertes postthrombotisches Syndrom
- selten: arteriovenöse Fisteln, angeborene Klappenagenesie oder -dysgenesie.

Pathogenese: Die Veränderungen der CVI lassen sich auf eine **Mikrozirkulationsstörung** in der kapillären Endstrombahn zurückführen: Durch den chronisch erhöhten venösen Druck staut sich das Blut in den Kapillaren und die Blutströmung verlangsamt sich (Stase). Folgen: kapillärer Druck ↑ → Permeabilitätssteigerung → Austritt einer eiweißreichen Flüssigkeit → perivaskuläres **Ödem** → Proliferation von Bindegewebszellen mit Fibrose → Sauerstoff- und Nährstoffversorgung der Haut ↓.

Klinik: Typische Symptome sind die **Ödemneigung** und **Hautveränderungen** (Tab. 14.11).

PRAXIS 90 % aller Beinulzera sind venöse Ulzera. Venöse Ulzera sind im Gegensatz zu arteriellen Ulzera oft nur wenig schmerzhaft. Trotzdem ist die Schmerzhaftigkeit kein sicheres Unterscheidungsmerkmal.

Komplikationen:
- **arthrogenes Stauungssyndrom:** Durch die Verdickung und Verhärtung (Dermatoliposklerose) im Knöchelbereich wird die Beweglichkeit des oberen Sprunggelenks sekundär beeinträchtigt und die Funktion der **Muskel-** und **Gelenkpumpe** weiter eingeschränkt.

Tab. 14.11 **Stadieneinteilung der CVI**

Stadium	Befunde
I	Ödem: **reversible Ödeme** (Auftreten tagsüber, am stärksten ausgeprägt am Abend, Zunahme durch langes Stehen, Sitzen und Wärme) Hautveränderungen: dunkelblaue Hautveränderungen an den Fußrändern (Corona phlebectatica, **Abb. 14.8 a**), perimalleoläre Kölbchenvenen
II	Ödem: **persistierende Ödeme** (auch nachts) Hautveränderungen: rotbraune Hyperpigmentierung = Dermite ocre Favre et Chaix (Purpura jaune d'ocre durch Hämosiderose und Purpura), Dermato- und Lipodermatosklerose, schmerzhafte, depigmentierte Hautareale oberhalb des Sprunggelenks (Atrophie blanche, **Abb. 14.8 b**), Stauungsekzeme (Juckreiz!), Zyanose
III	**chronisches Ulcus cruris** (häufig über insuffizienten Perforansvenen im Bereich des Innen- und seltener des Außenknöchels, **Abb. 14.8 c**; venöse Ulzera sind oft nur gering schmerzhaft)

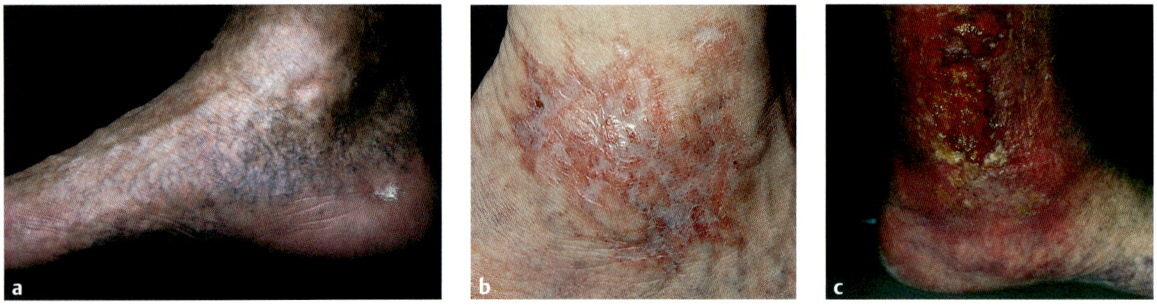

Abb. 14.8 **Chronisch-venöse Insuffizienz. a** Corona phlebectatica. **b** Atrophie blanche. **c** Chronisches Ulcus cruris. [aus Moll, Duale Reihe Dermatologie, Thieme, 2016]

- **chronisches Faszienkompressions-Syndrom:** narbiger Umbau der Fascia cruris am Unterschenkel und arterielle Durchblutungsstörung mit Nekrosen und zirkulären Ulzerationen durch den steigenden orthostatischen Druck.
- gehäuftes Auftreten von **Erysipeln**.

Diagnostik: Neben Anamnese und Klinik:
- **farbcodierte Duplexsonografie** zur Erfassung der morphologischen Veränderungen (z. B. verdickte Venenwand, Narbenstränge) und Klappenfunktion
- Phlebografie: morphologische Beurteilung
- hämodynamische Funktionstests: Beurteilung der funktionellen Auswirkungen und des Schweregrads.

Therapie: Bei vorwiegender Insuffizienz der oberflächlichen Venen (primäre Varikosis) und der funktionierenden tiefen Venen führt die operative Sanierung der Varikosis zu einer Rückbildung der venösen Insuffizienz. Bei einer Insuffizienz des tiefen Venensystems (PTS) ist hingegen eine kausale Therapie nicht möglich (irreversible Störung der Klappenfunktion). Therapieziel ist daher das Verhindern von **Komplikationen** (v. a. die Entwicklung eines chronisch-venösen Ulkus). Basistherapie ist die **Kompressionstherapie** (Kompressionsverband, -strumpf) und die Aktivierung der Muskelpumpe durch **regelmäßige aktive Bewegung** der betroffenen Extremität.

PRAXIS Prinzipiell gilt: **L-L-L-S-S-S**: **L**ieber **L**aufen und **L**iegen **S**tatt **S**tehen und **S**itzen. Sauna oder ein direktes Sonnenbad meiden, da Wärme zur unerwünschten Vasodilatation führt, wohingegen Kälte (kaltes Duschen, Kneippbad) die erwünschte Venentonisation bewirkt. Auch sollte möglichst auf eine lokale Antibiotikatherapie verzichtet werden, da diese zur Entwicklung einer Kontaktallergie führen kann.

Thromboseprophylaxe bei chronisch-venöser Insuffizienz mit Heparin in Risikosituationen (z. B. Operation, Immobilisation, Schwangerschaft oder Langstreckenreisen). Bei rezidivierenden Thrombosen evtl. dauerhafte orale Antikoagulation.

Therapie des Ulcus cruris venosum:
- **Wundmanagement** (Entfernung von Nekrosen, Säuberung des Ulkusgrundes)
- **Kompressionstherapie** primär durch Kompressionsverbände z. B. mittels elastischer Kurzzugbinden (Pütter-Technik) und sekundär durch angepasste Kompressionsstrümpfe (Klasse 2–3)
- **Operationen** bei Auftreten **therapieresistenter** chronisch-venöser Ulzera (Nekrosektomie, Spalthauttransplantation) sowie bei **schwerem arthrogenem Stauungssyndrom** (Fasziotomie oder Fasziektomie).

PRÜFUNGSHIGHLIGHTS

CVI und Ulcus cruris venosum
- ! Frauen sind häufiger betroffen als Männer.
- !! Klinik des **Ulcus cruris venosum:** oft nur geringe Schmerzhaftigkeit, Prädilektionsstelle: distale Unterschenkelinnenseite
- !! klinische Befunde der **CVI**: Corona phlebectatica, Dermatoliposklerose, Knöchelödem, Dermite ocre (Purpura jaune d'ocre), Stauungsekzeme
- ! Diagnostische Methode der Wahl ist die **farbcodierte Duplexsonografie**.
- ! **Therapie:** Wärme meiden, da diese zur unerwünschten Vasodilatation führt. Aufgrund der Gefahr von Kontaktallergien **möglichst keine lokale Antibiotikatherapie**.
- ! **Kompressionstherapie** mittels Kompressionsverbänden oder Kompressionsstrümpfen.
- ! Bei chronischen Ulcera kann eine **Spalthauttransplantation** zur Beschleunigung der Abheilung eingesetzt werden.

15 Lymphgefäßsystem

15.1 Spezielle Diagnostik im Lymphsystem

Sonografie und CT/MRT: Quantitative und qualitative Beurteilung der Lymphknoten.

Lymphografie: Mithilfe der Lymphografie können **Lymphbahnen** und **Lymphknoten** nach Injektion eines Kontrastmittels im Röntgenbild dargestellt werden. **Indikationen** sind der Nachweis von Lymphomen, Karzinommetastasen, Lymphfisteln und Lymphabflussstörungen.

- Bei der **direkten Lymphografie** wird ein ölhaltiges Kontrastmittel direkt in ein operativ freigelegtes Lymphgefäß injiziert.
- Bei der **indirekten Lymphografie** wird ein hochkonzentriertes iodhaltiges Kontrastmittel subkutan injiziert. Durch den Abtransport des Kontrastmittels mit der Gewebelymphe werden die regionalen Lymphbahnen und Lymphknoten im Röntgenbild sichtbar.

Lymphszintigrafie: Injektion einer radioaktiven Testsubstanz, welche mit dem Lymphstrom abtransportiert wird. Die von der Substanz ausgehende Strahlung kann mithilfe eines Detektors registriert und in anatomische Übersichtsbilder umgewandelt werden. Beurteilt werden können die Anzahl der Lymphknoten und der Lymphabtransport. Nachteil: schlechte Detailgenauigkeit durch die eingeschränkte örtliche Auflösung. Die Lymphszintigrafie hat eine entscheidende Bedeutung bei der Einschätzung der Tumorausbreitung von Brust- und Peniskarzinomen und der genauen (präoperativen) Ortung von Lymphknoten.

15.2 Lymphangitis und Lymphadenitis

DEFINITION Akute oder chronische Entzündung der Lymphgefäße und der regionären Lymphknoten.

Ätiologie: Die häufigste Ursache ist das Eindringen von Erregern (meist Streptokokken, seltener Staphylokokken) über Abszesse, Furunkel oder interdigitale Infektionen in das Abflussgebiet eines Lymphgefäßes bzw. eines Lymphknotens. Auch paravasal infundierte Chemotherapeutika können eine Lymphangitis oder Lymphadenitis auslösen.

Klinik: Typisch für die **Lymphangitis** ist der rote, schmerzhafte Streifen als Hinweis auf die entzündeten Lymphbahnen. Bei der **Lymphadenitis** kommt es zu einer schmerzhaften, derben regionären Lymphknotenschwellung. Ausgedehnte Entzündungen werden auch oft von Fieber und Allgemeinsymptomen begleitet.

Komplikationen:

- Sepsis
- Lymphabflussstörungen mit Lymphödem bei Chronifizierung.

Diagnostik: Es handelt sich um eine **Blickdiagnose** (streifenförmige, überwärmte und schmerzhafte Rötung, oft Lymphknotenschwellung). In jedem Fall sollte nach einem **peripheren Entzündungsherd** gefahndet werden, der als Eintrittsstelle für die Erreger fungiert. Das **Labor** zeigt bei einer akuten Lymphangitis eine Leukozytose, eine erhöhte Blutsenkung und eine Erhöhung des CRP.

Sonografische Zeichen der **Lymphadenitis** sind **peripher echoarme Lymphknoten** mit **echoreichem Zentrum**. Sie sind schlecht abgrenzbar, selten größer als 2 cm und haben eine ovale Form.

Therapie: Eine bakterielle Lymphangitis spricht i. d. R. gut auf **Antibiotika** (z. B. Penicillin) und eine **lokale antiseptische Therapie** an. Die betroffene Extremität sollte ruhig gestellt und gekühlt werden. Eventuell ist die operative Sanierung des Infektionsherdes erforderlich.

Prognose: günstig.

15.3 Lymphödem

DEFINITION Sicht- und tastbare Flüssigkeitsansammlung im Interstitium (Ödem) durch eine eingeschränkte Transportkapazität der Lymphgefäße.

Das Lymphödem kann nicht nur an den Extremitäten, sondern auch im Gesicht, an Hals, Rumpf und Genitalien auftreten.

Ätiopathogenese:

- **primäres Lymphödem:** hereditäre oder sporadische **Fehlbildung** der **Lymphgefäße** (Aplasie, Hyperplasie oder Lymphangiektasie). Häufig (ca. 97 %) sind sporadische (nicht erbliche) primäre Lymphödeme, die sich meistens zwischen Pubertät und frühem Erwachsenenalter manifestieren. Das sehr seltene hereditäre Lymphödem kann direkt nach der Geburt (Nonne-Milroy-Syndrom) oder im Laufe der Pubertät auftreten (Meige-Krankheit).
- **sekundäres Lymphödem:** sekundäre Schädigung und Insuffizienz der Lymphgefäße durch Infektionen, Verletzungen, Malignome (Morbus Hodgkin, Leukämien, Mammakarzinom), Bestrahlung, chronisch-venöse Insuffizienz oder selten durch Parasiten (Filarien, Malaria).

PRAXIS Bei jeder Stauung (besonders bei Armödemen und Ödemen der unteren Extremität nach Operation eines Mamma- oder Urogenitalkarzinoms) muss ein **tumorbedingter** Verschluss der Lymphgefäße (Lymphangiosis carcinomatosa) ausgeschlossen werden.

Klinik: Die klinische Stadieneinteilung des Lymphödems ist in Tab. 15.1 dargestellt. Das **primäre Lymphödem** betrifft **meistens beide Gliedmaßen** und ist distal (Vorfuß und Zehen mitbetroffen) am stärksten ausgeprägt. Bei der **sekundären Form** tritt das Ödem **immer einseitig** auf und ist am stärksten proximal unterhalb der schädigenden Einwirkung ausgeprägt.

Tab. 15.1 **Klinische Stadieneinteilung des Lymphödems**

Stadium	Symptome
0 (Latenzstadium)	asymptomatisch
1 (reversibles Stadium)	▪ schmerzloses, **teigig-weiches Ödem** (mit dem Finger leicht eindrückbar), das bei Hochlagerung und über Nacht verschwindet ▪ **Kastenzeichen**: Anders als beim venösen Ödem sind auch die Zehen ödematös quaderförmig geschwollen. ▪ tiefe quere Einschnürfurchen der Haut ▪ positives **Stemmer-Zeichen**: Über den Zehen lässt sich keine Hautfalte anheben (**Abb. 15.1**b).
2 (irreversibles Stadium)	▪ zunehmende **Fibrosklerosierung** der Haut (Ödem schwer eindrückbar) ▪ persistierendes Ödem, das bis zum Oberschenkel reicht ▪ warzenartige Auswüchse (Papillomatosis cutis carcinoides Gottron)
3 (Elephantiasis)	▪ ausgedehnte fibrosklerotische Veränderungen und Fettgewebsproliferationen mit schwerer Deformierung des ganzen Beins und Infektionsneigung (Erysipel)

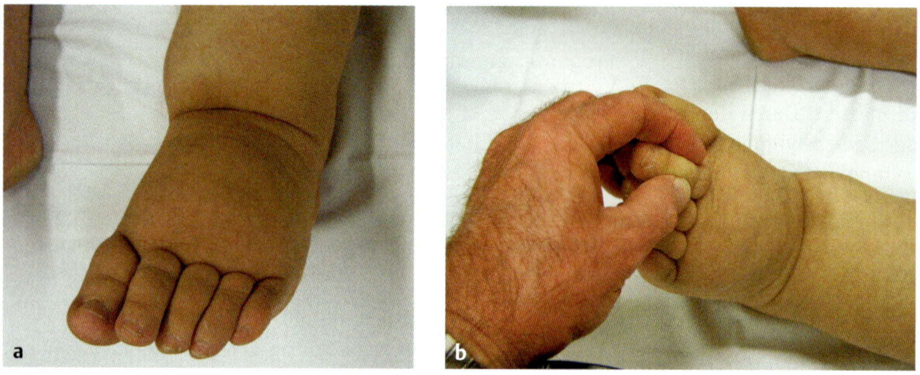

Abb. 15.1 **Primäres Lymphödem.** **a** Ödem am Fußrücken mit verdickter Haut über den Zehen. **b** Positives Stemmer-Zeichen. Die Hautfalte an der Dorsalseite der Grundphalanx der zweiten Zehe nicht abhebbar. [aus Baenkler et al., Duale Reihe Innere Medizin, Thieme, 2018]

LERNTIPP !

Unterscheiden Sie das primäre Lymphödem von anderen Ödemformen: Es ist schmerzlos und zunächst teigig weich, mit der Zeit kann es nur noch schlecht eingedrückt werden. Im Gegensatz zum venösen Ödem sind die Zehen mitbetroffen (Kastenzeichen).

Diagnostik:

- **primäres Lymphödem:** meist klinisches Bild ausreichend (**Abb. 15.1**); Lymphografie (selten notwendig): rarefizierte Lymphbahnen, segmentale Abbrüche und Kontrastmittel-Extravasate
- **sekundäres Lymphödem:** Nachweis der auslösenden **Grunderkrankung** mittels Anamnese (Tumorleiden, Trauma, Operation), klinischer Untersuchung (v.a. gynäkologische Untersuchung) und apparativer Diagnostik (onkologische Stufendiagnostik mit Labor, Sonografie, Röntgen, CT oder MRT).

Therapie und Prognose: Das Lymphödem wird mithilfe der sog. „**komplexen physikalischen Entstauungstherapie**" (KPE) behandelt:

- Hautpflege (Vermeidung von Einrissen und Verletzungen)
- manuelle Lymphdrainage (Transport der Gewebsflüssigkeit zu den Lymphknoten): Sie ist kontraindiziert bei bakterieller Entzündung (→ Keimverschleppung) und Phlebothrombose (→ Emboliegefahr).
- Kompressionstherapie (mit Kompressionsstrümpfen und -verbänden)
- spezielle Bewegungstherapie.

Zu den wichtigsten **Allgemeinmaßnahmen** zählen:

- Normalisierung des Körpergewichts
- keine einengende Kleidung
- keine große Hitze
- keine Blutabnahmen, Injektionen oder Blutdruckmessung am betroffenen Arm
- vorsichtige Pediküre am betroffenen Fuß.

Operiert werden sollte nur **in schweren Fällen** (Elephantiasis, fortgeschrittene Stadien, Versagen der konservativen Therapie). Bei der inneren Drainage-OP nach Thompson wird die Lymphflüssigkeit in tiefere Lymphgefäße abgeleitet, indem man das Subkutangewebe bzw. die Faszie keilförmig entfernt und einen Hautstreifen in eine tiefere Muskelloge verlagert. Es besteht auch die Möglichkeit der Verbindung eines Lymphknotens mit einer Vene (OP nach Niebulowicz) oder die komplette Resektion von ödematösem Gewebe (OP nach Charles).

OP-TECHNIK

PRÜFUNGSHIGHLIGHTS ✘

- ! **Klinik bei primärem Lymphödem:** zunächst schmerzlose und teigige Schwellung, die zunehmend schlechter eingedrückt werden kann, die Zehen sind mitbetroffen
- ! Die **Phlebothrombose** ist eine **Kontraindikation** zur manuellen **Lymphdrainage**.

16 Gefäßtumoren

16.1 Benigne Gefäßtumoren

16.1.1 Hämangiom

DEFINITION Blutgefäßwucherungen, die sich von den Endothelien, den von ihnen gebildeten Kapillaren oder Gefäßräumen ableiten.

Epidemiologie: häufigste gutartige Gefäßtumoren.

Klinische Pathologie:

- **kapilläre Hämangiome** (häufigste Form): meist in der Haut des Kopf-Hals-Bereiches oder in der Schleimhaut lokalisiert. Sie sind i. d. R. schon bei Geburt vorhanden. Aufgrund ihres Gefäßreichtums erscheinen sie makroskopisch i. d. R. rötlich. Sie können wenige Millimeter bis zu mehrere Zentimeter groß werden.
- **kavernöse Hämangiome** sind am häufigsten in parenchymatösen Organen (Niere, Leber, Milz, Lunge) und an der Haut lokalisiert.

Klinik: Kapilläre Hämangiome imponieren als **bläulich rote Knoten** (Blickdiagnose!), die im Gesichtsbereich häufig entstellend sein können. Durch die Verdrängung und Zerstörung benachbarter Strukturen können sie zu **Komplikationen** führen (z. B. Amblyopie bei Lokalisation am Lid). Sie nehmen i. d. R. in den ersten 6 Lebensmonaten an Größe zu und bilden sich nach einer stationären Phase im Grundschulalter (ab 5. Lebensjahr) zurück.

Kavernöse Hämangiome können arteriovenöse Gefäßfehlbildungen enthalten und daher stark **bluten**. In Riesenhämangiomen kann der Blutstrom in den dilatierten Gefäßen so verlangsamt sein, dass es zu einer **disseminierten intravasalen Gerinnung** kommen kann (**Kasabach-Merritt-Syndrom**).

Diagnostik: Oberflächliche Hämangiome sind eine Blickdiagnose. Die Wachstumstendenz sollte regelmäßig kontrolliert werden (Fotodokumentation). Der Befall von **inneren Organen** kann mithilfe bildgebender Verfahren (Sonografie, CT, MRT) nachgewiesen werden.

Therapie: Bei kapillären Hämangiomen kann die **spontane Rückbildung** (ab. 5. Lebensjahr) abgewartet werden. Bei **Komplikationen** sollte das Hämangiom mittels Kryo- oder Lasertherapie entfernt werden. Dehnen sich die Hämangiome auf innere Organe aus, wird eine regressionsinduzierende Therapie mit Prednisolon empfohlen. Eine relativ neue Therapieoption ist die Behandlung mit Propranolol (nichtselektiver β-Blocker).

Generalisierte Hämangiomatosen

Hämangiome können Teilkomponente einer Systemerkrankung mit multiplen Fehlbildungen sein. **Tab. 16.1** gibt einen Überblick über einige klinisch wichtige Hämangiomatosen.

16.1.2 Seltene Gefäßtumoren

Lymphangiom

Angeborener (> 50 % sind bereits bei Geburt vorhanden), gutartiger Tumor der Lymphgefäße. Er kann einzeln oder multipel als Lymphangiomatose auftreten. Prädilektionsstellen sind Kopf, Hals, Achselhöhle, Mediastinum und obere Extremität. Histologisch bestehen sie aus endothelial ausgekleideten, wuchernden Lymphgefäßschlingen, die – ähnlich wie Hämangiome – kapilläre und kavernöse Formen annehmen können. Makroskopisch imponieren sie als prall-elastische, bläulich schimmernde Knoten. Therapeutisch sollten Lymphangiome chirurgisch oder mit dem Laser entfernt werden.

Glomustumor

Synonym: Glomangiom

Der Glomustumor ist ein gefäßreicher, gutartiger Tumor der Haut und des submukösen Bindegewebes, der sich von perivaskulären Zellen ableitet. Histologisch setzt er sich aus wild gewucherten, dickwandigen arteriovenösen Kapillaranastomosen zusammen, die von Endothel ausgekleidet sind. Makroskopisch imponiert er als bläulich roter, wenige Millimeter großer Knoten. Er tritt vorwiegend im Bereich der Hände, der Finger (Nagelbett) und im Mittelohr auf.

Gefäßtumoren unklarer Dignität

Hämangioperizytom: kleines, weiches Knäuel aus kapillarartig engen und sinusoidal geweiteten Gefäßen, Altersgipfel zwischen dem 40. und 50. Lebensjahr, bevorzugte Lokalisation an der unteren Extremität bzw. retroperitoneal, wächst langsam, kann me-

Tab. 16.1 **Überblick über einige wichtige Hämangiomatosen**

Syndrom	Erläuterung
Sturge-Weber-Syndrom	Phakomatose verkalkende, kapilläre und kavernöse Hämangiome der weichen Hirnhäute und der Gesichtshaut meist im Bereich des 2. Trigeminusastes, Glaukom
von-Hippel-Lindau-Syndrom	Phakomatose retinale Hämangiome, Hämangioblastome in Kleinhirn, Hirnstamm und Rückenmark gehäuftes Auftreten von polyzystischen Organen, Nierenzellkarzinom, Phäochromozytom und Polyzythämie
infantile Hämangiomatose der Leber	multiple kapillär-kavernöse Hämangiome in Leber (arteriovenöse Fisteln), Haut und Schleimhäuten

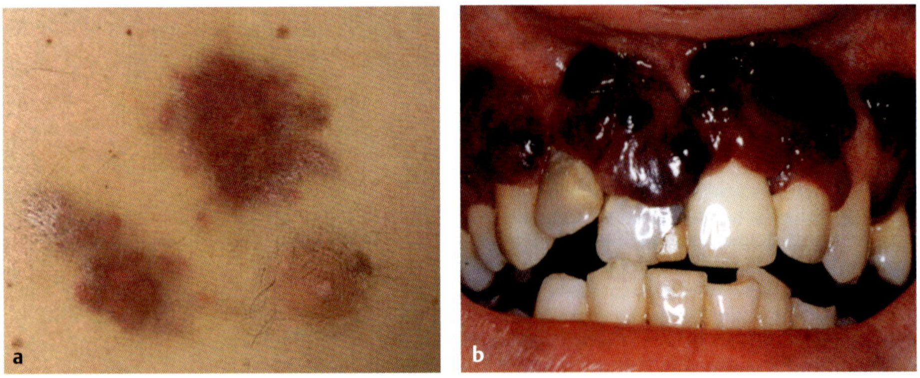

Abb. 16.1 **Kaposi-Sarkom. a** An der Haut. **b** An der Schleimhaut. [a: aus Moll, Duale Reihe Dermatologie, Thieme, 2016; b: aus: Behrbohm et al., Kurzlehrbuch HNO, Thieme, 2012]

tastasieren und neigt zu Lokalrezidiven bei unvollständiger Resektion.

Hämangioendotheliome: epitheloid-dicht oder spindelzellig-dilatiert angeordneten Endothelien um erweiterte Bluträume, langsames Tumorwachstum, bevorzugte Lokalisation: Haut, Leber, Lunge oder Knochen, schlechte Abgrenzbarkeit, Metastasierung möglich, Lokalrezidivneigung.

16.2 Maligne Gefäßtumoren

16.2.1 Kaposi-Sarkom

Epidemiologie und Ätiologie: In den westlichen Ländern tritt das Kaposi-Sarkom i.d.R. nur bei Patienten mit geschwächtem Immunstatus (v.a. **AIDS** → AIDS-definierende Erkrankung) auf. Ursächlich ist eine Infektion mit dem humanen Herpesvirus 8 (HHV).

Formen:

- klassisches Kaposi-Syndrom: sehr selten, Auftreten bei älteren Männern (v.a. in Mittelmeerländern, Polen, Russland), oft als Zweitmalignom bei schlechtem Immunstatus
- HIV-assoziiertes Kaposi-Syndrom: in Mitteleuropa häufigste Form
- Kaposi-Sarkom nach Organtransplantation
- afrikanisches Kaposi-Syndrom: fulminant-aggressiver Verlauf; Auftreten bei jungen Afrikanern.

Klinik: Das Kaposi-Sarkom manifestiert sich initial an der **Haut** (v.a. im Bereich der Spaltlinien). Zu Beginn bilden sich schmerzunempfindliche, rötlich violette Flecken (**Makulastadium**, Abb. 16.1a). Im weiteren Verlauf (häufig über Jahre) bilden sich bräunlich-rote Hauterhebungen (**Plaquestadium**), aus denen sich schließlich aggressiv wachsende, braun rote, z.T. ulzerierende Tumorknoten entwickeln (**Nodularstadium**). Im fortgeschrittenen Stadium dehnt sich das Kaposi-Sarkom auch auf Schleimhäute (Abb. 16.1b), Lymphknoten und innere Organe (v.a. Gastrointestinaltrakt und Lunge) aus.

Therapie und Prognose: Bei lokalisiertem Befall wird das Kaposi-Sarkom operativ reseziert oder mit dem Laser entfernt. Bei systemischem Befall steht die Stärkung des Immunsystems durch eine antivirale Kombinationstherapie, die ggf. mit Interferon α kombiniert wird, im Vordergrund. Die Prognose ist ungünstig.

16.2.2 Angiosarkom

Epidemiologie: sehr selten.

Ätiologie: Angiosarkome leiten sich von **endothelialen Zellen** der Blut- oder Lymphgefäße ab und treten gehäuft in Bestrahlungsgebieten, in der Nähe von Fremdkörpern (z.B. Metallimplantate) oder im Bereich eines chronischen Lymphödems auf. Das Leberangiosarkom wird durch Exposition gegenüber Vinylchlorid, Arsen oder Thorotrast ausgelöst.

Lokalisation und Klinik: Häufig sind sie an der Haut im Kopf-Hals-Bereich, im Weichteilgewebe der Extremitäten und des Retroperitoneums oder in inneren Organen (Leber, Niere, Mamma) lokalisiert. An der Hautoberfläche imponieren Angiosarkome als rötliche Plaques oder Knoten, die im Verlauf ulzerieren können. An den inneren Organen führen sie zu jeweils organspezifischen Symptomen.

Pathologie: Das makroskopische Schnittbild zeigt schwammartig hämorrhagische Strukturen neben markig weißen Bereichen. Histologisch erkennt man teleangiektatische Gefäße, die von atypischen Endothelzellen ausgekleidet werden.

Therapie und Prognose: Therapie der Wahl ist i.d.R. die radikale operative Resektion mit adjuvanter Chemo- und/oder Strahlentherapie. Angiosarkome haben eine sehr schlechte Prognose.

PRÜFUNGSHIGHLIGHTS

– ! Das **Angiosarkom** der Leber wird berufsbedingt durch **Vinylchlorid** ausgelöst.

Sachverzeichnis

A

B

C

D

E

F

G